Thieme

Die Buchinhalte auch digital nutzen

In drei einfachen Schritten online freischalten und kostenlosen Zugang über gängige Smartphones, Tablets und PCs erhalten:

1. QR-Code scannen oder die angegebene URL aufrufen

   thieme.com/ergolink-code

2. Mit einem bestehenden Thieme Account einloggen oder neu registrieren.

3. Zugangscode aus dem Buch eingeben – die digitale Version wird damit freigeschaltet.

Persönlicher Zugangscode:

EBRj88gC5ysaC

Wichtig: Sobald der Zugangscode der Printausgabe eingelöst wurde, ist eine Rückgabe des Buches nicht mehr möglich.

Schnellzugriff zum Buch

Nach erfolgreicher Registrierung und Freischaltung ist das Buch ohne Umwege unter ergolink.thieme.de/9783132458581 oder über diesen QR-Code zu finden.

Wichtige Hinweise

Der persönliche Zugangscode wird gesperrt, sobald die erste Freischaltung des Buches erfolgt ist. Die Nutzung ist somit nur für Erstkäufer*innen bzw. Erstnutzer*innen (z. B. bei Bibliotheksexemplaren) möglich.

Die Weitergabe von Passwörtern ist nicht erlaubt. Der Verlag behält sich das Recht vor, bei Verstoß rechtliche Schritte einzuleiten.

Zugang zu den Online-Materialien erhalten Käufer*innen ausschließlich für den privaten Gebrauch. Eine gewerbliche bzw. institutionelle Nutzung ist nicht gestattet.

Coaching in Gesundheitsberufen

Sara Hiebl
Florian Wiedemann

1. Auflage

49 Abbildungen

Georg Thieme Verlag
Stuttgart • New York

Sara **Hiebl**
Florian **Wiedemann**

Bibliografische Information der Deutschen Nationalbibliothek:
Die Deutsche Nationalbibliothek verzeichnet diese Publikation in der Deutschen Nationalbibliografie; detaillierte bibliografische Daten sind im Internet über http://dnb.d-nb.de abrufbar.

Thieme Webshop:
Dieses und andere Bücher bequem im Thieme Webshop shop.thieme.de kaufen.

Ihre Meinung ist uns wichtig! Bitte schreiben Sie uns unter:
support.thieme.com
thieme.com/produktsicherheit

Georg Thieme Verlag KG
Oswald-Hesse-Straße 50, 70469 Stuttgart, Germany
www.thieme.com

Printed in Germany

Projektmanagement: Sina Majer
Externe Redaktion: Nicole Meyer, Stuttgart
Zeichnungen: WEYOU GmbH, Stuttgart
Cover: © K. Oborny/Thieme
Satz: Druckhaus Götz GmbH, Ludwigsburg
Druck: Westermann Druck Zwickau GmbH, Zwickau

DOI 10.1055/b000001048

ISBN 978-3-13-245858-1 1 2 3 4 5 6

Auch erhältlich als E-Book:
eISBN (PDF) 978-3-13-245860-4
eISBN (epub) 978-3-13-245862-8

MIX
Papier | Fördert gute Waldnutzung
FSC® C110508

Wichtiger Hinweis: Wie jede Wissenschaft ist die Medizin ständigen Entwicklungen unterworfen. Forschung und klinische Erfahrung erweitern unsere Erkenntnisse, insbesondere was Behandlung und medikamentöse Therapie anbelangt. Soweit in diesem Werk eine Dosierung oder eine Applikation erwähnt wird, dürfen die Lesenden zwar darauf vertrauen, dass Autor*innen, Herausgeber*innen und Verlag große Sorgfalt darauf verwandt haben, dass diese Angabe dem Wissensstand bei Fertigstellung des Werkes entspricht.
Für Angaben über Dosierungsanweisungen und Applikationsformen kann vom Verlag jedoch keine Gewähr übernommen werden. Jede*r Benutzende ist angehalten, durch sorgfältige Prüfung der Beipackzettel der verwendeten Präparate und gegebenenfalls nach Konsultation eines/r Spezialist*in festzustellen, ob die dort gegebene Empfehlung für Dosierungen oder die Beachtung von Kontraindikationen gegenüber der Angabe in diesem Buch abweicht. Eine solche Prüfung ist besonders wichtig bei selten verwendeten Präparaten oder solchen, die neu auf den Markt gebracht worden sind. Jede Dosierung oder Applikation erfolgt auf eigene Gefahr der Benutzenden. Autor*innen und Verlag appellieren an alle Benutzenden, ihnen etwa auffallende Ungenauigkeiten dem Verlag mitzuteilen. Errata unter thieme.com/errata.
Marken und Markenrechte: Marken, geschäftliche Bezeichnungen oder Handelsnamen werden nicht in jedem Fall besonders kenntlich gemacht. Aus dem Fehlen eines solchen Hinweises kann nicht geschlossen werden, dass es sich um einen freien Handelsnamen handelt.

Tarnnamen: Wo datenschutzrechtlich erforderlich, wurden die Namen und weitere Daten von Personen redaktionell verändert (Tarnnamen). Dies ist grundsätzlich der Fall bei Patient*innen, ihren Angehörigen und Freund*innen, z. T. auch bei weiteren Personen, die z. B. in die Behandlung von Patient*innen eingebunden sind.
Sprachgebrauch: Thieme Publikationen streben nach einer fachlich korrekten und unmissverständlichen Sprache. Dabei lehnt Thieme jeden Sprachgebrauch ab, der Menschen beleidigt oder diskriminiert, beispielsweise aufgrund einer Herkunft, Behinderung oder eines Geschlechts. Thieme wendet sich zudem gleichermaßen an Menschen jeder Geschlechtsidentität. Die Thieme Rechtschreibkonvention nennt Autor*innen mittlerweile konkrete Beispiele, wie sie alle Lesenden gleichberechtigt ansprechen können. Die Ansprache aller Menschen ist ausdrücklich auch dort intendiert, wo im Text (etwa aus Gründen der Leseleichtigkeit, des Text-Umfangs oder des situativen Stil-Empfindens) z. B. nur ein generisches Maskulinum verwendet wird.

Vorwort

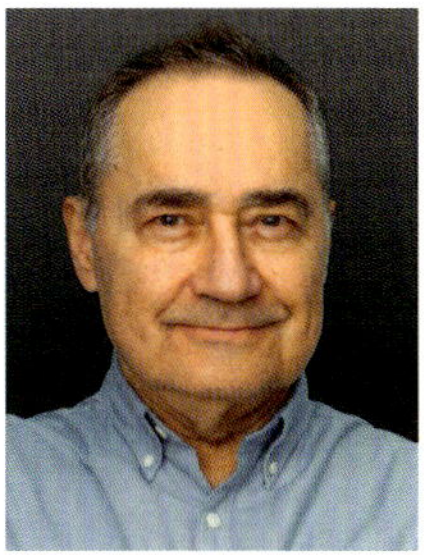

Als ich in den 1980er Jahren erstmals mit dem lösungsfokussierten Ansatz (Solution Focus, SF) in Berührung kam, hatte der Begriff eine andere Bedeutung als heute. Damals bezeichnete lösungsfokussierte Therapie eine Form der Kurzzeit-Familientherapie – etwas, das heute in vielen Ländern unter dem Begriff systemische Therapie bekannt ist.

Der SF-Ansatz war damals in vielerlei Hinsicht revolutionär. Er war respektlos im besten Sinne, denn er interessierte sich überhaupt nicht dafür, die Ursachen psychischer Probleme zu erklären oder zu verstehen. Paradoxerweise war es ein Therapieansatz, dem Probleme und deren Ursachen nahezu egal waren. Stattdessen konzentrierte er sich darauf, Klienten dabei zu unterstützen, zu definieren, was sie verändern wollten. Und ihnen dann zu helfen, Wege zu finden, wie diese selbst gesetzten Veränderungen gelingen konnten. Es war kein Ansatz zur Problemlösung. Vielmehr ähnelte er dem, was wir heute Coaching nennen: Menschen dabei unterstützen, Ziele zu formulieren, die ihre Lebensqualität verbessern, und Pläne zu entwickeln, um diese Ziele zu erreichen.

Einige Kollegen und ich waren fasziniert von diesem innovativen und radikal anderen Therapieansatz. Er schien nicht nur eine schnellere, sondern auch eine unkompliziertere Unterstützung von Klienten zu ermöglichen. Es war ein Ansatz, der Menschen stärkte, indem er ihren Fokus auf ihre eigenen Ressourcen und Stärken lenkte – statt auf die Ursachen ihrer Schwierigkeiten.

Schon bald wurde deutlich, dass der lösungsfokussierte Ansatz weit über die Therapie hinaus anwendbar war. Er begann Fachleute aus unterschiedlichen Bereichen zu interessieren: Coaches, Pädagogen, Sozialarbeiterinnen, Führungskräfte und selbstverständlich auch medizinisches Personal – Pflegekräfte, Ärzte, Ergotherapeutinnen, Physiotherapeuten, Diätologinnen und viele mehr.

Ich glaube, dass lösungsfokussierte und stärkenorientierte Ansätze, wie sie in diesem Buch so ausführlich erklärt werden, im Gesundheitswesen besonders sinnvoll sind. Dort ging es immer schon darum, Patienten in ihrem Genesungsprozess zu unterstützen, statt sich mit der Frage aufzuhalten, wie und warum ein bestimmter Zustand entstanden ist, von dem sie sich nun erholen. Wenn Sie bei einem Unfall einen Arm verlieren, liegt der Fokus nicht darauf, wie oder warum Sie ihn verloren haben, sondern darauf, wie Sie den verbliebenen Arm – und vielleicht sogar Ihre Füße – nutzen können, um Ihre Lebensqualität zu verbessern.

Wir sind nicht allein auf dieser Welt. Selbst wenn wir keine Familie oder Freunde haben, gibt es immer Personen, die unser Dilemma teilen, die wir unterstützen können und die uns unterstützen können. Die Kunst der Medizin besteht darin, Menschen zu helfen, ihre eigenen Ziele für ihre Genesung zu setzen und die inneren wie äußeren Ressourcen zu entdecken, mit denen sie trotz Krankheit, Handicap oder Behinderung ein gutes Leben gestalten können.

Saras und Florians Buch zeigt Gesundheitsfachkräften konkrete Wege, diese Kunst in ihren Arbeitsalltag zu integrieren. Ich bin sicher, dass es vielen von ihnen Inspiration und wertvolle Unterstützung bieten wird – und dazu beiträgt, Freude und Leichtigkeit in ihre Arbeit zu bringen.

Ben Furman, Psychiater und Psychotherapeut, Experte für lösungsfokussierte Kurzzeittherapie und Begründer des international erfolgreichen „ich schaff's"-Konzepts.

Danksagung

Ich (Sara) möchte als Erstes meinem Mann, Michi, danken. Er hatte den Mut und das Vertrauen, selbst an unserer Coaching-Weiterbildung teilzunehmen. Ich freue mich über das, was für dich dadurch entstanden ist. Du hast uns auch in diesem Buchprojekt wieder auf so vielen Ebenen unterstützt. Dein technischer Support ist einfach unbezahlbar! Danke aber vor allem für all den Freiraum, den du mir für meine Projekte gibst, und für deine stoische Gelassenheit und tiefe Liebe, mit der du mich begleitest.

Danke an dich, Flo, für all das, was ich mit dir in den Jahren unserer Zusammenarbeit lernen durfte. Die tiefe Verbundenheit, das Verständnis ohne Worte, unser Vertrauen und der Freiraum, den wir miteinander haben, sind ein großes Geschenk und machen unsere Arbeit in dieser Tiefe erst möglich. Ich bin zutiefst berührt davon, dass unsere Vision, die wir miteinander haben, jetzt auch mit diesem Buch noch mehr ins Leben kommt und so viele Menschen berührt.

Ich (Florian) möchte meiner Familie danken. Meiner Frau und Lebensgefährtin Veronika und meinen Kindern Quirin, Malena und Anna. Ich bin glücklich und dankbar, dass ihr Teil meines Lebens seid. Ihr seid mein sicherer Hafen, meine Kraftquelle, meine Inspiration und meine größten Lehrer. Jeder Moment mit Euch ist kostbar! Danke auch an meine Eltern, die mich immer darin bestärkt und unterstützt haben, meinen eigenen Weg zu gehen.

Danke dir, liebe Sara, für das, was in unserem gemeinsamen Tun entstehen durfte und weiterhin darf. Es ist ein Geschenk, mit dir – mit all unserer Unterschiedlichkeit und allem, was uns verbindet – zu wachsen. Danke an dieser Stelle auch für dein Verständnis für meine Spontaneität und gelegentliche Vergesslichkeit.

Wir möchten uns vor allem auch bei Gerlinde, Isabel, Olli und Michi bedanken, die uns für die Interviews im Buch so offen Rede und Antwort gestanden haben und ihren Prozess mit uns allen teilen. Ihr macht Mut, sich selbst auf den Weg zu machen!

Danke auch an alle Teilnehmer unserer Kurse, die sich so offen und voller Vertrauen und Mut auf den Weg machen, mehr über sich selbst und die Kunst des systemisch-lösungsorientierten Coachings zu erfahren. Wir sind tief berührt von den Prozessen, die wir begleiten dürfen, und voller Freude und Staunen über das, was entsteht. An Resilienz, an Offenheit im beruflichen Miteinander, an beruflichem Selbstverständnis, an Coaching-Magie, an Heilung in jedem Einzelnen, aber auch im System. Durch eine veränderte Haltung, durch bewusstes Mitgefühl, durch Neu-Gestaltung, durch Verantwortungsabgabe. Und mit jedem einzelnen von uns allen, der sein Fundament stärkt und sein Potential entfaltet, wird unser System menschlicher werden und sich wandeln zu dem, was so viele von uns als Wunsch und als Vision in sich tragen.

Und danke an alle in der Alten Seifensiederei (Best Place to be! *www.alte-seifensiederei.de*) für die liebevolle Fürsorge und Verpflegung, die wir während unserer Kurse und auch beim Schreiben dieses Buches genießen durften und dürfen.

Über die Autor*innen

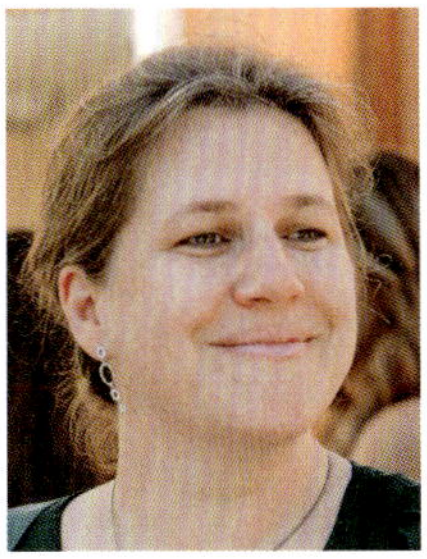

Sara Hiebl

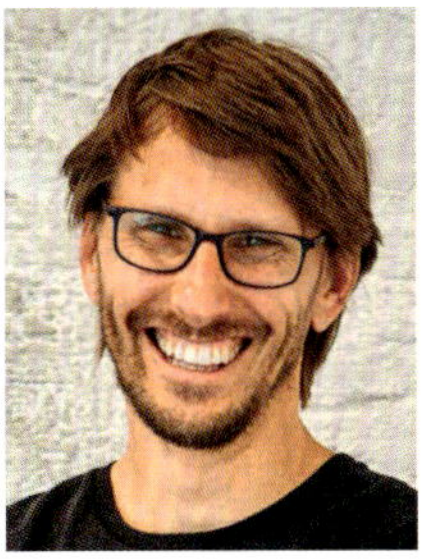

Florian Wiedemann

Sara Hiebl (Jahrgang 1984), Ergotherapeutin seit 2008. Eigene Praxis für Pädiatrie und Neurologie seit 2010 in Gilching, bei München. Die Praxis ist u. a auf die Behandlung von Kindern mit Autismus, anderen Entwicklungs- und Lernschwierigkeiten sowie Verhaltensauffälligkeiten spezialisiert. Sie ist Mitautorin des Gruppenkonzeptes „Ich bin stark!“ sowie des Buches „Du + Ich-Konzept“ und Verfasserin einer Vielzahl von Fachartikeln. Zusammen mit Florian Wiedemann hat sie die 1-jährige Kompaktweiterbildung „Coaching in Gesundheitsberufen“ begründet, mit dem Ziel, die Therapeuten „in ihrem Fundament“ zu stärken und sie zu befähigen, Menschen in ihrer Eigenständigkeit zu fördern und beim Finden eigener Lösungen zu unterstützen. Zudem ist sie als Referentin u. a. zum Thema „Du + Ich-Konzept“, „Ich bin stark!“, Coaching in Gesundheitsberufen, Professionelle Praxisführung, Autismus und Elterncoaching tätig. Seit 2021 schreibt sie Geschichten für achtsame Kinder (Auries Welt) mit dem Ziel, den Kindern Mut zu machen, ihre Kraft und ihre Art zu sein zu leben. Im Dezember 2023 hat sie dazu einen Podcast ins Leben gerufen. 2026 ist das erste Buch dazu erschienen.

Florian Wiedemann (Jahrgang 1982), Dr. rer. medic., ist Sport- und Medizinwissenschaftler, systemischer Coach (SG) und Lehrer für achtsamkeitsbasierte Stressbewältigung (MBSR). Er unterstützt Einzelpersonen und Gruppen dabei, Herausforderungen mit mehr Ruhe und Gelassenheit zu meistern. Dabei arbeitet er mit achtsamkeitsbasierten, systemischen und dialogischen Ansätzen im Gesundheitswesen, in Organisationen und Gemeinschaften. In Zusammenarbeit mit Sara Hiebl bietet er den Ausbildungskurs „Coaching in Gesundheitsberufen” an und hat 2016 ein ganzheitliches Rehabilitationsprogramm für Frauen mit Brustkrebs ins Leben gerufen (*www.mammalife.de*). Zusammen mit seiner Frau betreibt er ein kleines Seminarhaus in Bad Tölz (*www.alte-seifensiederei.de*).

Genderhinweis und Begriffsklarheit

Aus Gründen der besseren Lesbarkeit werden mal die männliche und mal die weibliche Form, sowohl im Singular als auch im Plural, verwendet. Selbstverständlich sind damit alle Geschlechtsformen gemeint.

Wir sprechen zudem im Buch häufig von Klienten anstelle von Patienten. Dies ist aus unserer Sicht heraus der passendere Begriff, da wir in dem Wort Klient die aktive Rolle, die er in seinem Genesungsprozess spielt, und seine Selbstverantwortung impliziert sehen. Letzten Endes ist der Begriff nur eine Formsache und sollte nicht dem tieferen Verständnis der Haltung gegenüber dem Klienten im Weg stehen. Du kannst für dich selbst entscheiden, welcher Begriff (Patientin, Klientin etc.) für dich der passende ist und wie du ihn in deinem Berufskontext verwendest. Im Buch haben wir uns aus den genannten Gründen bewusst für den Begriff Klient entschieden.

Auch wirst du im Buch oft den Begriff Behandler oder Therapeutin lesen. Bitte ergänze für dich, in welcher Rolle du dich aus deiner Profession heraus siehst. Hier sind für uns alle Rollen eingeschlossen, die Klienten in ihrem Genesungsprozess begleiten. Aufgrund der Vielfältigkeit und Lesbarkeit ist es nicht möglich, immer alle aufzuzählen. Fühle dich daher bitte von den Begriffen nicht eingeschränkt.

Inhaltsverzeichnis

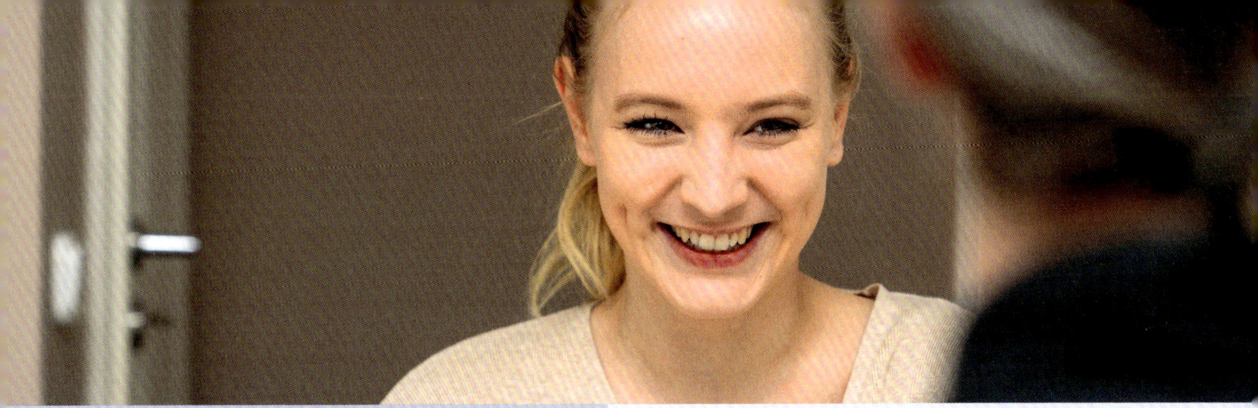

Quelle: © K. Oborny/Thieme

1 Vom Machen zum Begleiten

1 Vom Machen zum Begleiten

Im Austausch mit vielen Therapeuten und anderen Akteuren im Gesundheitswesen wird immer wieder eines deutlich: Sehr viele fühlen sich mit der Verantwortung belastet, die Klienten bei ihnen abladen. Sie wünschen sich mehr Eigenverantwortung von Seiten der Klienten und weniger Passivität.

1.1 Mehr Leichtigkeit für Therapeuten und Klienten

Der hohe Einsatz, den Therapeuten zeigen, steht aus ihrer Sicht oft nicht in einem ausgewogenen Verhältnis zum Ergebnis. Somit entsteht in einer eigentlich erfüllenden Arbeit oft Unzufriedenheit. Zudem wurden Therapeuten jahrzehntelang darin geschult – und werden es leider immer noch oft – als Fachpersonen die Lösung für die Probleme ihrer Klienten zu entwickeln. Das zeigen der Austausch mit vielen Therapeuten in den letzten Jahren sowie ein Blick in die oftmals veralteten Ausbildungs- und Prüfungsverordnungen.

Gleichzeitig erleben viele Klienten das Gesundheitssystem in Deutschland als „Reparaturbetrieb“: Die meisten Hilfen werden erst bewilligt, wenn schon eine Störung entstanden ist. Klienten haben jahrzehntelang eine passive Haltung in Therapie und Medizin gelernt und fordern von sich aus oft wenig aktive Mitgestaltung ein, wenn sie nicht dazu eingeladen und darin bestärkt werden. Sie haben über Jahrhunderte hinweg erfahren, dass Gesundheit und Glück externalisiert und von anderen abhängig sind [20], sei es von Göttern, Heilern oder Ärzten. Die langen Wartezeiten für Therapien ([9], [8], [1]) sorgen zudem dafür, dass viele Klienten lieber eine nicht zufriedenstellende Therapie fortführen als ganz ohne Therapieplatz dazustehen.

Viele Klienten wünschen sich jedoch mittlerweile mehr Eigenverantwortung und sind unzufrieden mit der Rolle, die ihnen in unserem Gesundheitssystem fast schon automatisch zugeteilt wird [6]. Sie wünschen sich eine aktivere Rolle, die sie mitbestimmen lässt. Vor allem wird immer wieder eine mangelhafte Kommunikation zwischen Behandler und Klient angesprochen [47]. Die Patientenzufriedenheit ist mittlerweile ein maßgeblicher Faktor des Qualitätsmanagements im Gesundheitswesen. Umso verwunderlicher ist es, dass Ergebnisse, die das Kommunikations- und Interaktionsverhalten von Akteuren im Gesundheitswesen beschreiben, häufig weniger Berücksichtigung finden als Faktoren, die z. B. Prozessstrukturen betreffen [13]. Dabei sind Faktoren wie Kommunikationsfähigkeiten wesentlich leichter zu verändern als komplexe Prozessstrukturen und in ihrem Effekt für den Klienten als spürbares Qualitätsmerkmal viel besser wahrnehmbar.

Es stellt sich also die Frage, wie mehr Leichtigkeit für Therapeut und Klient in der Therapie entstehen kann. Wie gelingt es, als Therapeut zum Begleiter im Gesundheitsprozess zu werden, in dem der Klient Eigenverantwortung übernimmt und sich aktiv beteiligt? Wie können die eigenen kommunikativen Fähigkeiten so ausgebildet werden, dass sie zu einer wahrnehmbaren Verbesserung der Behandlungsqualität führen? Wie kann man Klienten unterstützen, damit sie sich im eigenen Therapieprozess gesundheitsförderlich und hilfreich verhalten?

1.2 Gesundheitssystem im Wandel

Fallbeispiel

Eine 21-jährige Frau erlitt einen sehr schweren Unfall. Nahezu alle Nerven und Muskeln in ihrem Arm wurden in Mitleidenschaft gezogen und sie hatte mehrere Operationen über sich ergehen lassen müssen. Als sie nach der Reha in der Ergotherapie vorstellig wurde, war der Unfall ein halbes Jahr her. Sie hatte keinerlei Funktionen in ihrem Arm und eine schlaffe Parese. Vor allem war sie aber völlig entsetzt über die Aussage des Reha-Teams in der Klinik: „Wir trainieren Sie jetzt zum Einhänder.“ Ihre Erwiderung: „Mein Arm ist noch dran. Ich bin kein Einhänder!“

Mittlerweile, gut 5 Jahre später, kann die junge Frau ihren Arm wieder gegen die Schwerkraft bewegen, als Haltehand einsetzen, hat wieder eine Greiffunktion und auch die aktiven Handgelenksstrecker sind langsam wieder aktivierbar. Sie macht ihr Studium, fährt Auto, kann ihre Haare wieder zu einem Zopf zusammenbinden, isst mit Messer und Gabel und noch vieles mehr.

Ich (Sara) bewundere noch heute die Resilienz dieser jungen Frau. Sie hat sich der ärztlichen Diagnose und Prognose, die auf statistischen Erfahrungswerten beruht, einfach widersetzt. Stattdessen hat sie sich voll und ganz darauf eingelassen, sich zu jedem Zeitpunkt ihres Genesungsverlaufes an folgenden Fragen zu orientieren:

- Was ist mein aktuelles Ziel?
- Welche Schritte sind dafür notwendig?
- Was kann ich selbst dafür tun?
- Wer kann mich dabei unterstützen?

Vor allem hat sie angenommen, ergebnisoffen zu bleiben. Ja, es gibt statistische Werte, aber niemand kann vorhersagen, was tatsächlich möglich ist. Gleichzeitig hat sie sich Ziele gesetzt, die sie motiviert haben, an denen sie sich orientieren konnte und die ihre Bedürfnisse berücksichtigten. Und dann hat sie sich Schritt für Schritt den Weg dorthin erarbeitet und mit einer stoischen Geduld jeden Schritt umgesetzt – egal, wie lange es dauerte.

Sie hat mir einmal mehr bewiesen, dass die innere Einstellung maßgeblich für den Genesungsverlauf ist. Vor allem hat sie aber auch gezeigt, welches unglaubliche Potential Menschen durch ein entsprechendes förderliches Umfeld entfalten können: Sie war zu jedem Zeitpunkt eine aktive Mitgestalterin ihres Genesungsverlaufes und hat es mir als Therapeutin leicht gemacht, sie in diesem Prozess zu unterstützen – trotz äußerst schwerwiegender Diagnose. Therapeuten und Mediziner, die sie nicht aktiv mit eingebunden haben, sondern noch nach dem alten Paradigma der medizinischen Versorgung handelten, hat sie konsequent aus ihrem Unterstützer-Team aussortiert. Sie hatte ein sehr gutes Gespür dafür, was für sie hilfreich war und was nicht.

Wir beobachten, dass sich immer mehr eine grundlegende Veränderung in unserem Gesundheitssystem anbahnt: Klienten werden von weitgehend passiven „Therapie-Empfängern" zu aktiven Mitgestaltern des eigenen Genesungsprozesses. Dieser Wandel ist von beiden Seiten gewünscht – sowohl von den Klienten als auch den Behandlern – und mehr als notwendig. Es findet ein Paradigmenwechsel von „Krankheit und Versorgung" hin zu „Gesundheit, Verhalten und Gemeinschaft" statt [23]. Studienergebnisse zeigen, dass ein solches Therapieverständnis zu besseren und nachhaltigeren Ergebnissen führt [5]. Das gemeinsame Treffen von Entscheidungen auf Grundlage ausreichender Informationen (Shared Decision Making) und ein partnerschaftlicher Umgang zwischen Klient und Behandler schmälern dabei nicht die Notwendigkeit der Fach- und Expertenkompetenz. Allerdings müssen wir als Behandler akzeptieren, dass wir nicht immer alle Informationen erhalten und die Klienten entscheiden, wen sie an welcher Stelle in ihren Entscheidungsprozess mit einbeziehen [20].

Der Wandel vollzieht sich auch auf Ebene der theoretischen Erkenntnismodelle: In der Akutmedizin hat sich das biomechanische, technikorientierte Erkenntnismodell zwar bewährt und führt zu einer deutlich gestiegenen Lebenserwartung. Allerdings stößt die klassische Medizin im Angesicht heutiger Zivilisationskrankheiten – vor allem vieler chronischer Krankheiten, die unter anderem durch unseren Lebensstil beeinflusst werden [36] – an seine Grenzen. Sie sind mit klassischen Diagnose- und Therapiemethoden nicht zu bewältigen und ein neues medizinisches Erkenntnismodell ist gefordert: die systemische Medizin [52], (Kap. 1.5).

Kriterien für eine zukunftsweisende Gesundheitsversorgung:

Van Hartingsveldt [2] führt folgende Punkte für eine zukunftsweisende Therapie an:

- wachsende Gleichberechtigung zwischen Klient und Professional
- Zunahme an Angeboten zum Selbstmanagement und ein wachsender Bedarf an Coaching und anderen unterstützenden Beratungsformen
- Versorgung verlagert sich immer mehr in den ambulanten Sektor und findet zunehmend in der unmittelbaren Umwelt statt
- größere Fürsorge füreinander, sodass Menschen zunehmend selbst und gemeinsam mit ihrer sozialen Umwelt zu Lösungen kommen

Auch die Aussage von Huber [4] über die Haltung des Therapeuten und Behandlers gibt Orientierung: „Der Professional verlässt den problemorientierten Ansatz, konzentriert sich auf die Stärken des Klienten und seiner Umwelt und arbeitet lösungsorientiert."

Die Herausforderung für den Behandler besteht darin, Verantwortung an den Klienten abzugeben.

1.3 Welchen Auftrag habe ich eigentlich? Klarheit schafft Erleichterung

Ein Vorteil im lösungsorientierten Herangehen ist, dass die Behandlungsplanung nicht auf Annahmen beruht, die Behandler über Klienten haben, sondern auf einem klar definierten Auftrag. Dies führt dazu, dass Erwartungen von Seiten der Klienten klar formuliert werden müssen. Behandler können daraufhin für sich prüfen, ob sie diesen Auftrag annehmen und was sie dazu beitragen können. Dies verhindert eine stille Verantwortungsübertragung, die im weiteren Prozess einen inneren oder äußeren Konflikt zur Folge haben kann. Auch verlieren sich Therapie- und Behandlungsprozesse so nicht im Endlosen, da immer wieder geklärt und abgeglichen wird, ob noch ein Auftrag besteht.

Diese Klarheit im Prozess schafft Erleichterung. Erleichterung auf Seiten der Therapeuten, weil klar ist, wobei sie die Klienten unterstützen sollen. Erleichterung, weil Therapeuten Begleiter sein können und nicht treibende Kraft sein müssen. Erleichterung, weil ein Behandlungsprozess auch beendet wird, wenn kein Auftrag mehr besteht oder Klienten nicht aktiv mitarbeiten möchten.

Erleichterung auf Seiten der Klienten, weil sie ihren Weg mitbestimmen dürfen und in ihren Bedürfnissen gesehen werden. Erleichterung, weil sie entscheiden dürfen. Und nicht zuletzt Erleichterung, weil sie keine Therapie annehmen müssen, die sie für sich nicht möchten.

Um diese Klarheit zu gewinnen, bedarf es einer Auseinandersetzung mit dem eigenen Denken und alten Konditionierungen, die sowohl auf Seiten der Behandelnden als auch der Klienten zu finden sind. Die innere Haltung, um Klienten lösungsorientiert zu begleiten, entsteht jedoch nicht durch die alleinige Anwendung klientenzentrierter Assessments. Das Herausbilden einer entsprechenden inneren Haltung ist notwendig, um als Therapeut von dem gewohnheitsmäßigen Muster, der „Macher" zu sein, ein Stück weit zurücktreten zu können und Raum zu öffnen für die Wünsche, Bedürfnisse und Ziele der Klienten.

1.4 Die Verantwortung zum Gesund-Werden beim Klienten lassen

Fakt ist: Um die Verantwortung zum Gesund-Werden beim Klienten zu belassen, benötigen Therapeuten und Behandler, egal aus welchem Gesundheitsberuf, entsprechende Techniken und eine veränderte innere Haltung. Diese werden, wie bereits beschrieben, in den jeweiligen Berufsausbildungen noch viel zu wenig vermittelt.

Eine aktuelle Umfrage, die wir unter ehemaligen Teilnehmern unserer Coaching-Weiterbildung durchgeführt haben, zeigt, was sich Therapeuten schon in ihrer Ausbildung gewünscht hätten [28]:

- Stärkung der eigenen Persönlichkeit, um diese in die berufliche Rolle einzubringen
- Auseinandersetzung mit den eigenen Werten, Bedürfnissen, Grenzen, Stärken und Potentialen
- Selbstfürsorgekompetenzen, Achtsamkeit zur Stärkung der eigenen Resilienz
- Stärkung und Bewusstsein über die berufliche Rolle
- Stärken und Lösungen im Fokus, anstelle von Defiziten
- Ressourcenorientierung
- Selbstreflexion
- offene Fragen, gezielte Fragetechniken, potential- und lösungsorientiert
- gesunde, lösungsorientierte Kommunikation
- eigene Haltung gegenüber dem Klienten erlernen und kultivieren: unwissend, fragend, einladend
- Umgang mit eigenen Erwartungen und den Erwartungen des Klienten an den Behandler und das Gesundheitssystem
- klare Auftragsklärung und Klärung von Verantwortungsbereichen
- gesunde Abgrenzung

An der Umfrage haben Akteure aus verschiedenen Gesundheitsberufen im Alter von 20–65 Jahren teilgenommen. Die Altersspanne zeigt, dass der Wandel im Gesundheitssystem zwar überall gefordert wird, in den Ausbildungen aber immer noch nicht ausreichend Berücksichtigung findet, damit dieser auch aktiv in den Berufen gelebt werden kann.

Eine lösungsorientierte Haltung und eine regelmäßige Achtsamkeitspraxis wirken sich dabei nachweislich stärkend auf Therapeuten und Behandler aus und haben gleichzeitig einen positiven Effekt auf Klienten. So haben etwa lösungsorientierte Therapeuten weniger Probleme mit emotionaler Erschöpfung als traditionell arbeitende Kollegen [34].

Ebenso hat eine regelmäßige Achtsamkeitspraxis, wie wir sie auch in der 1-jährigen Coaching-Weiterbildung bei uns lehren, große Auswirkungen auf die Therapie- und Behandlungsqualität:

- Regelmäßig meditierende Psychotherapeutinnen erzielen signifikant bessere Therapieerfolge [22].
- Meditation fördert sowohl die Fähigkeiten der Selbstfürsorge als auch die fürsorgliche Interaktion mit Klienten [7].
- Bei psychiatrischem Personal, das sich in Meditation übt, verbessern sich die Stress-Coping-Skills im direkten Patientenkontakt [42].

Letzten Endes benötigen Behandler und Therapeuten zunehmend

- Gesprächsführungs-Kompetenzen, um gemeinsam mit ihren Klienten Therapieprozesse zu gestalten, in denen vorhandene Ressourcen genutzt und eigenverantwortlich Lösungen erreicht werden können,
- Klarheit über ihre Rolle (z. B. Anordner, Berater, Begleiter), die zunehmend vielfältiger und komplexer wird, sowie die damit verbundenen Rechte und Pflichten,
- eine innere Haltung, die von Achtsamkeit, Mitgefühl und Ressourcenorientierung getragen ist – auch im Sinne eines gesunden Selbstmanagements.

> **✔ Merke**
>
> Ziel ist, dass Therapeuten und Behandler im Gesundheitswesen ihre Klienten mit ihren umfassenderen Anliegen auch langfristig begleiten können und dabei selbst gesund und in ihrer Kraft bleiben.

1.5 Warum „Coaching in Gesundheitsberufen"?

Wir brennen beide für unseren Beruf. In der Begleitung vieler Menschen im Gesundheitssystem stellen wir jedoch immer wieder fest, dass die Flamme bei so vielen erlischt, wenn die Energie immer nur in eine Richtung fließt (vom Therapeuten zum Klienten). Wie schade um das Potential, das dabei verloren geht!

Aus unserer Sicht ist der Therapeut selbst das wichtigste Werkzeug in der Therapie bzw. in der Begleitung von Menschen. Die Klienten kommen mit immer vielfältigeren und komplexeren Fragen und Anliegen. Gleichzeitig wird in fast allen Ausbildungen im Gesundheitswesen das Hauptaugenmerk weiterhin auf die Vermittlung von umfangreichem Fachwissen und Methodenkenntnissen gelegt.

Aus der eigenen Erfahrung heraus können wir sagen, dass es in unseren Ausbildungen nur am Rande eine Rolle gespielt hat, wie man Menschen dabei unterstützt, nachhaltige Veränderungen in ihrem Leben anzugehen oder neue Haltungen und Verhaltensweisen zu entwickeln. Im Austausch mit vielen Kollegen bekommen wir immer wieder bestätigt: Gesunder Selbstfürsorge und dem Aufbau einer tragenden Therapeut-Klient-Beziehung wird immer noch zu wenig Beachtung geschenkt. Auch den Möglichkeiten, Menschen in ihrer Eigenständigkeit zu unterstützen und sie beim Finden eigener und nachhaltiger Lösungen zu begleiten, wird bislang kaum oder nur mit geringem Praxistransfer Bedeutung beigemessen.

Wir haben beide Coaching erstmals außerhalb des Gesundheitskontextes kennengelernt und inneren Impulsen folgend begonnen, die Inhalte in unsere Arbeitsbereiche zu übertragen. Wir sehen, wie unglaublich wertvoll es ist, Menschen zu befähigen, die eigenen Ressourcen zu erkennen und den Blick auf Möglichkeiten und positive Entwicklungen zu lenken. Es entsteht dabei enorm viel positive Energie und Freude im gemeinsamen Tun als Therapeut und Klient. Dies bringt, trotz herausfordernder Arbeitsfelder (Florian arbeitet mit Krebspatientinnen und Menschen mit zum Teil hoher Stressbelastung, Sara arbeitet mit Familien mit autistischen Kindern, belasteten Eltern-Kind-Interaktionen), mehr Leichtigkeit in die Arbeit. Auch deshalb, weil wir uns nicht mehr vollkommen verantwortlich für das Therapieergebnis fühlen. Natürlich wünschen wir nur das Beste, aber gleichzeitig sehen wir auch, wo die Grenzen unserer Möglichkeiten liegen. Dadurch können wir uns als Therapeuten ganz darauf konzentrieren, die Klienten bestmöglich auf ihrem Weg zu unterstützen, ohne Erwartung eines bestimmten Ergebnisses.

Hinzu kommt, dass die persönliche Beziehungsebene zwischen Therapeutin und Klient ein wesentlicher Wirkfaktor in der Arbeit mit Menschen ist. Anders als gedacht ist es nicht die Technik (15 %), die der Therapeut anwendet, die den größten Effekt erzielt, sondern die Beziehung zwischen Therapeut und Klient hat einen viel größeren Einfluss (30 %) auf das Therapieergebnis [50]. Studien zeigen, dass die effektivsten Ergebnisse in der Behandlung erzielt werden, wenn Behandler und Klient synchron aufeinander eingestimmt sind. Am besten gelingt die Einstimmung, wenn der Behandler aktiv und mit voller Präsenz zuhört. Genauso wie das Gehirn elektrische Wellen ausstrahlt tut dies auch das Herz. Sind Herz und Gehirn im Einklang, schafft dies einen tiefen Ruhezustand und Präsenz. In dieser Präsenz fühlen sich Klienten am meisten gesehen und gehört und es öffnet sich ein Raum, der Heilung begünstigt [36]. Ironischerweise versucht man in wissenschaftlichen Studien genau diese Faktoren auszublenden oder als Placeboeffekt zu marginalisieren, anstatt ein vermehrtes Forschungsinteresse auf diese wunderbaren und zugleich noch kostenlosen Potentiale im Therapieprozess zu lenken [40].

Wenn echte Begegnungen zwischen Behandlern und Klienten stattfinden und Menschen in ihrem ganzen Sein in den Prozess mit einbezogen werden, ist es für Therapeuten möglich, Erfüllung im Beruf zu erleben – und zwar unabhängig von professioneller Anerkennung [20]. Zum ganzen Sein des Menschen gehört dabei auch die spirituelle Ebene. „Das kanadische Modell CMOP-E (Canadian Modell of Occupational Performance and Engagement) versteht die Spiritualität als die angeborene Essenz des Seins, den Ausdruck von Willen, Antrieb und Motivation, als die Quelle von Selbstbestimmung und persönlicher Kontrolle. Es ist unser ganz persönliches Inneres, mit dem wir geboren werden und welches wir in der Ausführung von Betätigungen ausdrücken und zeigen“ [32].

„Wenn die Dimension der Menschlichkeit und der Ganzheit von Körper, Geist und Seele nicht da ist, dann wird jede Art der Medizin unbeseelt und verliert den wesentlichen Teil ihrer Heilkraft. Das, was heilt, hat mit Verbindung und Verbundenheit zu tun. Mit sich selbst verbunden zu sein, mit den Menschen des eigenen Lebens und der Welt, in der man lebt, lässt Trennung überwinden; und das Gefühl der Trennung ist eine der stärksten Wurzeln von Kranksein und Krankheit“ [43].

Das Wort „Spiritualität“ hat seinen begrifflichen Ursprung im Lateinischen (spiritus = Geist, Seele) und im Altgriechischen (ψυχη „psichie“ = Psyche, Seele, Herz, Initiative, Mensch). Aus dem Englischen übersetzt bedeutet „spiritual“ „intellektuell, geistig“. Im Griechischen lässt sich davon wiederum „nachdenken, denken, begreifen“ ableiten. Büssing und Koenig definieren Spiritualität als „individuellen und offenen Denkansatz in der Suche nach Bedeutung und Ziel im Leben, als eine Suche nach transzendenter Wahrheit, die ein Gefühl der Verbundenheit mit anderen, der Natur und/oder dem Göttlichen beinhalten kann“ [53].

Spiritualität bedeutet also auch Sinnfindung und die Suche danach, was mich als Person ausmacht (Werte, Einstellungen, Ziele, Antrieb, Glaubenssätze etc.). Spiritualität meint unserem Verständnis nach, sich aus dem Herzen heraus mit der Bedeutung seines Weges und dem, was man bewirken will, auf geistiger/intellektueller Ebene zu beschäftigen und zu prüfen, was dem eigenen Verständnis nach sinnvoll und annehmbar ist [27]. Dies führt letzten Endes auch dazu, dass Klienten mehr Eigenverantwortung übernehmen und aktive Entscheidungen in ihrem Genesungsprozess treffen, die nicht unbedingt mit dem übereinstimmen müssen, was aus Sicht des Behandlers stimmig scheint.

Dabei geht es aber letzten Endes nicht nur um die Spiritualität des Klienten, sondern darum, sich auch als Therapeut und Behandler der eigenen Spiritualität bewusst zu werden (s. dazu auch Bezugsrahmen, Kap. 2.1) und darauf sein berufliches Handeln zu stützen.

✔ Merke
Im Coaching geht es jenseits von körperlichen, psychischen und sonstigen Symptomen darum, den Teil des Menschen anzusprechen, der ganz ist, und diesen Teil zu stärken und zu nähren.

Von all dem findet man in der tatsächlichen medizinischen Versorgung und in den grundständischen Ausbildungen nach wie vor sehr wenig.

Der Impuls, die Coaching-Weiterbildung zu begründen und ein Buch dazu zu schreiben, resultiert daraus, dass wir das weitergeben wollen, was wir in unserer eigenen Arbeit umgesetzt und entdeckt haben. Für uns liegt darin die Zukunftsfähigkeit in Medizin und Therapie: Weil Coaching Behandler und Therapeuten in ihrer Resilienz unterstützt und ihnen hilft, in ihrer Arbeit gesund zu bleiben. Zudem unterstützt es Klienten, gesund zu werden und Verantwortung für ihren Genesungsprozess zu übernehmen.

So geht es uns sowohl im Buch als auch in der Coaching-Weiterbildung neben der Vermittlung des theoretischen und praktischen Wissens vor allem darum, den Fokus auf eine gesunde Selbstfürsorge zu legen. Die Kultivierung von Achtsamkeit und die Entwicklung einer wertschätzenden Haltung, sowohl für die eigene Arbeit als auch gegenüber den Klienten, ist für uns eine maßgebliche und stärkende Ressource. Uns ist es ein Anliegen, Therapeuten und Behandler in ihren eigenen Wachstumsprozessen zu begleiten. Das kann auch bedeuten, manches Alte loszulassen, zu heilen und neue Ziele in den Fokus zu nehmen.

Unsere Vision sind gesunde Therapeuten, die Menschen in ihrer Entwicklung und auf ihrem Weg begleiten. Es geht schließlich um ein Gesundheitssystem, nicht um ein Krankheitssystem.

Erst dadurch ist für uns eine wirkliche Veränderung im Gesundheitssystem möglich, und sowohl das Potential der Therapeuten als auch der Klienten kann voll ausgeschöpft werden.

Aus unserer Sicht kann dadurch auch der Berufsflucht entgegengewirkt werden, da Therapeuten Klienten mit ihren umfassenderen und komplexen Themen auch langfristig begleiten können, ohne selbst dabei die Balance zu verlieren. Aus eigener Erfahrung heraus können wir erzählen, was sich durch die Verbindung dieser beiden Aspekte an Möglichkeiten eröffnet.

Praxis
Wir möchten ein paar Teilnehmerstimmen aus unserer Coaching-Weiterbildung mit dir teilen, die den Wert unserer Herangehensweise widerspiegeln [28]:

Wie hat sich dein berufliches Handeln durch die Coaching-Weiterbildung verändert?

- „Ich habe mich intensiver mit meinen eigenen Werten, Grenzen und Bedürfnissen auseinandergesetzt und lasse sie in meine Arbeit einfließen, ich achte mehr auf meine eigene Psychohygiene, ich zeige mehr von meiner eigenen Persönlichkeit und bin authentischer und ‚spiele' keine Rolle, ich empfinde mich als selbstwirksamer und mein Handlungsspielraum ist größer."
- „Ich bin mehr zur Unterstützerin meiner Klienten geworden, die eine Veränderungsidee, ein Ziel vor Augen haben. Ich kann mich mehr zurücknehmen, therapiere entspannter und dennoch zielgenauer mit Erfolgen. Ich bin von der Macher-Ergo zu der Ergo geworden, die machen lässt und Klienten mehr ins Handeln bringt."
- „Durch das Coaching habe ich das Gefühl, meinen Klienten viel näher begegnen zu können, sie wirklich zu sehen. Die Therapie ist viel ganzheitlicher und nachhaltiger."
- „Bessere Distanz, Abgrenzung – und ich spiele die Bälle zurück."
- „Ich kann sehr gut individuell auf die Beziehung und Bedürfnisse des Klienten eingehen. Gleichzeitig sorge ich deutlich besser und mehr für mich selbst. Kann viel engagierter und entspannter arbeiten."
- „Ich spürte eine Entlastung durch die veränderte und gestärkte innere Haltung. Den Blick auf Ressourcen, Stärken, Gelingendes zu richten und nicht als Therapeutin die Verantwortung für den Veränderungsprozess des Klienten zu tragen bringt Entlastung und Leichtigkeit im beruflichen Alltag. Außerdem gelang es mir immer besser, mich von gewissen Erwartungen der Klientinnen oder Angehörigen abzugrenzen."

- „Ich wurde sicherer in der Gesprächsführung; ich arbeite ressourcenorientierter; ich arbeite mehr auf Augenhöhe mit dem Klienten."

1.6 Der systemische Blick auf Gesundheit und Krankheit

Wie bereits erwähnt, lassen sich im medizinisch-therapeutischen Kontext allmählich Veränderungen beobachten, die Patienten immer mehr als aktiv Mitgestaltende des eigenen Genesungsprozesses verstehen. Dennoch scheinen systemische Ansätze dabei nach wie vor keine große Rolle zu spielen. Psychotherapeuten ausgenommen findet man kaum medizinisch-therapeutisch tätige Berufsgruppen, die sich in ihrer Arbeit auf einen systemischen Hintergrund beziehen oder entsprechende Methoden in ihre therapeutische Arbeit integrieren. Diese Tatsache erscheint umso erstaunlicher, wenn man sich vor Augen führt, dass systemische Theorien auch für Fächer wie Medizin, Biologie, Psychologie, Gesundheitswissenschaft oder Public Health grundlegend sind.

So stößt man zum Beispiel in der Biologie auf die Forschung von Humberto Maturana und Francisco Varela. Die beiden chilenischen Biologen haben mit ihren Konzepten zur Selbstorganisation und -regulation einen wesentlichen Beitrag zu einem umfassenden Verständnis lebender Systeme geleistet, zu denen auch wir Menschen zählen [37]. Auf die Begriffe Selbstorganisation und Selbstregulation werden wir später noch näher eingehen, da sie insbesondere für ein modernes Verständnis von Gesundheit und Krankheit essenziell sind. Aber zunächst einen Schritt zurück zu der Frage, was systemisch-lösungsorientiertes Denken eigentlich bedeutet.

1.6.1 Systemisches Denken – einfach erklärt

Beginnen wir mit der Frage, was es bedeutet, mit einer systemischen Brille in die Welt zu schauen, und bleiben dafür zunächst bei der Biologie. Stell dir vor, du bist Biologe und möchtest einen Wald erforschen. Dafür gibt es unterschiedliche Herangehensweisen. Die wahrscheinlich naheliegendste ist, mit einem ganzen Rucksack voller Messegeräte einfach in den Wald zu gehen und loszulegen. So kannst du zum Beispiel die Beschaffenheit des Bodens untersuchen oder die Struktur einzelner Bäume, und so weiter. Du gehst analytisch an die Sache heran, versuchst deine Untersuchungsobjekte in ihre Einzelteile zu zerlegen und so mehr über deren genaue Zusammensetzung zu erfahren. Ein passendes Symbol dafür ist die Lupe.

Eine systemische Herangehensweise macht im Prinzip genau das Gegenteil. Du steigst erstmal in den Hubschrauber, um zu sehen, worum es sich bei deinem Untersuchungsobjekt als Ganzes eigentlich handelt. Du schaust die gesamte Ausdehnung des Waldes an, wie er angrenzt an die umgebende Landschaft – und stellst dabei fest, dass er natürlich eng mit seiner Umgebung verbunden ist, die Systemiker den *Kontext* nennen würden. Du interessierst dich dafür, inwiefern dieser Kontext den Wald als Ganzes beeinflusst – und umgekehrt. Des Weiteren würdest du schauen, ob es Auffälligkeiten gibt, die es nur aus der Vogelperspektive zu erkennen gibt, wie zum Beispiel die Tatsache, dass in Bereichen mit mehr Lichteinfall immer eine andere Vegetation zu sehen ist als in schattigen. Wenn bestimmte Dinge immer wieder auftauchen, würdest du das *Muster* nennen und anhand solcher Muster ein besseres Verständnis entwickeln, nach welchen Regeln das Ökosystem Wald funktioniert.

Dieses Beispiel zeigt sehr schön, dass systemisches Denken eine ganz andere Herangehensweise darstellt als die meisten von uns es gewohnt sind. Unser Denken und damit unser Weltverständnis sind stark geprägt vom Geist der Aufklärung, als die Menschen in der westlichen Welt begannen, traditionelle und religiöse Erklärungsmodelle zu hinterfragen und größtenteils auch zu überwinden. Das gelang unter anderem dadurch, dass die Dinge gründlich zerlegt, getrennt und analysiert wurden. So konnten Kausalzusammenhänge und mathematisch-logische Gesetzmäßigkeiten erkannt werden [49], [52]. All das geschieht in einer Welt, „die so ist, wie sie ist" [49].

Die Welt ist demzufolge etwas, das außerhalb des Menschen objektiv vorhanden, aus vielen Einzelteilen „zusammengebaut" und von einer ganzen Reihe mechanischer Gesetze bestimmt ist. In einer solchen Welt gibt es einen klaren Zusammenhang

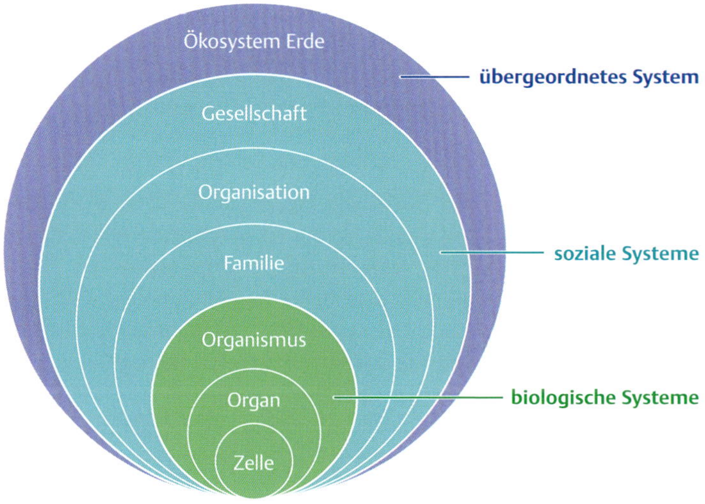

Abb. 1.1 Systemebenen. Vereinfachte Darstellung der Verbindung biologischer und sozialer Systeme von klein (Zelle) zu groß (Ökosystem Erde).

zwischen Ursache und Wirkung. So oder so ähnlich haben wir alle es in der Schule gelernt. Und aus einer entsprechenden Perspektive ist das auch korrekt. Darüber hinaus hat dieser Ansatz all unsere technischen und wissenschaftlichen Errungenschaften, die wir heute wie selbstverständlich genießen, erst ermöglicht. Und dennoch ist festzustellen, dass eine rein mechanistische Sichtweise der Komplexität der Natur und des Lebens in all ihren Ausdrucksformen nicht gerecht werden kann.

Eine systemische Sichtweise interessiert sich, wie bereits erwähnt, mehr für Zusammenhänge, Muster und Rahmenbedingungen, die den beobachteten Phänomenen zugrunde liegen. Doch zunächst ist es wichtig, zu verstehen, was mit dem Begriff *System* eigentlich gemeint ist und welche Eigenschaften Systeme aufweisen.

Was ist ein System?

Nach systemischem Verständnis ist ein System eine von seiner Umwelt klar abgegrenzte Einheit, die aus verschiedenen Elementen (Sub-Systemen) besteht, die wiederum miteinander in Beziehung stehen und aufeinander wirken. Diese Elemente können im Bereich der Biologie Zellen oder einzelne Organe sein, in der Soziologie oder Psychologie können auch Menschen Elemente eines übergeordneten Systems sein, wie etwa einer Familie. Unsere gesamte Lebenswelt kann auf diese Weise als

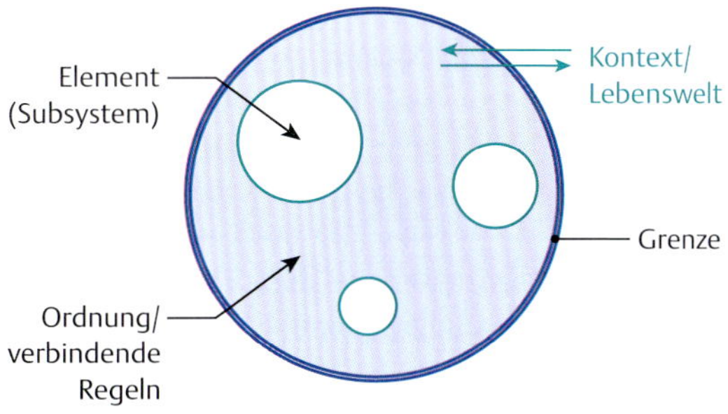

Abb. 1.2 Wesentliche Merkmale eines Systems.

aufeinander aufbauende und ineinander verflochtene Systemebenen verstanden werden [52], (► Abb. 1.1).

Das bedeutet, dass ein System gleichzeitig Element eines größeren Systems sein kann. Ein weiterer wichtiger Punkt ist, dass Systeme offen sind, das heißt, sie tauschen Informationen, Energie oder Ressourcen mit ihrer Umgebung aus. In einem systemischen Ansatz wird daher nicht nur das System selbst betrachtet, sondern auch sein Umfeld. ► Abb. 1.2 zeigt die wesentlichen Merkmale, die jedes System aufweist.

Als Gedankenspiel kannst du dieses Modell zum Beispiel auf eine Zelle anwenden, die ein biologisches System darstellt. Eine Zelle verfügt über eine klare Grenze zu ihrer Umgebung (Zellmembran), mit der sie in wechselseitigem Austausch steht – Materie und Energie werden aufgenommen bzw.

wieder abgegeben. Im Inneren der Zelle findet man eine Vielzahl von Elementen, wie zum Beispiel Mitochondrien, Ribosomen oder den Zellkern, die nach bestimmten Regeln zusammenwirken. Auch diese lassen sich als eigenständige Systeme begreifen, die wiederum untergeordnete Elemente enthalten und so weiter – letzten Endes bis hinab zur atomaren Ebene.

Genauso lässt sich beispielsweise auch ein soziales System wie eine Familie beschreiben. In der Regel ist klar, wer Teil der Familie ist und wer nicht, es gibt also eine Grenze des Systems. Gleichzeitig ist aber auch diese Grenze offen und es gibt einen Austausch und wechselseitige Einflüsse mit der Umgebung der Familie. Blickt man nach innen, besteht eine Familie immer aus mehreren Elementen, den Familienmitgliedern, die nach oft unbewussten Regeln (Mustern) miteinander interagieren.

Im systemischen Denken liegt ein besonderes Augenmerk auf diesen Verbindungen und Interaktionen zwischen den Elementen. Ein System wird oft als ein Ganzes betrachtet, das mehr ist als die Summe seiner Teile. Ein Beispiel dafür ist ein Team: Jeder Mensch bringt seine Fähigkeiten ein, aber erst das Zusammenspiel und die Kommunikation machen das Team als System stark.

Systeme haben oft eine eigene Dynamik, das heißt, sie reagieren auf Veränderungen innerhalb und außerhalb ihrer Grenzen. Ein System kann sich anpassen, wenn neue Informationen oder Herausforderungen auftauchen. Diese Anpassung ist wichtig, um als System funktionsfähig zu bleiben. Die Fähigkeit lebender Systeme, sich auf Veränderungen und Einflüsse einzustellen und immer wieder eine innere Ordnung herzustellen, wird *Selbstregulation* genannt [37].

In der Medizin nennt man diese innere Ordnung Homöostase und aus systemischer Perspektive stellt sich die Frage, wie der menschliche Organismus dabei unterstützt werden kann, dieses innere Gleichgewicht immer wieder selbst herzustellen. An diesem Beispiel wird deutlich, dass eine solche Sichtweise zu ganz anderen Behandlungsansätzen führt als ein eher analytischer Blick auf Krankheitsursachen und -symptome [39].

Im psychosozialen Bereich hat die systemische Denkweise zur Entwicklung einer neuen Form der Psychotherapie geführt. Neben den etablierten Verfahren der Psychoanalyse und der Verhaltenstherapie, die sich vorrangig auf das Individuum konzentrieren, entstand so die Familientherapie, welche wiederum ein Vorläufer des systemisch-lösungsorientierten Ansatzes ist, um den es in diesem Buch geht [16].

Doch noch einmal kurz zurück zur Frage, an welcher Stelle nun eigentlich die Lösungsorientierung ins Spiel kommt. Bisher haben wir ja lediglich über das systemische Denken gesprochen. Dafür müssen wir eine kleine Runde drehen und uns mit 3 wesentlichen Grundannahmen des systemischen Denkens befassen: Kybernetik, Konstruktivismus und Zirkularität.

Kybernetik

Kybernetik ist die Wissenschaft von Steuerung und Regelung in Systemen. Ein einfaches und häufig verwendetes Beispiel ist die häusliche Zentralheizung, die es möglich macht, dass in einem Raum eine gleichbleibende Temperatur vorherrscht, während es draußen schneien oder sommerlich warm sein kann. Ein anderes Beispiel für eine solche Regulation ist die weiter oben bereits erwähnte Homöostase des menschlichen Organismus, wenngleich diese deutlich komplexer ist als unsere Heizungssteuerung. Deshalb bezeichnet man lebende Systeme wie uns Menschen auch als nicht-triviale oder komplexe Systeme.

Für systemisch-lösungsorientiertes Coaching bedeutet das etwa, dass wir Menschen oder Familien als Systeme betrachten, die vor allem durch Kommunikation und Rückmeldungen gesteuert werden. Eine wichtige Rolle spielt dabei die Rückkopplung: Wenn jemand eine Idee oder Handlung in das System einbringt, reagiert das System darauf und verändert sich. Diese Veränderung wirkt sich wiederum auch auf denjenigen aus, von dem der Impuls ausgegangen ist. Diese Rückkopplungs-Schleifen bezeichnet man als *Kybernetik 1. Ordnung*.

Wenn man sich nun, ähnlich wie bei unserem Wald-Beispiel, wieder in die Helikopter-Perspektive begibt und eine Coaching- oder Therapiesituation beobachtet, stellt man fest, dass auch der Coach bzw. Therapeut nicht unabhängig vom Klienten handeln kann. Jedes Verhalten des Therapeuten, auch unbewusstes Verhalten, oder etwa das Setting eines Gesprächs wird sich unweigerlich auf den Klienten auswirken. Und die Anwesenheit sowie das Verhalten des Klienten wirken sich genauso unweigerlich auf den Coach/Therapeuten aus. Das bedeutet, als Coach ist man in diesem Moment Teil dieses sogenannten *Coaching-Systems* und man steht eben nicht, wie es bei unserem Heizungsbeispiel der Fall ist, komplett außerhalb und kann dieses System objektiv beobachten, sondern man wirkt automatisch alleine durch die eigene Anwesenheit auf das System ein. Diese eher psychologische Rückkopplung nennt man *Kybernetik 2. Ordnung* [11], [49].

Fazit

Für das Coaching ergeben sich daraus vor allem 2 Konsequenzen. Zum einen können wir als Coach nie wirklich wissen, was für Klienten das „Richtige" ist. Deshalb versuchen lösungsorientierte Ansätze eher, Klienten zu helfen, sich selbst zu steuern und eigene Lösungen zu finden. Dabei geht man davon aus, dass jeder Mensch und auch jedes System selbst die besten Lösungen für seine Probleme kennt. Dafür ist es beispielsweise hilfreich, die Aufmerksamkeit vorrangig durch Fragen auf das zu richten, was funktioniert, um das System in eine positive Richtung zu lenken.

Zum anderen bedeutet es für einen Coach auch, gut auf die Auswirkungen eigener Verhaltensweisen und Interventionen zu achten. Im Wissen, dass wir immer in gewisser Weise (auch unbewusst) auf das Klientensystem einwirken. Es geht also darum, eine gute Balance zwischen notwendigem Input und gleichzeitiger Zurückhaltung eigener Meinungen oder Perspektiven zu finden [11], [44].

Zirkularität

Das Konzept der Zirkularität beschreibt die Tatsache, dass in der systemischen Sichtweise alles miteinander verbunden ist und in einem ständigen Fluss steht. Wie bereits erwähnt, betrachten wir nicht nur das Individuum, sondern auch das gesamte System, in dem es sich bewegt – sei es das Team, die Familie oder die Organisation. Alles beeinflusst sich gegenseitig, und Veränderung geschieht oft nicht linear, sondern in Zyklen.

Ein gutes Beispiel ist der typische Streit zwischen Kindern (und im Prinzip genauso bei Erwachsenen). Der kleine Junge kommt weinend zu Mama oder Papa gelaufen und beschwert sich, dass die Schwester ihn geschubst hat, worauf diese darauf verweist, dass er ihr vorher das Spielzeug weggenommen hat, worauf er entgegnet, sie hätte ihn ja nicht mitspielen lassen. Und so weiter. Letztlich ist es schwierig herauszufinden, wer angefangen hat. Was war zuerst da? Die Henne oder das Ei? Die Bestimmung der Ursache hängt mehr vom Zeitpunkt der Betrachtung ab als vom wirklichen Ursprung eines Konflikts [46].

Als Coach bist du der, der dieses Geschehen moderiert. Deine Aufgabe ist es, die verschiedenen Stimmen und Perspektiven sichtbar zu machen. Du stellst Fragen, die den Klienten helfen, sich selbst und die Zusammenhänge besser zu verstehen. Indem du den Klienten anregst, über seine Beziehungen und Interaktionen nachzudenken, schaffst du Raum für Erkenntnisse und Veränderungen.

Ein Beispiel: Nehmen wir an, ein Klient hat Schwierigkeiten in der Familie. Anstatt nur auf das Verhalten des Klienten zu schauen, würdest du auch die Dynamik in der Familie insgesamt analysieren. Was passiert, wenn der Klient sich anders verhält? Wie reagieren die anderen? Diese zirkuläre Betrachtung zielt weniger darauf ab, die Wurzeln des Problems zu erkennen als die Dynamik an sich positiv zu verändern.

Fazit

In der Praxis bedeutet Zirkularität auch, dass man als Coach flexibel bleibt. Veränderungen geschehen nicht immer sofort und oft nicht so, wie man es plant. Manchmal ist es nötig, wiederholt bestimmte Themen zu betrachten und verschiedene Perspektiven einzubeziehen. Es ist ein ständiger Prozess des Lernens und Wachsens.

Eine zirkuläre Betrachtungsweise hat so auch den Vorteil, dass sie Raum für Kreativität und neue Lösungen schafft. Wenn Klienten merken, dass ihre Entscheidungen und Verhaltensweisen das System beeinflussen, sind sie oft motivierter, etwas zu verändern. Sie erkennen, dass sie Teil eines größeren Ganzen sind und dass ihre Handlungen echte Auswirkungen haben können. Der psychologische Berater Bill O'Hanlon vergleicht das ganz einfach mit Tanz: „Wenn Sie aufhören, Tango zu tanzen, und stattdessen zum Foxtrott übergehen, dürfte es Ihrem Partner schwerfallen an den Tangoschritten festzuhalten." [41]

Konstruktivismus

Konstruktivismus klingt nach einer komplizierten Sache, die man vielleicht in einem philosophischen Hochschulseminar erwarten würde. Aber keine Sorge, letztlich geht es um die simple Annahme, dass wir die Welt nicht so wahrnehmen, wie sie ist, sondern sie in gewisser Weise selbst „konstruieren". Das bedeutet, dass unser Wissen und unsere Wahrnehmung nicht einfach nur passive Reflexionen der Welt um uns herum sind, sondern aktiv von unseren Erfahrungen, Überzeugungen und Interaktionen geformt werden. Jeder von uns hat eine einzigartige Sichtweise, und diese Sichtweise beeinflusst, wie wir die Welt erleben und interpretieren. ▸ Abb. 1.3 beschreibt dies anhand von mehreren Wahrnehmungsfiltern, durch die sich aus ursprünglich physikalisch-chemischen Reizen unsere letztlich subjektive Wahrnehmung formt.

Stell dir vor, du schaust dir ein Bild an. Während du es betrachtest, kommen dir ganz eigene Gedanken und Gefühle – vielleicht erinnerst du dich an einen bestimmten Moment in deinem Leben oder an eine Geschichte, die das Bild in dir auslöst. So ähnlich funktioniert der Konstruktivismus: Unsere Wahrnehmung ist wie ein individuelles Kunstwerk, das ständig neu interpretiert und gestaltet wird.

Kernthesen des Konstruktivismus

- Unsere alltägliche Wahrnehmung hat keinen direkten Zugang zur Realität.
- Die von uns erlebte Wirklichkeit ist keine Abbildung einer unabhängigen Realität, sondern etwas, was jeder Einzelne im Prozess des Wahrnehmens „konstruiert".
- Daher ist jedes „Wissen" subjektiv.
- Wissen hat nicht den Zweck, die Realität abzubilden, sondern gangbare Wege zu schaffen.
- Es gibt immer mehrere, möglicherweise widersprüchliche Wege, ein Ziel zu erreichen.
- Jedes wahrnehmende Subjekt hat in gewisser Weise die Verantwortung für seine Konstruktionen.
- Auf sich selbst angewendet, ist der Konstruktivismus auch keine allgemeingültige Erklärung über die Natur der Dinge, sondern lediglich eine gangbare Alternative zu anderen Erkenntnismodellen.

[35]

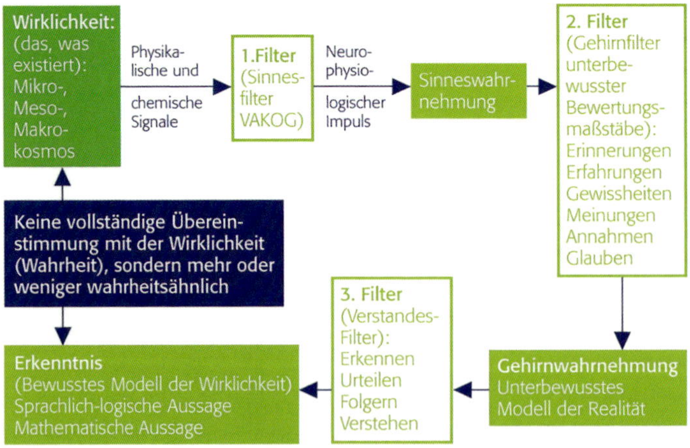

Abb. 1.3 Wie Erkenntnis entsteht. Im Zuge des Wahrnehmungsprozesses durchlaufen die ursprünglich physikalisch-chemischen Signale mehrere interne Filter. Das führt dazu, dass wir die Wirklichkeit immer nur auf unsere eigene, gefilterte Weise wahrnehmen können. (Quelle: Wühr E. Systemische Medizin. Auf der Suche nach einer besseren Medizin. 2. Aufl. Bad Kötzing: verlag systemische medizin; 2011. S.118)

Fazit

Im systemischen Coaching geht es darum, Klienten dabei zu unterstützen, ihre eigene Sicht auf die Realität zu reflektieren und neue Perspektiven zu entwickeln. Der Coach fungiert als Partner in diesem Prozess, der Fragen stellt, die zum Nachdenken anregen und Klienten ermutigen, eigene Lösungen zu finden. Im Wissen, dass alles, was wir uns konstruiert haben, auch wieder anders konstruiert werden kann, unterstützt du deine Klienten dabei, neue Wege zu finden, wie sie ihre Herausforderungen betrachten können. Du bist wie ein neugieriger Entdecker. Indem du eine offene und vertrauensvolle Atmosphäre schaffst, gibst du deinen Klienten den Raum, ihre Gedanken und Gefühle zu erkunden. Dabei vertraust du darauf, dass die Klienten selber am besten wissen, was für sie nützlich ist und was nicht.

Ein zentraler Aspekt ist das Zuhören. Durch aktives Zuhören und Nachfragen kannst du die verschiedenen Facetten der Realität von Klienten sichtbar machen. Vielleicht erkennen sie, dass ihre Sorgen weniger mit der Situation selbst, sondern mehr mit ihrer eigenen Wahrnehmung zu tun haben. Und genau hier kann die konstruktivistische Sichtweise nützlich sein: Indem du deinen Klienten hilfst, ihre Sichtweise zu ändern, eröffnest du neue Handlungsmöglichkeiten.

Wenn wir unsere erlebte Realität also in gewisser Weise selbst (mit-)gestalten, können wir auch neue Muster entwickeln und uns von alten Denkmustern befreien. Es geht darum, die Verantwortung für das eigene Handeln zu übernehmen und aktiv an der Gestaltung der eigenen Lebensgeschichte mitzuarbeiten.

Das Schöne daran ist, dass diese Art des Denkens Empowerment schafft (s. dazu Kap. 2.1.2). Klienten merken, dass sie die Kontrolle über ihr Leben haben, und sie sind eher bereit, neue Schritte zu wagen. Veränderung wird nicht mehr als etwas Ungewisses wahrgenommen, sondern als eine spannende Möglichkeit, die eigene Lebenswirklichkeit zu gestalten.

1.6.2 Grundlagen des systemisch-lösungsorientierten Coachings

Lösungsfokussierte Kurzzeittherapie

Der systemischen Denkweise folgend hat sich mit der Zeit das systemisch-lösungsorientierte Coaching als ein integrativer Ansatz entwickelt, der verschiedene psychologische, kommunikationstheoretische und therapeutische Traditionen zusammenführt. Sein Ursprung liegt insbesondere in der lösungsfokussierten Kurzzeittherapie, die Steve de Shazer und Insoo Kim Berg mit ihren Kollegen in den 1970er und 1980er Jahren am Brief Family Therapy Center in Milwaukee begründet haben [14], [16].

De Shazer und Insoo Kim Berg wandten sich bewusst von problemorientierten Therapieformen ab und betonten, dass Veränderungen auch ohne tiefgehende Analyse von Problemen möglich seien. Im Zentrum stand die Frage: „Was funktioniert bereits – und wie lässt sich mehr davon tun?“ [14], [15]. Klienten werden nicht als „defizitär“ betrachtet, sondern als Experten ihres Lebens, die bereits über Ressourcen verfügen, um Veränderungen herbeizuführen.

Die lösungsfokussierte Kurzzeittherapie speist sich wiederum aus mehreren Quellen, die in ▶ Abb. 1.4 aufgeführt sind.

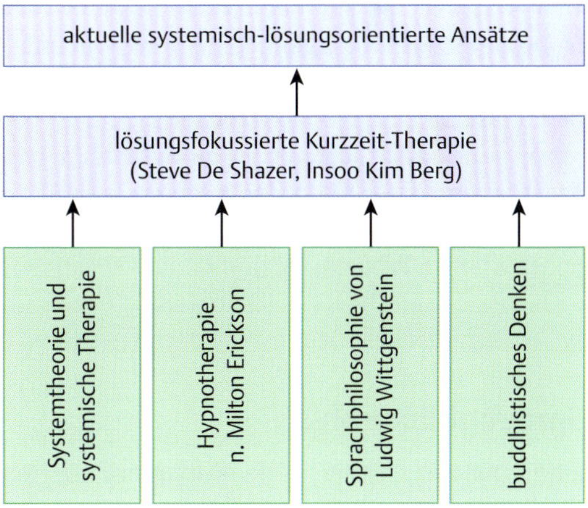

Abb. 1.4 Wurzeln des systemisch-lösungsorientierten Ansatzes.

Systemische Familientherapie

Aufbauend auf die Erkenntnisse der Systemtheorie hat eine interdisziplinäre Forschergruppe um den Anthropologen Gregory Bateson, welcher auch der bekannte Psychotherapeut Paul Watzlawick angehörte, in den 50er und 60er Jahren des vergangenen Jahrhunderts den Grundstein für die systemische Familientherapie gelegt. Im Zentrum stand die Annahme, dass menschliche Probleme oft nicht durch innere Defekte entstehen, sondern durch destruktive Muster in der Kommunikation. Systemische Konzepte, wie Konstruktivismus oder Zirkularität, fanden so Eingang in das therapeutische Verständnis [51], [24].

Hypnotherapie

Eine weitere Wurzel des lösungsfokussierten Ansatzes ist die Hypnotherapie des amerikanischen Psychiaters Milton H. Erickson, der davon ausging, dass jeder Mensch über unbewusste Fähigkeiten und innere Ressourcen verfügt, die für Problemlösungen genutzt werden können. So versuchte er, seine Therapie individuell anzupassen und die Sprache, das Erleben und sogar die Widerstände des Klienten aktiv zu nutzen. Er verstand Trance nicht als etwas Mystisches oder Künstliches, sondern als etwas Alltägliches – vergleichbar mit dem Tagträumen oder dem Versinken in Gedanken. Trance war für ihn ein fokussierter, innerlich aufmerksamer Zustand, in dem Lernen und Veränderung leichter geschehen. Durch aktivierende Metaphern und Geschichten versuchte er in seiner Therapie, unbewusste Ressourcen zu aktivieren und den Handlungsspielraum der Klienten kreativ zu erweitern [19]. Sein Ansatz war geprägt von einem hohen Maß an Respekt, Flexibilität und Kreativität – Qualitäten, die heute als Kernkompetenzen im systemisch-lösungsorientierten Coaching gelten.

Sprachphilosophie

Eine zentrale Rolle im lösungsorientierten Coaching spielt auch die Sprache, die uns nicht nur hilft, die Wirklichkeit zu beschreiben, sondern gemäß der Sprachphilosophie Ludwig Wittgensteins wesentlich dazu beiträgt, diese zu erzeugen. Wie im Konstruktivismus wird Wirklichkeit also nicht als etwas Gegebenes, sondern als etwas individuell und gemeinschaftlich Gestaltetes verstanden. Wittgenstein betont, dass unsere Sprache die Grenzen unseres Denkens und Verstehens bestimmt. Er sieht Sprache als ein Werkzeug, das unsere Wirklichkeit formt, und legt den Fokus darauf, wie wir dadurch Bedeutungen konstruieren [25].

Im systemisch-lösungsorientierten Coaching wird diese Erkenntnis über die Bedeutung von Sprache bewusst eingesetzt, um durch gezielte Fragestellungen und positive Formulierungen die Wirklichkeit der Klienten neu zu gestalten. Statt sich auf Probleme zu konzentrieren, wird die Sprache genutzt, um Wünsche, Erfolge und mögliche Wege zur Veränderung sichtbar zu machen. Die Art, wie Klienten sprechen, beeinflusst ihre Wahrnehmung und eröffnet neue Perspektiven. Insgesamt trägt eine achtsame und lösungsfokussierte Sprache dazu bei, Veränderungen zu erleichtern und das Selbstvertrauen zu stärken [24], [15], [35].

Buddhistische Denkansätze

Darüber hinaus verweisen de Shazer und Dolan [16] darauf, dass der lösungsfokussierte Ansatz auch im buddhistischen Denken gründet. So findet vor allem die buddhistische Idee der wechselseitigen Abhängigkeit (Interdependenz) Anklang in der systemisch-lösungsorientierten Arbeit [10]. Damit ist gemeint, dass alle Phänomene und Lebewesen miteinander verbunden sind und sich gegenseitig bedingen. Nichts existiert isoliert oder unabhängig voneinander; alles ist Teil eines großen Netzwerks von Beziehungen. Veränderungen in einem Teil des Systems haben Auswirkungen auf das Ganze, weshalb das Verständnis eines Systems nur durch die Betrachtung seiner Beziehungen und Wechselwirkungen möglich ist.

Auch das Konzept der Leerheit, im Sinne der Erkenntnis, dass es keine stabile, unveränderbare Persönlichkeit gibt, findet Anklang im lösungsfokussierten Coaching. Das, was wir als unser „Ich" bezeichnen, ist eher als ein dynamischer Prozess zu verstehen, der nicht losgelöst von seiner Umgebung betrachtet und somit auch positiv verändert werden kann [10]. Die sogenannte Metakognition, also die Fähigkeit, die eigenen Gedanken, Gefühle und Denkmuster zu beobachten und zu reflektieren, findet sich als wesentliches Element der buddhistischen Geistesschulung wieder. Dieses, manchmal auch als innerer Beobachter beschriebene Konzept, hilft Klienten, sich ihrer eigenen

Denkweisen bewusster zu werden und diese gegebenenfalls zu hinterfragen und zu verändern [10], [31].

Weiterentwicklungen

In den letzten Jahrzehnten hat sich die lösungsfokussierte Kurzzeittherapie, die zu Beginn ausschließlich in der Familientherapie eingesetzt wurde, durch theoretische Erkenntnisse und Einflüsse sowie praktische Erfahrungen weiterentwickelt [18]. So lässt sich unter anderem eine Loslösung vom rein familientherapeutischen Kontext beobachten, ebenso wie eine zunehmende Einbeziehung der gegenwärtigen Erfahrung sowohl als Ressource als auch als Ausgangspunkt für Entwicklungen [38]. Unabhängig davon gibt es weiterhin Ansätze, die sehr stringent dem ursprünglichen, rein lösungsfokussierten Ansatz folgen. Aber gerade die, dem systemischen Verständnis innewohnende Offenheit gegenüber anderen Methoden aus verwandten Schulen – wie z. B. Achtsamkeit [10], [30], [45], neue Autorität [21] oder Inner Family System [48] – zeichnet aktuell ein sehr vielfältiges Bild systemisch-lösungsorientierter Arbeitsweisen im Coaching-Kontext.

Fazit

Zusammenfassend kann festgehalten werden, dass sich das systemisch-lösungsorientierte Coaching im Kern darauf konzentriert, Lösungen zu finden bzw. Entwicklung zu ermöglichen, anstatt Probleme zu analysieren. Dabei wird das gesamte System betrachtet, also die Personen und deren Umfeld. Ziel ist es, die Ressourcen und Stärken der Klienten zu erkennen und zu nutzen, um positive Veränderungen zu bewirken. Der Ansatz ist freundlich, lösungsfokussiert und betont die Selbstwirksamkeit der Klienten. Sein Erfolg bemisst sich nicht so sehr in konkreten Ergebnissen, sondern vielmehr in einer Atmosphäre, in welcher die Klienten wieder mehr in Kontakt mit ihren eigenen Ressourcen kommen und so eigenständig zu einer wünschenswerten Zukunft beitragen können. So betrachtet wird Motivation zu einem entscheidenden Element für gesundheitsförderliche Veränderungsprozesse, insbesondere im Bereich von Medizin und Therapie.

1.6.3 Ohne Motivation geht gar nichts

„Unter Motivation versteht man Prozesse, die Verhalten aktivieren und hinsichtlich Richtung, Ausdauer und Intensität steuern. Motivation ist nicht direkt beobachtbar, sondern lässt sich nur aus dem beobachtbaren Verhalten ableiten [3]. Motivation ist stark abhängig von der Art der Tätigkeit und somit kein generelles Persönlichkeitsmerkmal [29]" [26].

Um eine Veränderung anzugehen, muss sie attraktiv sein, d. h., ich muss Lust darauf haben, das Ziel zu erreichen. Motivation, etwas zu verändern, entsteht dabei nicht allein aus der Problemeinsicht heraus. Das kann bei manchen Menschen der Fall sein, häufig erleben wir in den verschiedenen Disziplinen der Gesundheitsberufe jedoch, dass Menschen trotz Krankheitseinsicht keine ausreichende Motivation entwickeln, die Veränderung auch tatsächlich nachhaltig umzusetzen. Was braucht es also, damit Menschen aus sich heraus die Motivation entwickeln, Veränderungsschritte anzugehen?

Küchler [33] beschreibt dazu folgende wesentliche Punkte:

1. Attraktivität des Ziels: Sinnhaftigkeit, erwünschter Zustand, der attraktiv ist (positive Emotionen damit verbunden)
2. Vertrauen in Erfolg (S. 26): Idee, wie das Ziel zu erreichen sein könnte, Kompetenzerleben (machbare Schritte), entsprechende positive, selbstbewusste Einstellung, Vertrauen in eigene Fähigkeiten
3. Umgang mit möglichen Hindernissen und Ambivalenzen (S. 26): im Vorfeld betrachten, sich damit auseinandersetzen
4. Priorität der Veränderung (S. 26): Dringlichkeit, Bereitschaft
5. Erfüllung der eigenen Bedürfnisse (S. 26)
6. Einladender, ermutigender und inspirierender Rahmen (S. 27)

1. Attraktivität des Ziels

Klienten sind meistens sehr gut darin zu beschreiben, welchen Zustand sie nicht mehr möchten. Emotional sind sie dabei aber weiter in ihrem Problem und den damit verbundenen Gefühlen verhaftet. Um eine Veränderung anzugehen, brauche ich jedoch förderliche, hoffnungsvolle, tragende und stärkende Emotionen. Uns muss klar sein, wie der Zustand aussieht, den wir erreichen wollen, und das Ziel muss für uns mit entsprechender Sinnhaftigkeit verbunden sein, damit die Veränderung lohnenswert ist. Die Sinnhaftigkeit kann dabei nur von jedem Menschen selbst festgelegt werden (s. dazu auch Kap. 3.4.3, Zielfokus).

2. Vertrauen in Erfolg

Um sich mit Herausforderungen auseinanderzusetzen und eine Veränderung auch tatsächlich anzugehen, benötigen wir Vertrauen in den Erfolg unserer Anstrengung. Im Gesundheitskontext erleben wir häufig Klienten, die wenig Selbstvertrauen in ihre eigenen Kompetenzen besitzen, viele gegenteilige, negative Erfahrungen gemacht haben oder den Glauben haben, dass sie selbst nichts bewirken können und die zur Genesung beitragenden Aspekte von außen kommen müssen (s. dazu auch Kap. 1.2). Auch sind die Schritte zur Zielerreichung und die Zeit hierfür häufig von außen vorgegeben (manchmal schon durch vertragliche Rahmenbedingungen, z. B. der Verordnungsmenge für ein Heilmittel) und es ist immer wieder eine Herausforderung für uns als gesunde Begleiter und in unserer professionellen Rolle, sich auf das Tempo der Klienten einzustellen und sie die Schrittlänge bestimmen zu lassen. Ein wesentlicher Bestandteil im Coaching ist daher die Stärkung des eigenen Vertrauens, das Erarbeiten von machbaren Schritten und das Einbeziehen der Klienten in die konkrete Umsetzung.

3. Umgang mit möglichen Hindernissen und Ambivalenzen

Das Leben bewegt sich nie linear vorwärts und genauso ist es mit Veränderungen. Veränderungsprozesse beinhalten in ihrer Natur Rückschläge, Hindernisse und oftmals auch Gegenwind. Klienten werden auf diese Hindernisse und mögliche Rückschläge oft jedoch nicht ausreichend vorbereitet. Erleben sie dann einen Rückschlag, ist die langsam aufgebaute Motivation oft wieder zerbrochen und es braucht vom Behandler in der Regel mehr Kraft, um die gleiche Wegstrecke mit dem Klienten wieder zu erreichen. Auch finden Ambivalenzen oft viel zu wenig Berücksichtigung in der medizinischen und therapeutischen Behandlung. Ein sehr prägendes Beispiel dazu beschreibt Maté [12] in seinem Film „The Wisdom of Trauma": Drogensüchtige werden wegen ihres Gesundheitszustandes in die Klinik eingeliefert. Da sie dort aber ihre Sucht nicht befriedigen können, fliehen sie aus der Klinik. Der Wille zur Genesung steht in direkter Konkurrenz mit der Sucht.

Im Coaching geht es darum, mit den Klienten schon bei der Erarbeitung des Lösungsplans auch Hindernisse und Rückschläge sowie Ambivalenzen zu erforschen und sie darin zu unterstützen, sich damit auseinanderzusetzen. So können diese sie nicht völlig überraschen und die Klienten werden schon vor Eintreten der Situation in ihren Kompetenzen zur Bewältigung dieser Herausforderungen unterstützt.

4. Priorität der Veränderung

Im Gesundheitskontext gehen wir davon aus, dass die gesundheitlichen Beschwerden automatisch höchste Priorität für unsere Klienten haben. Wir vergessen dabei, dass dies zwar aus unserer professionellen Sicht heraus logisch erscheinen mag, es aus der Perspektive der Klienten aber nicht unbedingt genauso sein muss. Vergessen wir, diesen Aspekt mit den Klienten zu erarbeiten, erleben wir sie oft als widerständig in der Therapie, wobei eigentlich nur 2 ungeklärte Prioritäten aufeinanderprallen.

Im Coaching geht es darum, mit den Klienten ihre Bereitschaft für ihre Veränderung zu erarbeiten, und gleichzeitig auch darum, ganz im Sinne des Empowerments (s. Kap. 2.1.2), ihnen die Verantwortung für ihre Entscheidung – für oder gegen die Veränderung – und die damit verbundenen Konsequenzen zu überlassen.

5. Erfüllung der eigenen Bedürfnisse

Die Motivation für Veränderung hängt immer auch davon ab, ob wir unsere Bedürfnisse damit erfüllt oder in Gefahr sehen. Stichwort Krankheitsgewinn. Werden die Bedürfnisse von Klienten nicht erkannt und aufgegriffen, kann dies für die Umsetzung einer Veränderung oder eines gesundheitsförderlichen Verhaltens absolut hinderlich sein. Hier ist zu bedenken, dass die Bedürfnissteuerung oft auch unbewusst und aus einem gelernten Verhalten heraus erfolgt und nicht immer einem rationalen Denken folgt [48]. Die wichtigsten Grundbedürfnisse sind gemäß Deci und Ryan [17] die nach Autonomie, Beziehung und Kompetenz.

Im Coaching ist es wichtig, gemeinsam die Bedürfnisse der Klienten bewusst zu machen und zu schauen, wie diese im Veränderungsprozess entsprechend berücksichtigt werden können.

6. Einladender, ermutigender und inspirierender Rahmen

30% des Behandlungserfolgs sind gemäß Thomas [50] auf die Beziehung zwischen Klient und Behandler/Therapeut zurückzuführen. Die mangelhafte Kommunikation zwischen Behandler und Klient [47] wird von den Klienten immer wieder angeprangert und kann sich deutlich motivationsmindernd auf sie auswirken. Daher ist es unabdingbar, im Gesundheitswesen den Fokus auf das Herausbilden entsprechender Kommunikationsfertigkeiten zu legen. Im Coaching wird ein wertfreier Rahmen für Klienten geschaffen, in dem erstmal alles angenommen und Klienten eingeladen werden, neue Blickwinkel für sich zu erforschen. Sie werden ermutigt und inspiriert, ihre Lösung und ihre Schritte dahin zu entwickeln. Aus der Haltung des Coaches heraus ist dieser Rahmen leichter zu gestalten, trotz der unterschiedlichen Rollen, die wir als Therapeut im Gesundheitswesen innehaben.

Coachingfähigkeiten sind maßgeblich, um eine entsprechende Motivation für Veränderungsprozesse bei Klienten aufzubauen und aufrechtzuhalten und sie darüber hinaus aktiv in den Behandlungsprozess einzubinden.

1.6.4 Literatur

[1] DVE. Die Situation in den ergotherapeutischen Praxen: rosig ist anders! Ergebnis der DVE-Blitzumfrage liegt vor (2021). Im Internet: https://dve.info/service/aktuelles/2687-die-situation-in-den-ergotherapeutischen-praxen-rosig-ist-anders. Stand: 28.10.21

[2] Hartingsveldt MJ. Gewoon Doen, Dagelijks handelen draagt bij aan gezondheid en welzijn. Lectorale rede. Hogeschool van Amsterdam; 2016

[3] Hobmair H. Pädagogik/Psychologie für die berufliche Oberstufe. Band 1. Köln: Stam; 1998

[4] Huber M. Towards a new, dynamic concept of health [Dissertation]. Maastricht: School for Public Health and Primary Care. Maastricht University; 2014

[5] Institute for Solution-Focused Therapy. Was sagt die Forschung zur lösungsorientierten Kurzzeittherapie? (2022). Im Internet: https://solutionfocused-net.translate.goog/research-in-solution-focused-therapy/?_x_tr_sl=en&_x_tr_tl=de&_x_tr_hl=de&_x_tr_pto=rq; Stand: 01.10.2024

[6] Kaufmann M, Ernst B. Was Frauen mit Krebs erfahren, empfinden, wissen und vermissen. CAWAC-Umfrage in Deutschland. Deutsches Ärzteblatt 2000; 97 (47): 3191–3196

[7] Raingruber B, Robinson C. The effectiveness of Tai Chi, yoga, meditation, and Reiki healing sessions in promoting health and enhancing problem solving abilities of registered nurses. Issues Ment Health Nurs 2007; 28 (10): 1141–1155. DOI: 10.1080/01612840701581255

[8] Bundes Psyschotherapeuten Kammer (BPtK). Psychisch Kranke warten 142 Tage auf eine Psychotherapie (09.12.2022). Im Internet: https://www.bptk.de/pressemitteilungen/psychisch-kranke-warten-142-tage-auf-eine-psychotherapeutische-behandlung/; Stand: 18.02.2026

[9] Deutsches Ärzteblatt. Psychotherapie: Längere Wartezeiten auf Therapieplatz seit Strukturreform (17.10.2023). Im Internet: https://www.aerzteblatt.de/nachrichten/146677/Psychotherapie-Laengere-Wartezeiten-auf-Therapieplatz-seit-Strukturreform; Stand: 13.09.24

[10] Aguilar-Raab C. Systemische Praxis und Buddhismus. Ein Wegweiser für achtsame Therapie und Beratung. Göttingen: Vandenhoeck & Ruprecht; 2021

[11] Bamberger G. Lösungsorientierte Beratung. 4. Aufl. Weinheim: Beltz; 2010

[12] Benazzo Z, Benazzo M. The Wisdom of Trauma (2021). Video Project. Im Internet: https://www.kanopy.com/en/product/justwatch-13041635?utm_source=justwatch; Stand: 10.01.2026

[13] Böcken DJ, Wehling H. Krankenhausqualität aus Patientensicht. Große regionale Unterschiede in der Patientenzufriedenheit. Spotlight Gesundheit 2018; 1

[14] Jong P de, Berg IK. Lösungen (er-)finden. Das Werkstattbuch der lösungsorientierten Kurzzeittherapie. Dortmund: modernes lernen; 1998

[15] Shazer S de. Der Dreh. Überraschende Wendungen und Lösungen in der Kurzzeittherapie. Heidelberg: Carl-Auer; 2019

[16] Shazer S de, Dolan Y. Mehr als ein Wunder. Lösungsfokussierte Kurztherapie heute. 9. Aufl. Heidelberg: Carl-Auer; 2024

[17] Deci EL, Ryan RM. Handbook of Self-Determination Research. Rochester, NY: University of Rochester Press; 2008

[18] Döringer G. Systemisch-lösungsorientierte Therapie. Ein Leitfaden für den ziel- und ressourcenorientierten Einsatz in der Ergotherapie. Idstein: Schulz-Kirchner; 2020

[19] Erickson MH, Rossi EL. Hypnotherapie. Aufbau – Beispiele – Forschungen. Stuttgart: Klett-Cotta; 2016

[20] Esch T. Die Neurobiologie des Glücks. Wie die Positive Psychologie die Medizin verändert. 3. Aufl. Stuttgart: Thieme; 2017

[21] Furman B, Omer H, Aarts M, Rohr D. Gelingende Kommunikation mit Kindern und Jugendlichen. Neue Autorität, Marte Meo und „ich schaff's"! Heidelberg: Carl-Auer; 2021

[22] Grepmaier L, Mitterlehner F, Loew TH, et al. (2007). Promoting Mindfulness in Psychotherapists in Training Influences the Treatment Results of Their Patients: A Randomized, Double-Blind, Controlled Study. Psychotherapy and Psychosomatics 2007; 76 (6): 332–338. Doi: 10.1159/000107560

[23] Hartingsveldt M van, Ammeraal M. Die Ergotherapie im gesellschaftlichen Kontext. In: Granse M le, Hartingsveldt M van, Kinébanian A, Hrsg: Grundlagen der Ergotherapie. Stuttgart: Thieme; 2019: 96–122

[24] Hegemann T, Dissertori Psenner B. „ich schaff's"! in der Schule. Das lösungsfokussierte 15-Schritte-Programm für den schulischen Alltag. Heidelberg: Carl Auer; 2018

[25] Helferich C. Geschichte der Philosophie. Von den Anfängen bis zur Gegenwart und Östliches Denken. München: dtv; 1998

[26] Hiebl S, Junkers A. Du + Ich-Konzept. Ein familienzentrierter ergotherapeutischer Leitfaden zur Förderung der Lernkompetenzen. Idstein: Schulz-Kirchner; 2017

[27] Hiebl S, Völler S. Dem eigenen Weg folgen. Die Bedeutung von Spiritualität. Ergotherapie und Rehabilitation 2019; 07: 20–23

[28] Hiebl S, Wiedemann F. Umfrage Coaching in Gesundheitsberufen (2024) [Umfrageergebnisse]

[29] Junkers A, Hiebl S. Hausaufgaben ohne Stress. Ergopraxis 2014; 11/12: 28–31

[30] Kabat-Zinn J. Gesund durch Meditation. Das große Buch der Selbstheilung mit MBSR. München: Knaur; 2019

[31] Kienböck M. Der „Innere Beobachter" – ein Tool der Achtsamkeit als Interventionsform in der psychotherapeutischen Arbeit. Systemische Notizen 2021; (01): 20–29

[32] Knagge S. Modelle in der pädiatrischen Ergotherapie. In: Baumgarten A, Strebel H, Hrsg. Ergotherapie in der Pädiatrie: klientenzentriert, betätigungsorientiert, evidenzbasiert. Idstein: Schulz-Kirchner; 2016: 63–82

[33] Küchler T. Veränderung muss S.E.X.Y. sein. Lösungsorientierte Anregungen für das (Selbst-)Management von Veränderungen. Dortmund: modernes lernen; 2016

[34] LaFountain RM, Garner NE. Solution-focused counseling groups: The results are in. Journal for Specialists in Group Work 1996; 21: 128–143

[35] Lindemann H. Konstruktivismus, Systemtheorie und praktisches Handeln. Göttingen: Vandenhoeck & Ruprecht; 2019

[36] Maté DG, Maté D. The myth of normal. Trauma, illness and healing in a toxic culture. London: Vermilion; 2022

[37] Maturana H, Varela F. Der Baum der Erkenntnis. Die biologischen Wurzeln menschlichen Erkennens. 5. Aufl. Frankfurt a. Main: Fischer TB; 2012

[38] McKergow M. SFBT 2.0 – Die nächste Generation der Lösungsfokussierten Kurztherapie ist bereits angekommen. In: Vogt M, Hrsg. Einfach kurz und gut 2.0. Lösungsfokussierte Kurzzeitherapie in Theorie und Praxis. Dortmund: modernes lernen; 2020

[39] Melchart D. Prinzip der Selbstheilung als eine zentrale Rahmentheorie für Naturheilverfahren – ein Gesundheits- und Krankheitsmodell für klassische Naturheilkunde. In: Melchart D, Brenke R, Dobos G, Gaisbauer M, Saller R, Hrsg. Naturheilverfahren – Leitfaden für die ärztliche Aus-, Fort- und Weiterbildung. Stuttgart: Schattauer; 2002: 22–52

[40] Michalsen A. Wissenschaftliche Bewertung der Mind-Body-Medizin. In: Dobos G, Paul A, Hrsg. Mind-Body-Medizin – Die moderne Ordnungstherapie in Theorie und Praxis. München: Urban&Fischer; 2011

[41] O'Hanlon B. Probiers mal anders! Zehn Strategien, die Ihr Leben verändern. Heidelberg: Carl-Auer; 2007

[42] Perseius KI, Kåver A, Ekdahl S, et al. Stress and burnout in psychiatric professionals when starting to do dialectical behavioural therapy in the work with young self-harming women showing borderline personality symptoms. Journal of Psychiatric and Mental Health Nursing 2007; 14 (7): 635–643. DOI: 10.1111/j.1365–2850.2007.01146.x

[43] Platsch KD. Was heilt. Die tieferen Dimensionen im Heilungsprozess. München: Knaur; 2009

[44] Radatz S. Einführung in das systemische Coaching. 4. Aufl. Heidelberg: Carl-Auer; 2010

[45] Rautenberg M. Zen in der Kunst des Coachings. Heidelberg: Carl-Auer; 2020

[46] Rohr D. Systemisch lehren – Lernen begleiten. Ein Lehr- und Praxisbuch für die Erwachsenenbildung. Heidelberg: Carl-Auer; 2023

[47] Sawicki PT. Qualität der Gesundheitsversorgung in Deutschland. Ein randomisierter simultaner Sechs-Länder-Vergleich aus Patientensicht. Medizinische Klinik 2005; 11(100): 755–768

[48] Schwartz R. Kein Teil von mir ist schlecht. Mit dem Modell des Inneren Familiensystems (IFS) Trauma heilen und zur Ganzheit zurückfinden. 4. Aufl. Freiburg i. Breisgau: Arbor; 2022

[49] Simon F. Einführung in Systemtheorie und Konstruktivismus. 9. Aufl. Heidelberg: Carl-Auer; 2020

[50] Thomas ML. The Contributing Factors of Change in a Therapeutic Process. Contemporary Family Therapy 2006; 28: 201–210

[51] Watzlawick P, Beavin JH, Jackson DD. Menschliche Kommunikation. Formen, Störungen, Paradoxien. 13. Aufl. Bern: Hogrefe; 2017

[52] Wühr E. Systemische Medizin. Auf der Suche nach einer besseren Medizin. 2. Aufl. Bad Kötzting: systemische medizin; 2011

[53] Büssing A, Koenig H. Spiritual Needs of Patients with Chronic Diseases. Religions (1). In: Schramm C, Hrsg. Unbelievable. Spiritualität – eine Anforderung an ergotherapeutische Kompetenzen. Die individuelle Suchbewegung des Menschen ergotherapeutisch begleiten. Saarbrücken: AV Akademiker; 2013: 18–27

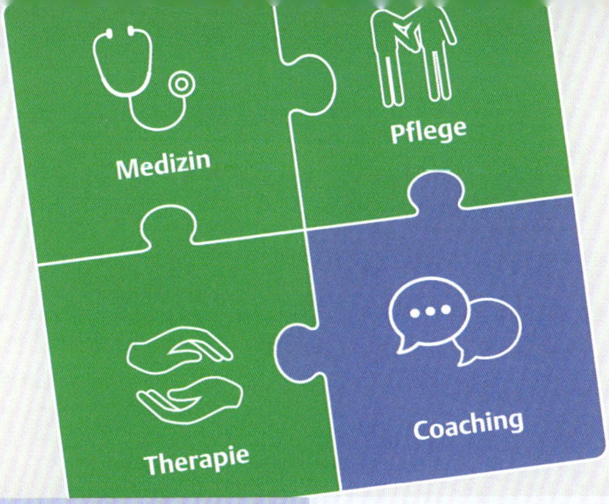

2 Coaching in Therapie, Pflege und Medizin

2 Coaching in Therapie, Pflege und Medizin

Systemisch-lösungsorientiertes Coaching ist eine Methode, die in verschiedenen Berufsgruppen eingesetzt werden kann.

2.1 Wie passen Coaching und Therapie zusammen?

Bedienen wir uns einer Methodik aus einer anderen Bezugswissenschaft, z. B. der Psychologie, und verbinden die Inhalte mit dem eigenen Fachwissen, bewegen wir uns in einem Bezugsrahmen. Daher ist es wichtig, sich mit dem eigenen Bezugsrahmen auseinanderzusetzen, um die berufliche Identität nicht zu verlieren, die Methode bewusst einzusetzen und das eigene Vorgehen auch gegenüber anderen Berufsgruppen und den Klienten erklären zu können, damit es nachvollziehbar wird [74]. Das Bewusstsein um den eigenen Bezugsrahmen und die darauf basierenden Entscheidungen sind dabei ein Teil des Professionellen Reasonings, um das eigene Denken und Handeln auf Evidenz zu stützen, zu hinterfragen und zu erklären [61]. Das Bewusstsein um den eigenen Bezugsrahmen stärkt die Berufsidentität und die Darstellung der eigenen Profession nach außen [63].

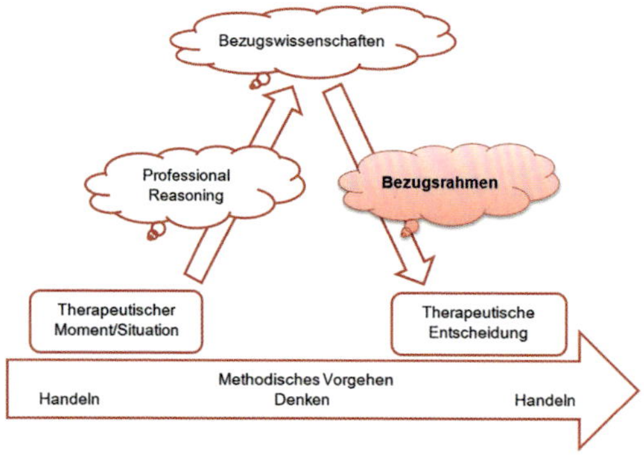

Abb. 2.1 Verortung der Bezugsrahmen innerhalb des methodischen Vorgehens. (Quelle: Kaldewei N, Lang R. Betätigungszentrierung in der psychosozialen Ergotherapie – ein Wegweiser für Praxis und Lehre. Idstein: Schulz-Kirchner Verlag; 2024)

Bezugsrahmen
System/Theorie, die der Orientierung für Vorhaben gilt.

Möchte man die Methode des systemisch-lösungsorientierten Coachings in seinem Berufsfeld in Therapie, Pflege oder Medizin integrieren, geht es also auch darum, sich des eigenen Bezugsrahmens bewusst zu werden, um dieses Vorhaben transparent erklären zu können. Die Auseinandersetzung mit dem eigenen Bezugsrahmen ist elementar und das Bewusstsein darüber ist für uns ein Teil des Fundaments als Coach (▶ Abb. 3.2 in Kap. 3.1).

Dabei gilt es, sich folgende Fragen zu stellen:
- Was ist der Auftrag für meine Profession und von wem kommt er?
- Was sind die Erwartungen an meine Rolle?
- Was sind die Aufgaben in meiner Rolle?
- Welcher Grundlagen bedient sich meine Profession (rechtlich, philosophisch, ethisch usw.)?
- Wie ist mein Verständnis meines Berufes?
- Welche Werte, Haltungen, Weltanschauungen spielen für mich persönlich eine wichtige Rolle?
- Was will ich persönlich und in meinem Berufsfeld mit Coaching erreichen?
- Wo in meinem Berufsfeld finden sich Prinzipien des Coachings wieder?
- Wo kann Coaching hier verortet werden?

Bezugsrahmen am Beispiel der Ergotherapie
Auf folgende Modelle lässt sich der Einsatz von Coaching in der Ergotherapie stützen:
- Gesunderhaltung: Salutogenese (s. auch Kap. 2.1.1). Ergotherapeutisch relevante Faktoren, die es zu fördern gilt: Handlungskompetenz, Selbstwirksamkeit, Lebensqualität und Wohlbefinden, Befähigung, Empowerment
- Internationale Klassifikation der Funktionsfähigkeit, Behinderung und Gesundheit (ICF) [55]. Der Fokus der Ergotherapie liegt vor allem auf der Teilhabe und den Aktivitäten eines Menschen. Dabei werden vor allem die förderlichen Faktoren in der Person selbst, aber auch

in der Umwelt erhoben. Hier setzt Coaching an.

- Betätigung und Befähigung als Grundpfeiler der Ergotherapie. Befähigen und Ermöglichen werden im Modell als *die* Kernkompetenz der Ergotherapie beschrieben. Coaching wird im CMCE als spezifische Kernkompetenz der Ergotherapie benannt.
  - Canadian Model of Occupational Performance and Engagement (CMOP-E) [89]
  - Canadian Model of Client-Centred Enablement (CMCE) [83], [91]
- Canadian Practice Process Framework (CPPF) [55]: im Gesundheitswesen gebräuchliche Aktionsschritte, um eine evidenzbasierte, klienten- und betätigungszentrierte Ergotherapie zu gewährleisten. In diesem Prozess lässt sich Coaching gut verankern.
- PEO (Person-Environment-Occupation-Model) [79]: Hier wird das Zusammenspiel zwischen Klient, Tätigkeit und Umwelt und dessen Einfluss auf die Betätigungsausführung verdeutlicht.

Argumente für Coaching in der Ergotherapie

- Empowerment wird ermöglicht (s. Kap. 2.1.2)
- Coaching wird im CMCE als eine Schlüsselfertigkeit der Ergotherapeuten benannt
- Coaching = Befähigungsinstrument
- Coaching bietet Klienten Wahlmöglichkeiten, erweitert die Aufmerksamkeit und stärkt die Selbstwirksamkeit (Vertrauen, etwas zu können)
- Coaching erweitert den Handlungsspielraum und damit die Alltagskompetenzen

Auch für andere Berufsgruppen aus dem therapeutisch-medizinischen Bereich lässt sich so begründen, warum Coaching als Methodik eingesetzt werden kann. Wie in Kapitel 1 beschrieben, geht es darum, Klienten in eine aktive Rolle in ihrem Gesundheitsprozess zu bringen und sie Verantwortung für das eigene Handeln tragen zu lassen. Davon ist kein Gesundheitsberuf ausgenommen. Auch von der Stärkung durch die lösungsorientierte Haltung profitieren alle Berufsgruppen in den Gesundheitsprofessionen.

2.1.1 Lösungsorientierung in der Medizin: Salutogenese

Tatsächlich gibt es auch in der Medizin und im Gesundheitswesen lösungsorientiertes Denken. In erster Linie findet sich dieses in Form des Konzepts der Salutogenese wieder. Vielen Therapeuten ist dieser Begriff sicherlich aus diversen Aus- oder Weiterbildungen bekannt. Deshalb sei nur der Vollständigkeit halber nochmal erwähnt, dass Salutogenese eine Sichtweise ist, die sich vor allem dafür interessiert, wie Gesundheit entsteht. Das Wort leitet sich her vom lateinischen Begriff *salus*, der zunächst als Wohl, Heil oder Glück übersetzt wird, aber auch als Gesundheit oder Wohlbefinden verstanden werden kann. Diese Sichtweise steht im Kontrast zu der in der Medizin immer noch vorherrschenden Sichtweise der Pathogenese, welche vor allem mit der Frage nach den Entstehungsmechanismen von Krankheit verbunden ist.

Das Konzept der Salutogenese hat sich erst in den 1970er Jahren entwickelt und geht auf den amerikanisch-israelischen Medizinsoziologen Aaron Antonovsky (1923–1994) zurück. Interessant

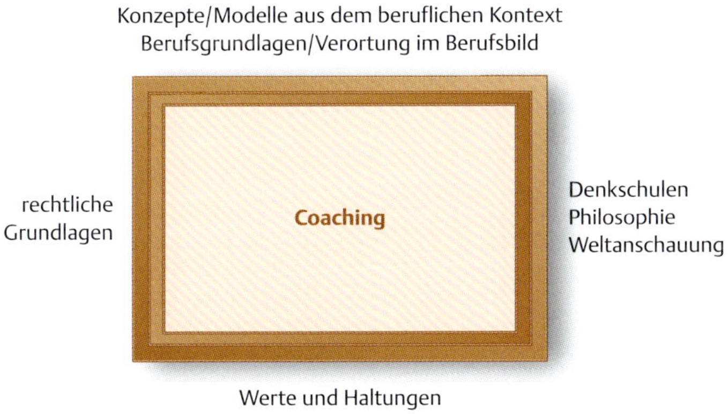

Abb. 2.2 Bezugsrahmen, um Coaching im eigenen Beruf zu integrieren.

ist, wie Antonovsky selbst seinen Weg zur Entwicklung der salutogenetischen Sichtweise beschreibt. Dies geschah nämlich nicht etwa durch theoretische Gedankenspiele, sondern vor allem durch praktische Beobachtung. Antonovsky untersuchte in dieser Zeit die Anpassung an Wechseljahresbeschwerden verschiedener ethnischer Gruppen in Israel. Darunter waren viele Frauen, welche die Schrecken des Nationalsozialismus erlebt hatten und auch in Konzentrationslagern interniert waren. Wenig überraschend stellte er fest, dass aus der Gruppe der KZ-Überlebenden deutlich weniger Frauen eine gute psychische Gesundheit aufwiesen als aus der Gruppe von nicht-betroffenen Kontrollpersonen.

Erstaunlich und für unsere Zwecke interessant waren allerdings die Schlüsse, die Antonovsky daraus gezogen hat. Er interpretierte diese Ergebnisse nämlich nicht nur als weitere Bestätigung, dass solch traumatische Ereignisse auch Jahrzehnte später noch gesundheitliche Folgen haben können, sondern er war vor allem erstaunt darüber, dass es doch einigen Frauen gelungen war, trotz dieser schlimmen Erfahrungen in einem guten körperlichen wie auch psychischen Gesundheitszustand zu sein. Er beschreibt diese Erkenntnis selbst als Kehrtwende in seiner Arbeit als Medizinsoziologe, was ihn zunächst auch zu einem ganz anderen Verständnis von Gesundheit und Krankheit an sich brachte [54].

Gesundheits-Krankheits-Kontinuum

Eine der Grundannahmen des Salutogenese-Konzepts ist nämlich die Vorstellung, dass es sich bei Gesundheit und Krankheit nicht um 2 gegensätzlich gegenüberstehende Zustände handelt. Antonovsky argumentierte, dass alle Menschen sterblich und somit partiell krank seien, gleichzeitig aber, solange der Mensch atmet, ein gewisses Maß an Gesundheit vorhanden sei. Der Mensch bewegt sich demnach ständig entlang eines Kontinuums zwischen den beiden Polen Gesundheit und Krankheit (► Abb. 2.3).

Ziel einer jeden Intervention ist es demnach, die momentane Position auf diesem Kontinuum in Richtung des Gesundheitspols zu bewegen. Gesundheit und Krankheit sind dabei keine statischen Zustände, sondern ein dynamisches, labiles System, auf das immer wieder aktiv eingewirkt werden kann. Der Arzt und Wegbereiter des systemischen Gesundheitscoachings in Deutschland, Matthias Lauterbach, definiert Gesundheit deshalb auch folgendermaßen (s. Kasten):

✔ Merke

„Gesundheit ist kein Zustand, sondern ein lebenslanger Veränderungs- und Lernprozess, der bewusst zu gestalten ist.“ [78]

Kohärenzgefühl als Schutzfaktor

Der Gesundheitszustand eines Menschen hängt somit von der Balance belastender und schützender Faktoren ab. Menschen bewegen sich also nicht nur in Richtung Gesundheit, weil sie weniger Stressoren ausgesetzt sind. Antonovsky nahm an, dass Stressoren einfach zum Leben gehören und letztlich jeden betreffen. Die Frage war für ihn viel mehr, wie Menschen es schaffen, diese Stressoren und die damit einhergehenden Spannungszustände zu verarbeiten. In vielen Studien arbeitete Antonovsky das Konzept des Kohärenzgefühls als zentralen Schutzfaktor heraus.

Er definiert das Kohärenzgefühl als ein grundsätzliches Gefühl des Vertrauens, dass

- das, was im Leben geschieht, größtenteils verstehbar und erklärbar ist (Verstehbarkeit),
- einem die nötigen Fähigkeiten und Ressourcen zur Verfügung stehen, um den Anforderungen des Lebens zu begegnen und das Leben gestalten zu können (Handhabbarkeit), und

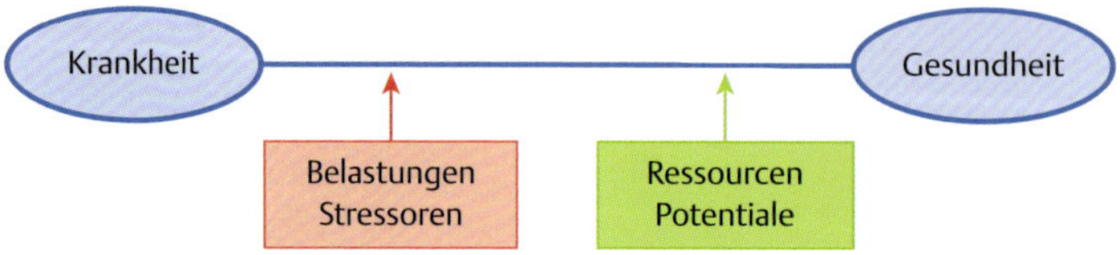

Abb. 2.3 Gesundheits-Krankheits-Kontinuum. Krankheit und Gesundheit sind nicht 2 gegensätzliche Zustände. Es handelt sich vielmehr um einen dynamischen Prozess. Der Gesundheitszustand eines Menschen hängt von der Balance zwischen Belastung und Schutzfaktoren ab.

- die Herausforderungen und das Leben im Allgemeinen es wert sind, sich zu engagieren. Auch schwierigen Erfahrungen kann so Sinn beigemessen werden. (vgl. [54], [78]).

Je stärker der Kohärenzsinn ausgeprägt ist, desto höher ist die Wahrscheinlichkeit, dass Stressoren flexibel, erfolgreich und mit positiven Auswirkungen auf die Gesundheit bewältigt werden können.

Der Einsatz lösungsorientierter Coachingansätze in Medizin und Therapie kann folglich als eine Möglichkeit verstanden werden, die Erkenntnisse der Salutogenese(-forschung) ganz praktisch in der täglichen Arbeit mit Klienten umzusetzen.

Mind-Body-Medizin

Eng im Zusammenhang damit steht auch die sogenannte Mind-Body-Medizin, deren Ziel es ist, die Fähigkeit zur Selbstregulation und Selbstheilung zu stärken [58]. Die Mind-Body-Medizin steht in der Tradition des antiken Gesundheitsverständnisses, z. B. der *diaita* des Hippokrates, welche auch schon eine aktive Mitarbeit der Patienten bei der Gestaltung ihrer Lebensführung voraussetzte, oder auch des Pfarrers Kneipp und dessen Ordnungstherapie [82]. Ähnlich wie für die Entwicklung von Antonovskys Salutogenese ist für die Mind-Body-Medizin das in der Mitte des 20. Jahrhunderts aufkeimende Verständnis für das Phänomen Stress und dessen Auswirkungen, z. B. auf unser Immunsystem, grundlegend. Methoden wie Entspannung, Yoga oder Meditation fanden so zunehmend Einzug in die medizinische Versorgung. In diesem Zusammenhang kann auch die Mind-Body-Medizin als eine der Grundlagen für unsere Herangehensweise an Coaching in Medizin, Therapie und Pflege verstanden werden.

2.1.2 Empowerment und Klientenzentrierung: Die Kunst, loszulassen

Empowerment

Der Begriff Empowerment ist in diesem Buch mittlerweile schon öfter gefallen, unter anderem als Argument, warum Coaching in der Ergotherapie eingesetzt wird. Was ist aber mit Empowerment gemeint?

Empowerment
(Wieder-)Aufbau und Stärkung von Handlungsfähigkeit, Wissen, Ressourcen und Fähigkeiten, Ermöglichung von Chancennutzung und nachhaltigen Veränderungen, Förderung der Fähigkeit für selbstständiges/selbstbestimmtes Handeln [64].

Im Begriff des Empowerments findet sich der Paradigmenwechsel im Gesundheitssystem wieder: Es geht darum, den Klienten zu ermächtigen, Verantwortung für sich und seinen Genesungsprozess zu übernehmen und ihm dafür entsprechend Verantwortung zu übertragen. Dies beinhaltet auch das Respektieren und Annehmen der von Klienten getroffenen Entscheidungen, auch wenn diese konträr zu unserer fachlichen Meinung stehen. Es geht darum, von einer eher defizitären hin zu einer potential- und ressourcenfokussierten Perspektive zu gelangen, ganz im Sinne der Salutogenese (Kap. 2.1.1).

Empowerment ist dabei ein zweigeteiltes Konzept [68], bestehend aus:

- der Selbstermächtigung der Klienten: Was können Klienten tun, um in Handlung zu kommen bzw. ihr Leben aktiv und selbstbestimmt zu gestalten? Dies beinhaltet den Willen, zu handeln und Entscheidungen zu treffen.
- der therapeutischen Unterstützung: Therapeuten unterstützen durch Coachingtechniken, Klienten erkennen eigene Ressourcen und Handlungsspielräume und erfahren sich als handlungsfähig.

Bei der Unterstützung von außen ist es wichtig, darauf zu achten, dass es sich immer um ein stärkendes Herangehen anstelle entmündigender Hilfsangebote handelt [90].

Empowerment-Strategien stärken die Lebensqualität und Selbstbestimmung des Klienten und entsprechen den psychologischen Grundbedürfnissen nach Autonomie, sozialem Eingebundensein und Kompetenz [57][68].

Der Kooperationsverbund Gesundheitliche Chancengleichheit [84] definiert folgende Stufen des Empowerments:

- Klienten als Experten für ihre eigene Lebenswelt anerkennen
- Kompetenzen der Klienten stärken
- Bedingungen schaffen, um die Kompetenzen weiterzuentwickeln
- Selbstbestimmung und Selbstorganisation fördern

Ziele des Empowerments:

- Stärkung (noch) vorhandener Potentiale und Ermutigung zum Ausbau dieser Möglichkeiten
- Menschen bei der (Rück-)Gewinnung ihrer Entscheidungs- und Wahlfreiheit, ihrer autonomen Lebensgestaltung zu unterstützen und sie zur Weiterentwicklung zu motivieren

Klientenzentrierung

Neben dem Empowerment ist die Klientenzentrierung ein maßgeblicher Faktor im Paradigmenwechsel des Gesundheitswesens. Mit klientenzentrierter Versorgung ist gemeint, dass der „Klient/Kunde transparente Informationen über die Qualität und den Preis der Versorgung erhält und über die gewünschte Versorgung selbst entscheiden kann. [...] Der Klient steht im Mittelpunkt. Der Ergotherapeut (Anm. der Autoren: dies gilt ebenso für andere Akteure im Gesundheitswesen) und der Klient arbeiten partnerschaftlich zusammen. Dabei liegt der Fokus auf der gemeinsamen Entscheidungsfindung. Wissen und Erfahrungen sowohl des Therapeuten als auch des Klienten fließen dabei mit ein und die Ansichten werden ausgetauscht." [80]

Betrachtet man unser Gesundheitssystem, dann ist man schnell geneigt zu sagen, dass Klienten nur bedingt selbst über die gewünschte Versorgung entscheiden können. Neben Rahmenbedingungen ist es aber vor allem die Einstellung des Behandlers, die Entscheidungsfreiheit zulässt – oder eben auch nicht.

Hier ist man als Therapeutin gefordert, Verantwortung aktiv an den Klienten abzugeben und zu akzeptieren, dass der Kurs vom Klienten mitbestimmt wird. Ich kann als Behandler dabei selbstverständlich entscheiden, welchen Teil des Weges ich aus meiner Profession heraus mitbegleiten kann und wo meine Grenzen sind. Dieses Vorgehen ist langfristig nachhaltiger und zufriedenstellender – und zwar für beide Seiten.

Es ist gerade dann notwendig zu überprüfen, wie Klienten aktiv befähigt und klientenzentriert begleitet werden können, wenn folgende Aspekte zum Tragen kommen [60]:

- Wenn Heilung nicht gelingt,
- Erwartungen nicht befriedigt werden können,
- Enttäuschung sich ausbreitet,
- der hohe Anspruch (vom Klienten oder vom Therapeuten selbst) nicht mehr bedient werden kann, und/oder
- sich eine belastende Abhängigkeit des Klienten vom Behandler ergeben hat.

Im Berufsalltag passiert es immer wieder, dass man der alten Konditionierung „zu helfen" auf den Leim geht und der Therapeut doch wieder die Verantwortung für den Klienten übernimmt.

Vorteil von Prozessorientierung

Zudem wird der Leistungsdruck, den wir in der Gesellschaft erleben, auch auf das therapeutische/medizinische Setting übertragen: Es geht um Funktionalität, Produktivität, Profitabilität und Effizienz [72]. Wir versuchen als Therapeuten am Ende doch oft wieder die Verantwortung zu übernehmen, um der „Produktorientierung" (Anspruch auf Heilung) gerecht zu werden und darüber die Qualität der Behandlung gegenüber dem Klienten oder Kostenträgern zu sichern [67]. Aber ist es wirklich so, dass ich ein „schlechter Therapeut" bin, wenn der Klient sein Behandlungsziel nicht erreicht? Oder ist es an der Zeit, den Fokus auf andere Faktoren zu richten, anhand derer sich Behandlungsqualität messen lässt?

Fallbeispiel

Ein 12-jähriger Junge kam wegen Schwierigkeiten in der Hausaufgabenbewältigung, Konzentrationsschwierigkeiten, Antriebslosigkeit und häufigen familiären Konfliktsituationen in die Ergotherapie.

In der Analyse der Hausaufgabensituation nach dem Du + Ich-Konzept [65] wurde ersichtlich, dass neben einer fehlenden Lernstruktur und konkurrierenden Interessen vor allem die hohe Erwartungshaltung der Mutter einen deutlichen Einfluss auf das Lernverhalten des Jungen hatte. Als die Mutter ihren eigenen Anteil in der Auswertung erkannte und bestätigte, lehnte sie jedoch strikt ab, an diesem Anteil zu arbeiten. Gründe dafür wollte sie nicht nennen. Die Therapeutin akzeptierte die Entscheidung der Mutter und besprach mit ihr, welche Möglichkeiten dann noch in der Ergotherapie bestanden und wo aber unter diesen Umständen auch die Grenzen der Behandlung lagen. Mit dem Sohn wurden in der ergotherapeutischen Lernberatung entsprechende Lernstrategien und -strukturen erarbeitet. Als der Alltagsübertrag sich festigte, waren die momentanen Therapieziele erreicht und die Behandlung wurde beendet.

Zwei Jahre später meldete sich die Mutter mit ihrem Sohn erneut an. Bei der Anmeldung gab sie an, dass sie jetzt bereit sei, an ihrer Erwartungshaltung zu arbeiten. Auch wenn die Elternarbeit mit ihr aufgrund einer hohen Eigenbelastung immer noch eine Herausforderung war, war sie durch die Motivation der Mutter jetzt zumindest so weit in kleinen Schritten möglich, wie sie es annehmen konnte.

Anhand der klaren Definition von Therapiezielen ist es in Abstimmung mit den Möglichkeiten des Klienten und dem ihm zugestandenen Entscheidungsspielraum möglich, das Zusammenwirken von Person (Klient und erweiterter Klient), Tätigkeit und Umwelt transparent darzustellen [79]. Es wird erklärbar, warum welche Behandlungserfolge erzielt werden konnten bzw. was weitere Schritte noch erschwert. Darüber ist es möglich, sich von der Produktorientierung und dem Leistungsdruck zu lösen und vielmehr den Prozess deutlich zu machen, den wir als Behandler begleiten.

Entscheidungsspielräume gewähren

Solange es in der Begleitung der Klienten nicht um Selbst- oder Fremdgefährdung geht, ist es notwendig, ihnen Raum für eigene Entscheidungen zu geben. Andernfalls fördert die Begrenzung des Entscheidungsspielraums Widerstand in der Therapie und belastet die Beziehung zwischen Therapeut und Klient. Aus der Familienzentrierung gibt es Nachweise, dass die Einbeziehung des ganzen Klientensystems und die gemeinsame Entscheidungsfindung zu einer geringeren Stressbelastung in der Zusammenarbeit und einer höheren Klientenzufriedenheit führen [93]. Die Mitarbeit und Inanspruchnahme von Unterstützung sind im Sinne des Empowerments immer freiwillig, d. h., Klienten brauchen nie mehr zu leisten als das, was sie gerade leisten können. Gleichzeitig werden sie aber auch nicht im Vorfeld durch ein fehlendes Angebot bevormundet oder in ihrer Meinung übergangen [73].

Trotz bestem Willen, dem Klienten Entscheidungsspielraum zu gewähren, benötigt man als Behandler entsprechende Coaching-Kompetenzen, um Coaching als sinnvolle Intervention in die Therapie einzubinden. Graham und Kolleginnen [62] schlussfolgerten in einer Studie zum Einsatz von Coaching in der Ergotherapie, „dass Coaching eine sinnvolle Intervention ist, um die Betätigungsperformanz zu verbessern, Ziele zu erreichen sowie um die Selbsteffizienz zu erhöhen, Partizipation im Alltag zu fördern und Lernen zu unterstützen".

Um Klienten darin zu unterstützen, für sich die besten Entscheidungen zu finden, reicht eine klassische Beratung nicht aus [92]. So stellt sich die Frage, was nun der Unterschied zwischen Beratung und Coaching ist, wann diese wie in der Behandlung zum Einsatz kommen und welche Wirkung mit den unterschiedlichen Techniken erzielt werden kann.

2.2 Unterschied Beratung und Coaching – wann brauche ich was?

Die Berufsbezeichnung „Coach" sowie die Begriffe „Coaching" oder „systemisches Coaching" sind in Deutschland rechtlich nicht geschützt. Auch werden erfahrungsgemäß die Begriffe „Beratung" und

„Coaching" oft unterschiedlich verwendet, was es erschwert, klar zu erkennen, um welches Angebot es sich tatsächlich handelt.

Ursprünglich bedeutet das Wort Coach „Kutsche" und ist seit 1556 in der englischen Sprache nachgewiesen. Eine umgangssprachliche Verwendung fand der Begriff seit 1848 für private Tutoren von Studenten. Im Sport wird das Wort in England und den USA seit 1885 gebraucht [81].

Beratung vs. Coaching

In unserem Verständnis grenzen wir Beratung und Coaching in Anlehnung an Rauen [85] folgendermaßen voneinander ab:

Beratung

Berater bringen Fachwissen ein, um Klienten beim Lösen ihrer Probleme zu helfen. Berater analysieren die Situation, geben aus ihrer Expertise heraus Ratschläge und bieten Lösungen an. Die Beziehung zwischen Berater und Klient ist oft hierarchisch, da der Berater als Wissensquelle fungiert. Beratung beinhaltet oft eine direktere Anleitung. Berater geben in der Regel den Inhalt und Ablauf der Beratung vor und übernehmen daher meist, teilweise auch ungewollt, mehr Verantwortung für das Ergebnis [85].

Coaching

Coaching ist ein partnerschaftliches, kreatives, prozessorientiertes Vorgehen zwischen Therapeut und Klient, das zum Nachdenken anregt und Klienten inspiriert, ihr Potential zu entfalten. Selbstreflexion und persönliche Entwicklung der Klienten stehen im Vordergrund. Der Coachingprozess setzt oft bisher ungenutzte Quellen der Vorstellungskraft, Produktivität und Führung frei [96]. Der Coach schafft in einem strukturierten Gesprächsrahmen einen Raum für den Klienten, Klarheit über seine Gedanken zu gewinnen, Ziele zu fokussieren, Ressourcen zu entdecken und nächste Schritte festzulegen [81]. Der Coach ist dabei nicht Ratgeber, sondern Begleiter und Unterstützer im Prozess. Coaching zielt auf Selbstreflexion und Eigenverantwortung ab.

2.2.1 Wirkung und Einsatzmöglichkeiten von Coaching und Beratung

Coaching erweitert die Aufmerksamkeit von Klienten, erhöht ihre Wahlmöglichkeiten und stärkt sie in ihrem Selbstvertrauen [81]. „Das Coaching fördert die Eigenverantwortung des Klienten, erweitert seine Kompetenzen und stärkt ihn durch das Empowerment in seinen Ressourcen. Vor allem wird, statt sich auf die Probleme zu konzentrieren, ein Lösungsfokus erarbeitet. Der Einsatz eigener Kompetenzen befähigt den Klienten, auch mit zukünftigen Herausforderungen umzugehen und diese eigenverantwortlich zu lösen" [65].

Beratung im medizinisch-therapeutischen Kontext dient der/dem

- Aufklärung,
- Hilfsmittelberatung,
- Verordnung, z. B. von Medikamenten,
- Wissensvermittlung,
- Verständnis über Zusammenhänge/Hintergründe (z. B. Auswirkungen eines Krankheitsbildes),
- Anleitung,
- Psychoedukation und/oder
- Handlungsempfehlungen aus Expertenhaltung heraus.

Coaching hilft,

- die Handlungsfähigkeit zu stärken,
- die eigenen Ressourcen zu fördern,
- die Bereitschaft des Klienten zu stärken,
- Motivation für Veränderung zu schaffen,
- ein vertieftes Verständnis für die eigene Situation zu erlangen,
- die Selbstwirksamkeit zu stärken,
- langanhaltende und individuelle Lösungen zu entwickeln,
- den Blickwinkel zu ändern und einen Perspektivwechsel zu ermöglichen,
- die Eigenverantwortung zu aktivieren,
- dem Alltagstransfer (Klient wählt das Ziel),
- das Ziel in den Fokus/Mittelpunkt zu rücken,
- konkrete, machbare Umsetzungsmöglichkeiten zu erkunden,
- sich vom Fokus auf das Problem zu lösen und den Blick nach vorne, auf mögliche Lösungen zu richten,

- Klarheit zu finden, worin der Behandlungsauftrag liegt, und
- die Therapiedauer zu begrenzen.

Coaching ist nicht hilfreich, wenn

- eine Akut-/Notfallversorgung indiziert ist,
- der Klient explizit eine Beratung wünscht,
- es um grundlegendes Wissen im Umgang mit einem medizinischen Problem geht und/oder
- Expertenwissen notwendig ist, z. B. bei Medikationsempfehlungen.

Sowohl Beratung, Coaching als auch klassische Gespräche kommen im medizinisch-therapeutischen Prozess zum Einsatz, um den Klienten in seinem Genesungsprozess zu begleiten. Als Behandler geht es darum, die unterschiedlichen Techniken bewusst auszuwählen, um die entsprechende therapeutische Wirkung zu erzielen und deren Nutzen in den Behandlungsverlauf einzubinden (▸ Tab. 2.1).

In ▸ Abb. 2.4 wird am Beispiel des ergotherapeutischen Prozessmodells CPPF gezeigt, wo im Behandlungsverlauf Coaching zum Einsatz kommt. Coaching findet im Prozess im Bereich Zielklärung, Plan umsetzen und Re-Evaluation statt.

Prozessmodelle, die eine entsprechende Orientierung bieten, gibt es mittlerweile in vielen Berufsgruppen, z. B. in der Pflege [95].

Wenn Klienten in den Behandlungsprozess eintreten, wäre ein unmittelbares Coaching fehl am Platz. Klienten kommen mit der Erwartungshaltung in die Behandlung, dass sie zunächst ihr Problem schildern können, gehört werden und bestenfalls schon erste Quick-Fix-Lösungen erhalten. Sie erhoffen sich Linderung und die Sicherheit, dass jetzt Hilfe da ist und sie nicht mehr alleine mit ihrem Problem sind.

Tab. 2.1 Unterschied Gespräch-Beratung-Coaching (Hiebl u. Junkers 2019 [66]).

Unterschiede	Gespräch	Beratung	Coaching
Anlass	Kennenlernen, Weitergabe von Information (einseitig), z. B. Erstgespräch	Fragestellung an einen Experten, z. B. zu Umgang mit AD(H)S bei den Hausaufgaben	Wunsch, eigene Lösungen zu finden, z. B. Wunsch, das Kind entsprechend seiner Persönlichkeit zu begleiten
Vorgehen	Therapeut fragt, Klient erzählt, beschreibt	Klient fragt, Therapeut gibt Ratschläge und Tipps	Klient benennt ein Thema, begibt sich selbst auf die Suche nach passenden Antworten und Lösungen, erarbeitet einen eigenen Plan
Typische Fragen	Wie sieht das Problem aus? Wann tritt das Verhalten auf? Seit wann besteht das Problem?	Bitte geben Sie mir einen Tipp, wie ich …? Was soll ich machen, damit …? Wie soll ich damit umgehen, wenn …?	Wann tritt das Verhalten NICHT auf? Wie haben Sie ähnliche Situationen in der Vergangenheit gemeistert?
Therapeutische Wirkung	Problem-/defizitorientiert, positive Unterschiede werden selten benannt, der Klient fühlt sich hilflos	Häufig problem-/defizitorientiert, die Alltagstauglichkeit der Expertentipps ist nicht gewährleistet, Hilfe für spezielles Problem, oft geringe Nachhaltigkeit	Fokus auf Lösungen und bereits Gelungenem, Erkennen von Ressourcen/Stärken, hohe Nachhaltigkeit durch Hilfe zur Selbsthilfe

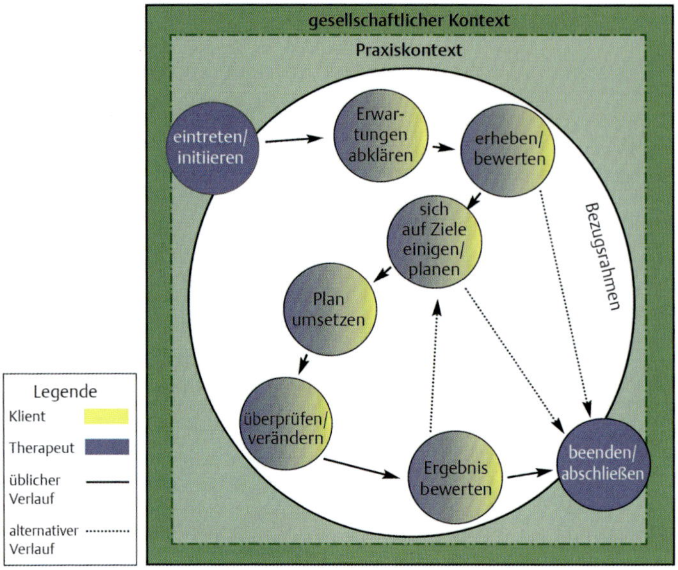

Abb. 2.4 Ergotherapeutischer Prozess CPPF. (Quelle: Polatajko H, Townsend E, Craik J. Enabling Occupation II: Advancing an Occupational Therapy Vision for Health, Well-Being, CAOT Publications ACE)

2.2.2 Erwartungshaltungen managen

Zu Beginn eines jeden Behandlungsprozesses ist es daher für beide Seiten notwendig, die gegenseitigen Erwartungen abzuklären und die Anliegen des Klienten zu erheben. Außerdem ist es notwendig, aus Sicht des Behandlers deutlich zu machen, welche Rolle wir vom Klienten im Behandlungsprozess erwarten und was wir uns wünschen, dass dieser seinerseits einbringt. Auch gilt es zu Beginn zu klären, ob der Klient mit seinem Anliegen an der richtigen Stelle ist, um ihn ggf. an andere Fachpersonen zu verweisen, wenn dieses außerhalb des eigenen Zuständigkeitsbereiches liegt. Hier ist Transparenz notwendig, um eine gute Basis für den gemeinsamen Weg zu schaffen.

Notwendige Klärungsprozesse zu Behandlungsbeginn

Lange [77] beschreibt in seinem Buch folgende Schritte als maßgeblich zu Beginn einer Behandlung:

- Klären des Rollenverständnisses: Wie sehe ich meine Rolle als Behandler/Therapeut? Wie gehe ich vor?
- Thematisieren der Eigenbeteiligung des Klienten am Therapieerfolg: Was erwarten wir als Behandler/Therapeut vom Klienten? Wie soll er sich verhalten, was soll er einbringen?
- Anliegen des Klienten klären: Den Klienten seine Anliegen formulieren lassen, nicht aufgrund der Diagnose/Beschwerden automatisch den Auftrag des Klienten an uns ableiten. Es geht auch um den Abgleich, ob man die Anliegen des Klienten und die daraus resultierenden Aufträge und Erwartungen erfüllen kann oder möchte.
- Rahmenbedingungen des medizinisch-therapeutischen Prozesses klären: Dies gibt dem Klienten Orientierung und Sicherheit, um sich auf den Prozess einzulassen, sowie einen Ausblick auf den weiteren Verlauf.

✔ Merke

30 % des Therapieerfolgs hängen von der Beziehung zwischen Behandlern und Klienten ab [88]. Es ist also maßgeblich, zu Beginn der Behandlung Zeit darauf zu verwenden, diese Beziehung positiv zu gestalten [77].

Konfliktpotentiale aufgrund ungeklärter Erwartungshaltungen

Werden Erwartungshaltungen nicht geklärt, führen sie im weiteren Therapieprozess unweigerlich zu Konflikten, entweder im Behandler selbst oder in der Beziehung zwischen Therapeut und Klient. Denn beide Seiten bringen ihre Erwartungen mit in die Behandlung ein, ob sie offen besprochen werden oder nicht. Sind sie jedoch nicht geklärt und das Gegenüber kann sich nicht offen darauf einlassen, kommt es zu einem stillen Abkommen und Übernahme des nicht geklärten Auftrages. Werden die Erwartungen dann nicht erfüllt, handelt das Gegenüber gegen die stille Vereinbarung, was zu passivem oder aktivem Widerstand in der Beziehung führen kann. Beides ist mehr als kontraproduktiv in der gemeinsamen Zusammenarbeit.

Der gemeinhin als „schwierig“ bezeichnete Patient wird, objektiv betrachtet, meist viel handsamer, wenn Bedürfnisse geklärt sind und im Prozess mitberücksichtigt werden können. Die wenigsten Menschen entscheiden sich aktiv dazu, eine schwierige Person und im Widerstand mit uns zu sein. Erleben wir einen Klienten als schwierig, geht es also vielmehr um die Frage, welche Bedürfnisse er hat und mit welchen Erwartungen er uns und wir ihm begegnen. Welche Information fehlt dem Klienten, um sich besser auf den Prozess einlassen zu können? Welchen Rahmen kann ich schaffen, damit der Klient in der Lage ist, mit mir über seine Erwartungen und Bedürfnisse zu sprechen?

Selbstreflexion des Behandlers

Als Behandler oder Therapeut ist es, auch aufgrund von Zeitmangel, hoher Arbeitsbelastung etc., oft leichter, sich nicht mit den Gefühlen auseinanderzusetzen, die schwierige Klienten in uns auslösen. Die Vermeidung der Auseinandersetzung damit hilft uns aber weder in unserem eigenen Entwicklungsprozess noch verbessert es die Beziehung zu unseren Klienten. Die Auseinandersetzung mit den Emotionen, die Erwartungshaltungen in uns auslösen, und ein offener Umgang damit im Gespräch miteinander – und auch im Dialog mit sich selbst – führen zu einer Veränderung, die viel Ballast aus der therapeutischen Beziehung nimmt. So ist es notwendig, aus der Erwartungshaltung herauszukommen, dass der Klient „weniger schwierig werden muss“. Vielmehr ist es hilfreich, in die innere Reflexion zu gehen.

Tab. 2.2 Gedanklicher Perspektivwechsel (in Anlehnung an Bungay Stanier 2025 [94]).

Hinderliche Sichtweise	Förderliche Sichtweise
Wieso habe ich diesen schwierigen Klienten?	Wie kann ich daran wachsen?
Was, wenn es schiefgeht?	Was werde ich lernen?
Ich fühle mich nicht bereit dafür.	Was ist der kleinste Schritt, den ich unternehmen kann?

Wenn wir mit Erwartungen konfrontiert sind, geht es darum, die eigenen Gefühle, die sie in uns auslösen, wahr- und anzunehmen, also sich mit ihnen auseinanderzusetzen. Dann folgt die Frage, was man von ihnen lernen und wie man sie als Antrieb für Veränderung nutzen kann. Um emotional in Bewegung und in eine veränderte Handlung zu kommen, braucht es Weisheit, Mitgefühl und Mut. Es geht um einen gedanklichen Perspektivwechsel (▸ Tab. 2.2).

Es geht also auch für uns als Behandler und Therapeutinnen darum herauszufinden, wo unser eigener Handlungsspielraum liegt und wie wir uns von der Erwartung lösen können, dass die Veränderung von außen kommen muss. Es wird deutlich, dass wir als Person in der Gestaltung der Beziehung mit Klienten eines der wichtigsten Instrumente im Behandlungs- und Coachingprozess sind.

2.3 Von der Theorie in die Praxis – Coaching im eigenen Berufsfeld anwenden

Um Coaching als Technik ins eigene Berufsfeld zu integrieren, sind, wie schon beschrieben, die Auseinandersetzung mit dem eigenen Bezugsrahmen (Kap. 2.1), das Bewusstsein um die Wirkung der verschiedenen Techniken und den Prozessablauf im eigenen Berufskontext und nicht zuletzt die eigene Rollenklarheit als Therapeut und Behandlerin notwendig.

2.3.1 Eigene Rollenklarheit

Hier braucht es zunächst eine Begriffsdefinition, damit klar ist, was mit „Rolle" gemeint ist.

Rollen

„Reihe von Verhaltensweisen, die den Erwartungen der Gemeinschaft entsprechen und durch Kultur und Kontext geprägt sind" [80]. Die weitere Definition von Rollen basiert auch auf den eigenen Wünschen, die man damit verknüpft, und darauf, wie man eine Rolle leben/gestalten möchte.

Rollen können formell sein (Chef) oder informell (Kummerkasten).

Der Paradigmenwechsel im Gesundheitssystem (Kap. 1.2) erfordert eine aktive Auseinandersetzung mit den eigenen Rollen, die wir in unserem beruflichen Handeln einnehmen (▶ Abb. 2.5). Darüber hinaus sind wir gefordert, auch unser rollengebundenes Handeln zu hinterfragen und neu zu gestalten, damit die Theorie auch tatsächlich Umsetzung in der Praxis erfährt. Es geht darum, Rollenstereotypien aufzulösen, wie z. B. „Es sei Auftrag der Ergotherapie, mit dem Klienten gemeinsam seine Wünsche herauszuarbeiten", und sei Aufgabe jedes Therapeuten, „dem Klienten diese dann zu erfüllen" [97]. Diese therapeutische Rollenauffassung ist längst nicht mehr zeitgemäß. In jedem Berufsfeld gibt es Rollenstereotypien, die, wenn sie nicht bewusst reflektiert werden, einen Systemwechsel deutlich erschweren [99], [100]. Die Überzeugung, dass es für eine Lösung ein Problem braucht, das bis ins Detail in seinen Ursachen analysiert wurde, hält sich weiter hartnäckig.

✔ Merke

Die Lösung hängt nicht zwangsläufig direkt mit dem Problem zusammen [98].

Eine Besonderheit für alle Akteure im Gesundheitssystem besteht darin, dass sie gleichzeitig in vielen Rollen handeln und dadurch eine höhere Rollenkomplexität gegeben ist. Ohne Klarheit darüber – und ohne einen bewussten Umgang mit den einzelnen Rollen – kann dies schnell zu Rollenkonflikten führen [87].

So hat ein Arzt z. B. neben der Rolle des Heilers, die damit einhergeht, die beste/wirksamste Methode für den Klienten zu finden, gleichzeitig auch die Rolle des Wirtschaftlichkeitsverantwortlichen, der im Auftrag der Krankenkassen eine Budgetverantwortung hat. Auf den ersten Blick stehen diese beiden Rollen konträr gegeneinander und können nur in einer bewussten Auseinandersetzung gut miteinander vereint werden.

Um also Coaching im eigenen Berufsfeld anwenden zu können, braucht es Antworten auf die Fragen: Wer bin ich (in meinem Beruf, als Mensch)? Was soll und darf ich als Therapeut und Behandler und dann auch als Coach tun? Je klarer dir die Er-

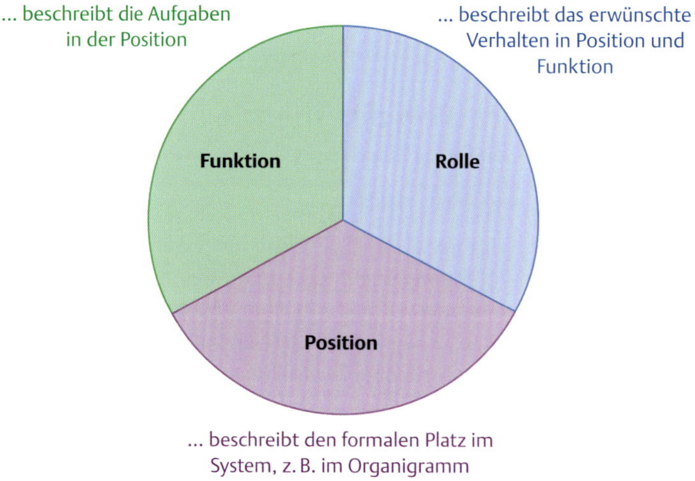

Abb. 2.5 Unterschied Funktion, Rolle, Position. Das Bewusstsein um die Unterschiede der 3 Bereiche hilft in der Auseinandersetzung mit der eigenen Rolle und den eigenen Erwartungen und derer von außen.

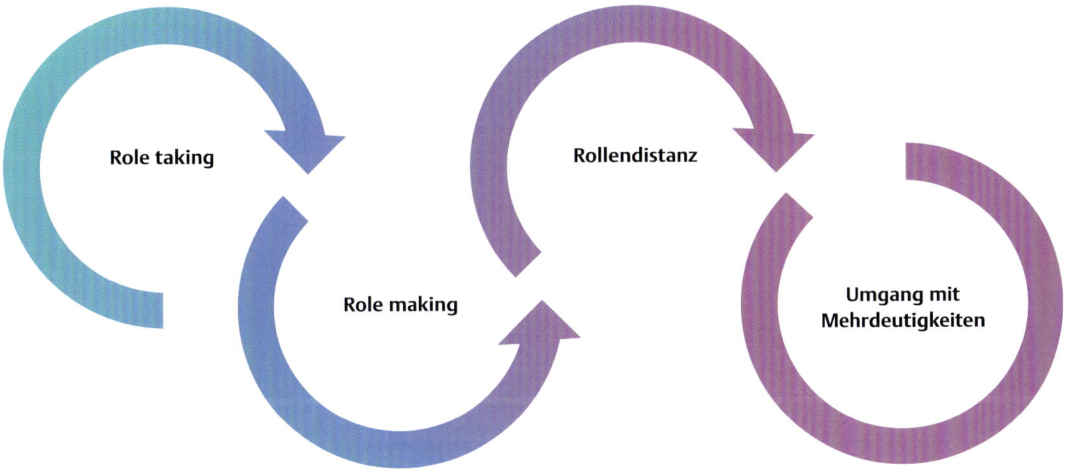

Abb. 2.6 Klarheit über die eigene Rolle. Zur Klärung bzw. Prävention von Rollenkonflikten ist die Auseinandersetzung mit diesen 4 Schritten äußerst hilfreich. Sie trägt zudem zur Resilienz als Behandler bei.

wartungen sind, die an deine Rolle gestellt werden, desto leichter kannst du entscheiden, ob und welche Rollen du einnehmen und wie du diese Rollen gestalten möchtest [87]. Vor allem in Veränderungsprozessen ist es immer wieder hilfreich, sich mit den eigenen Rollen und dem durch die Veränderung bedingten Rollenwandel (Wann bin ich Coach? Wann bin ich Therapeut? Wann bin ich beides?) bewusst auseinanderzusetzen.

Gerade wenn Klienten mit der Erwartung an eine Beratung an uns herantreten, ist Rollenklarheit wichtig, um einerseits klar die Haltung des Coaches einzunehmen, andererseits aber auch die unterschiedliche Herangehensweise und das Ziel dahinter mit den Klienten zu besprechen, damit diese sich darauf einlassen können (▶ Abb. 2.6). So kommt es nicht zu enttäuschten Erwartungen, die sich als Widerstand in der Therapeut-Klient-Beziehung zeigen.

Wir sind also gefordert, uns aktiv zu entscheiden [87]:

Roletaking

- Kann ich zu jeder einzelnen Rolle „ja" sagen?
- Will ich das überhaupt?
- Bringe ich die notwendigen Voraussetzungen mit, um diese Rollen zu erfüllen?
- Gibt es Erwartungen/Anforderungen, die ich gut, andere, die ich nicht oder nur schwer akzeptieren kann?

Rolemaking

- Wie will ich meine Rolle gestalten?
- Wie kann ich sie aktiv gestalten?
- Welche Kompetenzen benötige ich, um die einzelnen Rollen auszufüllen?
- Welche sind schon vorhanden, welche muss ich dazulernen?
- Wie kann ich die Rollen ggf. in Balance bringen?

Rollendistanz

- Wann ist es notwendig, mich von meiner beruflichen Rolle innerlich zu distanzieren?
- Kann ich das?
- Kann ich Ereignisse, Vorgänge von einer erweiterten Perspektive aus reflektieren, um dann gute Strategien zu entwickeln?

Umgang mit Mehrdeutigkeiten

- Wie will ich mit widersprüchlichen Erwartungen umgehen?
- Wie gut kann ich damit umgehen, dass viele Dinge, Erwartungen oder Ansprüche mehrdeutig oder gar widersprüchlich sind?
- Wie gut kann ich Spannungen, die in meiner Rolle unvermeidlich auftreten, als natürlich akzeptieren und vielleicht sogar Chancen zur Weiterentwicklung darin entdecken?

Praxis

Welche Wirkung die gewonnene Rollenklarheit durch diesen Prozess entfaltet, wird durch nachfolgende Aussagen ehemaliger Teilnehmer unserer Weiterbildung deutlich [71]:

Wie hat sich dein berufliches Selbstverständnis im Laufe der Weiterbildung verändert?

- „Klienten die Verantwortung klar übergeben, Klarheit in meiner Rolle als Ergotherapeutin."
- „Man kann niemanden retten, der nicht gerettet werden will. Zitat Sara: Nur weil wir in einem sozialen Beruf arbeiten, sind wir noch lange nicht das Sozialamt."
- „Ich habe erkannt, dass ich nur etwas vom Gegenüber erfahren werde, wenn ich mich zurücknehme mit Ratschlägen, Tipps und schlauem Therapeutenwissen. Ich darf immer noch mehr fragen, ohne dass ich dadurch inkompetent wirke. Denn nur so steige ich wirklich in das Boot des Klienten ein (und nicht umgekehrt)."
- „Ich finde es faszinierend, wie man aus der therapeutischen Helferrolle lernt, Verantwortung an den Patienten abzugeben. Dadurch fühle ich mich freier und professioneller in meinem Tun."
- „Meine Haltung hat sich komplett verändert, ich weiß, dass ich keine Lösung finden muss, ich darf begleiten, die richtigen Fragen stellen, präsent sein. Da ist so viel mehr Leichtigkeit und Freude, Sicherheit in meinem Tun."
- „Ich habe gelernt, dass ich mehr an die Patienten abgeben darf und sollte. Für mich war auch wichtig zu entdecken/erfahren, dass ich ein eigenes Profil habe mit Fähigkeiten, auf die ich mich verlassen kann. Ich bin ruhiger und entspannter im Berufsalltag."
- „Quasi komplett, ich bin vom originellen Lösungsfinder und Berater zu einem anleitenden und unterstützenden Part gewechselt. Der Klient macht die Arbeit und ich unterstütze ihn mit gezielten Fragestellungen. Ich fühle mich dadurch in meinem Beruf wieder freier und weniger gestresst."
- „Der Aufgabenbereich ist geklärt. In der Beziehung Therapeut/Klient gibt es klare Aufgabenbereiche und klare Verantwortungen. Dies bietet die Möglichkeit, die Beziehung enger und dennoch distanziert zu gestalten."
- „Ich bin von der Macher-Ergo zu der Ergo geworden, die machen lässt und Klienten mehr ins Handeln bringt."
- „Ich bin vor der Ausbildung immer davon ausgegangen, dass ich die alleinige Verantwortung für das habe, was in der Therapie passiert. Dass ich dafür zuständig bin, dauerhaft zu beraten und Unterstützung auch über meinen Zuständigkeitsbereich hinaus zu bieten. Dieses Verständnis meines ‚Aufgabenbereichs' hat sich geändert."

Was hat sich durch die Weiterbildung für dich persönlich verändert?

- „Ich bin in meiner Rolle als Therapeut und auch in meiner Persönlichkeit gestärkt worden. Ich habe gelernt, Dinge abzugeben und eine strikt achtsame Haltung gegenüber meiner Belastbarkeitsgrenze und meinem Selbstwertgefühl aufzubauen. Ich kann mich besser einschätzen und meine Grenzen wahrnehmen, einhalten und auch ganz klar definieren."

Spätestens jetzt sollte jedem von uns klar sein, dass ein guter Therapeut nicht automatisch auch ein guter Coach ist und dass es einen bewussten Prozess benötigt, um diesen Rollenwandel zu gestalten.

2.4 Vom guten Therapeuten zum guten Coach

Es stellt sich also die Frage, was den Unterschied zwischen einem guten Therapeuten und einem guten Coach macht und wie dieser Rollenwandel gelingt.

2.4.1 Coaching als grundlegende Fähigkeit in Gesundheitsprofessionen

Die Fähigkeit zu coachen ist zum Beispiel im Canadian Model of Client Centred Enablement (CMCE) als Schlüsselfertigkeit von Ergotherapeuten beschrieben (▸ Abb. 2.7).

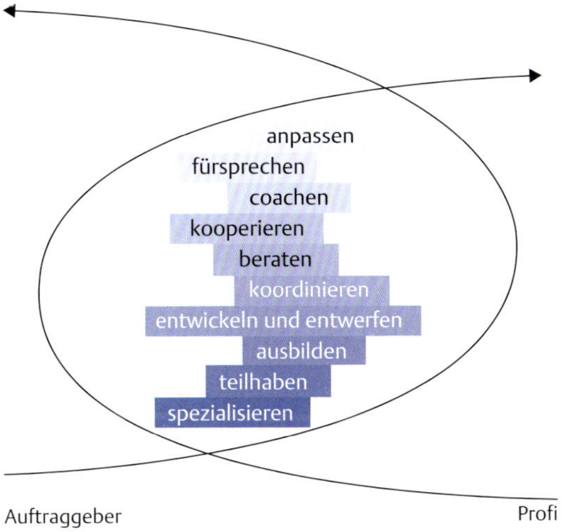

Abb. 2.7 Canadian Model of Client Centered Enablement (CMCE). (Quelle: le Granse M, Kinébanian A, Hrsg. Grundlagen der Ergotherapie. 1. Auflage. Stuttgart: Thieme; 2019)

Und obwohl diese Fähigkeit als eine der Grundlagen für Ergotherapeuten beschrieben wird [89], wird sie in der Ausbildung nach wie vor kaum vermittelt.

Blickt man auf andere Berufsgruppen im Gesundheitssystem, findet man auch in deren Berufsstatuten ähnliche Formulierungen, die an sich darauf hinweisen, dass Coachingfertigkeiten erforderlich sind, z. B. für die Psychoedukation, um das Selbsthilfepotential des Klienten zu aktivieren [86].

Hier ein paar Auszüge aus der Medizin:

„Der Beruf des Arztes erfordert ein hohes Maß an fachlicher und sozialer Kompetenz, darüber hinaus eine erhebliche psychische wie physische Belastbarkeit." [103]

„Als Mitglied der ärztlichen Profession gelobe ich feierlich, mein Leben in den Dienst der Menschlichkeit zu stellen. Die Gesundheit und das Wohlergehen meiner Patientin oder meines Patienten werden mein oberstes Anliegen sein. Ich werde die Autonomie und die Würde meiner Patientin oder meines Patienten respektieren. […] Ich werde auf meine eigene Gesundheit, mein Wohlergehen und meine Fähigkeiten achten, um eine Behandlung auf höchstem Niveau leisten zu können." [102]

Königshausen beschreibt in seinem „Philosophicum für Mediziner" genau die Herausforderung, auf die Mediziner stoßen [75]:

Es geht nicht nur um die Vermittlung einer Diagnose, sondern darum, die Bedeutung der Diagnose für den Klienten individuell auf sein Leben bezogen mit ihm zu besprechen. Meist ist diese aus Sicht des Arztes eine andere als aus Sicht des Klienten. Der Klient wird dabei prinzipiell als gleichgestellte, entscheidungsfähige Persönlichkeit gesehen.

„Die analytische Arbeit der Diagnose wird in der ärztlich-therapeutischen Praxis also verknüpft mit der synthetischen (verknüpfenden) Arbeit des konsiliarischen Gesprächs." Und weiter: „Das gemeinsame Besprechen der ‚Bedeutung' einer ‚Information' im therapeutischen Gespräch bewirkt daher in der Regel auch eine Änderung der Befindlichkeit und des Lebensvollzuges des Patienten. Indem hier Rücksicht genommen wird auf das Handlungsgeschehen, in welchem die ‚Information' eingebunden ist, wird das ärztliche Gespräch mit dem Patienten nicht mehr nur ‚informativ', sondern ‚transformativ': Es hilft zu einer realen Veränderung (erhofften Verbesserung) des Lebensvollzugs und besteht nicht nur im kognitiven Erfassen einer ‚Information'." [75]

Königshausen beschreibt, dass die Fähigkeit dazu von Arzt zu Arzt individuell unterschiedlich sein mag und vom Erwerb bestimmter ärztlicher, spezifisch therapeutischer Kompetenzen und Fähigkeiten abhängt, je nach ergänzenden Ausbildungsgängen.

„Die Fähigkeit zu diesem Tun überlässt die medizinische Fachausbildung zumeist nur dem ‚persönlichen Händchen' des Arztes. Das ist deswegen problematisch, weil das Problem des ärztlichen Gesprächs in der humanen Systemlage selbst gründet. Nur daher hat also auch das ärztliche Gespräch eine ‚Systematik'. Die Frage nach eben dieser Systematik unterscheidet sich völlig von der Frage nur nach der persönlichen Begabung eines Arztes. […] Der Ausbildungsgang der Human-Medizin ist zwar vollgestopft mit Information, er ist ‚theorie-intensiv'. Aber der Ausbildungsgang der Human-Medizin hat dennoch starke Reflexions-Defizite." [75]

Ein Arzt aus unserer Weiterbildung hat genau dies formuliert: „Wir lernen in unserer Ausbildung nicht, wie man schwierige Gespräche mit einem Klienten führt." (s. Kap. 6.3)

Es wird deutlich, dass in den Gesundheitsberufen die Kernkompetenz des jeweiligen Berufes und deren medizinische Grundlagen intensiv vermittelt werden. Die geringe Vermittlung von Softskills führt dazu, dass ein guter Therapeut oder Behandler nicht automatisch auch ein guter Coach ist, da ihm hierzu grundlegende Fertigkeiten fehlen, die den Unterschied machen.

2.4.2 Voraussetzungen für die Arbeit als Coach

Welche Voraussetzungen muss ich also als Therapeut mitbringen, damit ich mit Coaching arbeiten kann?

Innere Haltung

Um als Coach arbeiten zu können, ist es notwendig, entsprechende innere Haltungen zu entwickeln (s. Kap. 3.3), die es ermöglichen, Klienten lösungsorientiert zu begleiten. Erst die innere Haltung ermöglicht es dem Coach, die Verantwortung für die Prozessgestaltung zu übernehmen, die Verantwortung für den Inhalt und das Ergebnis aber gänzlich beim Klienten zu lassen. Diese veränderte Haltung, die ein anderes, neues Denken ermöglicht, entsteht dabei nicht von heute auf morgen, wie wenn man einen Schalter umlegt. Das Entwickeln dieser Haltung und somit neuer Denk- und Handlungsmuster braucht Zeit [76]. Zeit für das eigene persönliche Wachstum, Mühe, das Überwinden innerer Widerstände und nicht zuletzt gegenseitige Unterstützung, um die veränderte Haltung zu erreichen und auch zu erhalten [59]. Das alleinige Herausgreifen und Anwenden einzelner Coaching-Werkzeuge führt nicht zu einer veränderten, lösungsorientierten Denkweise, die es ermöglicht, Klienten in ihrem Lösungsprozess auf eine andere Art zu begleiten.

Selbstreflexion

Zudem erfordert der Weg zum Coach eine intensive Auseinandersetzung mit sich selbst, um alte Denkmuster aufzubrechen und das eigene Mindset zu hinterfragen. Ohne bewusste Reflexion ist man geneigt, schnell wieder in alte Konditionierungsmuster zu fallen und „helfen zu wollen". Zu leicht ist es, doch plötzlich wieder die Verantwortung für den Klienten zu übernehmen, vor allem wenn dieser nicht in die Eigenverantwortung gehen möchte. Es ist also notwendig, zu erkennen, wann man in diese Gewohnheits-Falle tappt, um eine aktive Veränderung zu ermöglichen.

Advice Monsters

Bungay Stanier [56] spricht humorvoll von *Advice Monsters*, wenn er alte Konditionierungsmuster beschreibt (▶ Abb. 2.8).

Nr. 1 (a): Du musst die Antwort haben!

In den meisten Fällen ist ein Vorschlag von Therapeuten an Klienten nur annähernd so gut, wie man denkt, weil er nicht auf die individuelle Lebenswelt des Klienten abgestimmt ist. Aber genau diese Vorgehensweise wurde in den letzten Jahrhunderten (fast) ausschließlich im Gesundheitswesen gelehrt. Der Therapeut (Professional) muss die Antwort auf die Probleme des Klienten finden. Viele Klienten wünschen sich oft jedoch gerade das, was ihnen nicht weiterhilft, zum Beispiel: „Sagen Sie mir, was ich tun soll." Und die Woche drauf kommen sie mit der Aussage: „Nichts davon hat geholfen." Und plötzlich liegt die Verantwortung für das Scheitern beim Therapeuten. Willst du das?

Nr. 2 (b): Du musst dem Klienten helfen!

Diese Sichtweise widerspricht dem Empowerment-Ansatz [68] und somit dem aktuellen Paradigma [80]. Klienten sind in der Regel ziemlich gut darin (und bevorzugen es meist), sich selbst zu helfen, wenn wir sie lassen. Langfristig ist das auch effektiver. Die erste Frage ist: Will der Klient überhaupt, dass ihm geholfen wird? Und will er, dass ihm auf diese Weise geholfen wird? Versucht man die Klienten helikoptermäßig „zu beschützen", passiert das Gleiche wie bei Helikopter-Eltern: Man vermindert das Selbstvertrauen des Klienten und schwächt ihn in seinen Kompetenzen und am Ende in seiner Selbstwirksamkeit. Willst du das?

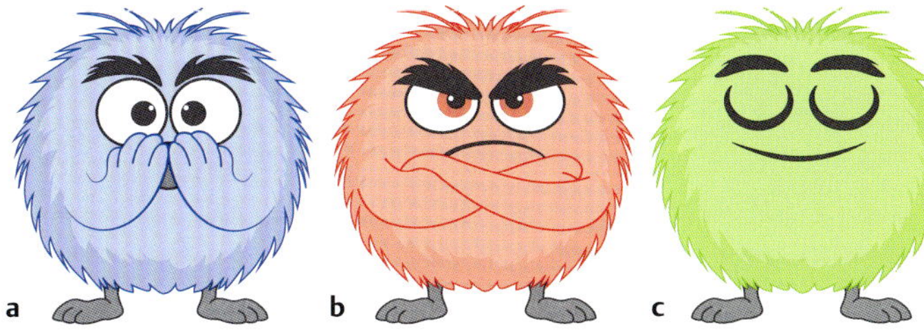

Abb. 2.8 Die Advice Monster nach Bungay Stanier (2016).
a Nr. 1: Du musst die Antwort haben!
b Nr. 2: Du musst dem Klienten helfen!
c Nr. 3: Du musst die Kontrolle behalten!

Nr. 3 (c): Du musst die Kontrolle behalten!
Unter dieser Haltung wird nur das in die Therapie hineingegeben, was man meint, auch kontrollieren zu können. Dadurch wird jedoch sowohl der Nutzen vorgegeben als auch die Therapie in eine bestimmte Richtung gelenkt, und zwar von Seiten des Therapeuten und nicht von Seiten des Klienten. Dies widerspricht der Gesundheitsdefinition von Huber [56]. Je mehr Kontrolle der Therapeut behält, umso weniger fähig, beteiligt, selbstständig und unabhängig werden sich die Klienten verhalten. Willst du das?

Eigene Persönlichkeit stärken

Nicht zuletzt geht es darum, die eigene Selbsthilfekompetenz als Therapeut zu vertiefen, um Klienten in ihrem Empowerment zu stärken [60], [68]. Diese besteht aus einer verbesserten Selbstwahrnehmung (Achtsamkeit), Regulationsfähigkeit (Selbstheilung) und Widerstandskraft (Salutogenese) [60]. Es gilt also, die eigene Persönlichkeit zu stärken und so auf einem stabilen Fundament zu stehen, um als guter Therapeut und Coach arbeiten zu können [69].

Bevor wir uns nun also der Frage widmen, wie man als Coach die eigene Persönlichkeit stärken kann, möchten wir zum Ende dieses Kapitels dafür Rainer Maria Rilke zitieren [104]:

Über die Geduld
Man muss den Dingen
die eigene, stille
ungestörte Entwicklung lassen,
die tief von innen kommt
und durch nichts gedrängt
oder beschleunigt werden kann,
alles ist austragen – und
dann gebären …
Reifen wie der Baum,
der seine Säfte nicht drängt
und getrost in den Stürmen des Frühlings steht,
ohne Angst,
dass dahinter kein Sommer
kommen könnte.
Er kommt doch!
Aber er kommt nur zu den Geduldigen,
die da sind, als ob die Ewigkeit
vor ihnen läge,
so sorglos, still und weit …
Man muss Geduld haben
Mit dem Ungelösten im Herzen,
und versuchen, die Fragen selber lieb zu haben,
wie verschlossene Stuben,
und wie Bücher, die in einer sehr fremden Sprache geschrieben sind.
Es handelt sich darum, alles zu leben.
Wenn man die Fragen lebt, lebt man vielleicht allmählich,
ohne es zu merken,
eines fremden Tages
in die Antworten hinein.

Rainer Maria Rilke, Viareggio bei Pisa (Italien), am 23. April 1903

2.4.3 Literatur

[54] Antonovsky A. Salutogenese – Zur Entmystifizierung der Gesundheit. Tübingen: dgvt; 1997
[55] Baumgarten A, Strebel H, Hrsg. Ergotherapie in der Pädiatrie: klientenzentriert, betätigungsorientiert, evidenzbasiert. Idstein: Schulz-Kirchner; 2016
[56] Bungay Stanier M. The Coaching Habit. Say Less, Ask More & Change the Way You Lead Forever. Toronto: Box of Crayons Press; 2016
[57] Deci EL, Ryan RM. Handbook of Self-Determination Research. Rochester, NY: University of Rochester Press; 2008
[58] Dobos G, Paul A. Die Chancen der Mind-Body-Medizin. In: Dobos G, Paul A, Hrsg. Mind-Body-Medizin. Die moderne Ordnungstherapie in Theorie und Praxis. München: Urban & Fischer; 2011
[59] Dweck CS. Mindset. Changing the way you think to fulfil your Potenzial. London: Robinson; 2017

[60] Esch T. Die Neurobiologie des Glücks. Wie die Positive Psychologie die Medizin verändert. 3. Aufl. Stuttgart: Thieme; 2017

[61] Feiler M. Professionelles und Klinisches Reasoning in der Ergotherapie. Ein Leitfaden für reflektiertes Denken und Handeln. Stuttgart: Thieme; 2019

[62] Graham F, Kessler D, Nott M, et al. A scoping review of coaching in occupational therapy: Mapping methods, populations and outcomes. Australian Occupational Therapy Journal 2024; 71 (6): 1106–1130. DOI: 10.1111/1440-1630.12991

[63] Heidrich K, Nied L, Kaldewei N, et al. Interventionen mit der Evidenz anderer Disziplinen belegen. Bezugsrahmen. Ergopraxis 2019; 10: 9–11

[64] Hennink M, Kiiti N, Pillinger M, et al. Defining empowerment: perspectives from international development organisations. Development in Practice 2012; 22 (2): 202–215. DOI: 10.1080/09614524.2012.640987

[65] Hiebl S, Junkers A. Du + Ich-Konzept. Ein familienzentrierter ergotherapeutischer Leitfaden zur Förderung der Lernkompetenzen. Idstein: Schulz-Kirchner; 2017

[66] Hiebl S, Junkers A. Unterschied Gespräch-Beratung-Coaching. Grafik präsentiert in der Fortbildung „Coaching als Werkzeug in der Ergotherapie" (2019)

[67] Hiebl S, Junkers A. Ich bin stark! Betätigungsbasiertes Gruppenkonzept. 4–17-Jährige im Selbstbild stärken. 2. Aufl. Idstein: Schulz-Kirchner; 2025

[68] Hiebl S, Junkers A, Völler S. Kinder in ihrer Kraft stärken. Ich bin stark: Empowerment statt Außensteuerung. Ergopraxis 2020; 1: 31–35

[69] Hieb S, Wiedemann F. Ressource für Klient und Therapeut. Coaching als Werkzeug in der Therapie. ergopraxis 2020; 6: 24–27

[70] Hiebl S, Wiedemann F. Raus aus der Helferfalle – Lösungsorientiertes Mindset. ergopraxis 2022; 10: 30–35

[71] Hiebl S, Wiedemann F. Umfrage Coaching in Gesundheitsberufen (2024) [Umfrageergebnisse]

[72] Hüther G, Quarch C. Rettet das Spiel! Weil Leben mehr als Funktionieren ist. München: Carl Hanser, 2016

[73] Junkers A, Hiebl S. Die Familie als Ganzes verstehen. Familienzentrierung. Ergopraxis 2025; 3: 28–33

[74] Kaldewei N. Der Therapie eine Richtung geben. Bezugsrahmen in der Psychiatrie. Ergopraxis 2024; 10: 26–27

[75] Königshausen JH. Philosophicum für Mediziner. Kleine Vorträge zur Systematik. Im Internet: https://www.ukw.de/fileadmin/uk/Wuerzburger_Philosophicum/Vortraege_zur_Systematik_des_Philosophicums.pdf; Stand: 14.01.2026

[76] Kruse P. Next practice. Erfolgreiches Management von Instabilität. Veränderung durch Vernetzung. Offenbach: Gabal; 2005

[77] Lange S. Kommunikationskompetenz in den Therapieberufen: Gemeinsam ans Ziel. Idstein: Schulz-Kirchner; 2012

[78] Lauterbach M. Einführung in das systemische Gesundheitscoaching. Heidelberg: Carl-Auer; 2008

[79] Law M, Cooper B, Strong S, et al. The Person-Environment-Occupation Model: A transactive approach to occupational performance. Canadian Journal of Occupational Therapy 1996; 63 (1): 9–23

[80] Le Granse M, Hartingsveldt M van, Kinébanian A. Grundlagen der Ergotherapie. Stuttgart: Thieme; 2019

[81] Meier D, Szabò P. Coaching – erfrischend einfach. Luzern: Solutionsurfers; 2008

[82] Paul A, Altner N. Die Mind-Body-Medizin: historische Entwicklung und Definition. In: Dobos G, Paul A, Hrsg. Mind-Body-Medizin. Die moderne Ordnungstherapie in Theorie und Praxis. München: Urban & Fischer; 2011

[83] Pentland W. Conversations for Enablement: Using Coaching Skills in Occupational Therapy. Occupational Therapy Now 2012; 14 (2): 14–16

[84] Kooperationsverbund Gesundheitliche Chancengleichheit. Kriterien für gute Praxis der soziallagenbezogenen Gesundheitsförderung. Berlin: Kooperationsverbund Gesundheitliche Chancengleichheit; 2015

[85] Rauen C. Coaching. 3. Aufl. Göttingen: Hogrefe; 2014

[86] Schanz C, Mattheus H, Equit M, Schäfer S. Therapie-Tools Transdiagnostische Psychoedukation. Weinheim: Beltz; 2022

[87] Seliger R. Das Dschungelbuch der Führung. Ein Navigationssystem für Führungskräfte. Heidelberg: Carl-Auer; 2008

[88] Thomas ML. The Contributing Factors of Change in a Therapeutic Process. Berlin, Heidelberg: Springer Science + Business Media; 2006

[89] Townsend EA, Polatajko H, Hrsg. Enabling Occupation II: Advancing an occupational therapy vision for health, wellbeing, & justice through occupation. 2nd ed. Canadian Association of Occupational Therapists; 2013

[90] Chernivsky M, Friedrich C. Empowerment – Überlegungen zu einem politischen Begriff. In: Chernivsky M, Friedrich C, Hrsg. Empowerment. Überlegungen zu einem politischen Begriff. Frankfurt am Main: Zentralwohlfahrtsstelle der Juden in Deutschland e. V.; 2015: 1–58

[91] Pentland W, O'Connor D, Heinz A. Coaching as an Enablement Skill in Occupational Therapy: Enabling Meaning & Change. Santiago de Chile: 15th WORLD CONGRESS OF THE WORLD FEDERATION OF OCUPATIONAL THERAPISTS (WFOT); 2010

[92] Pereira IJ, Seruya FM. Occupational Therapists' Perspectives on Family-Centred Practices in Early Intervention. The Open Journal of Occupational Therapy 2021; 9 (3): 1–12

[93] Øien I, Fallang B, Østensjø S. Goal-setting in paediatric rehabilitation: perceptions of parents and professionals. Child: Care, Health and Development 2010: 36 (4): 558–565

[94] Bungay Stanier M. 52 Brilliant Questions From Brilliant Minds, Question #2. mbs_works. Post auf Instagram (2025); Stand: 28.02.25

[95] Fiechter V, Meier M. Pflegeplanung. 10. Aufl. Kassel: Recom, 1998

[96] International Coaching Federation. About (o. D.). Im Internet: https://coachingfederation.org/about; Stand 31.01.25

[97] Deutscher Verband Ergotherapie (DVE). Ergotherapie-Kongress 2022 (2022). Im Internet. https://dve.info/kongress/2022; Stand: 13.09.2022

[98] Shazer S de, Dolan Y. Mehr als ein Wunder. Lösungsfokussierte Kurztherapie heute. 2. Aufl. Heidelberg: Carl-Auer; 2011

[99] Huber M. Towards a new, dynamic concept of health [Dissertation]. Maastricht: School for Public Health and Primary Care. Maastricht University; 2014

[100] Hüther G. Geleitwort. In: Esch T. Die Neurobiologie des Glücks – Wie die Positive Psychologie die Medizin verändert. 3. Aufl. Stuttgart: Thieme; 2017

[101] istob Managemement Akademie. Ausbildungsunterlagen Jahrgang 2014/2025.

[102] Ärztekammer Nordrhein. Gelöbnis (24.11.2018). Im Internet: https://www.aekno.de/aerzte/berufsordnung/geloebnis; Stand: 11.04.2025

[103] Bayerisches Staatsministerium für Gesundheit, Pflege und Prävention. Berufsbild Ärztin/Arzt (2025). Im Internet: https://www.stmgp.bayern.de/gesundheitsversorgung/gesundheitsberufe/aerzte/#toc_Berufsbild_ArztinArzt; Stand: 11.04.2025

[104] Rilke, RM. Über die Geduld. Im Internet: https://www.deutschelyrik.de/ueber-die-geduld-1903.html; Stand: 11.04.2025

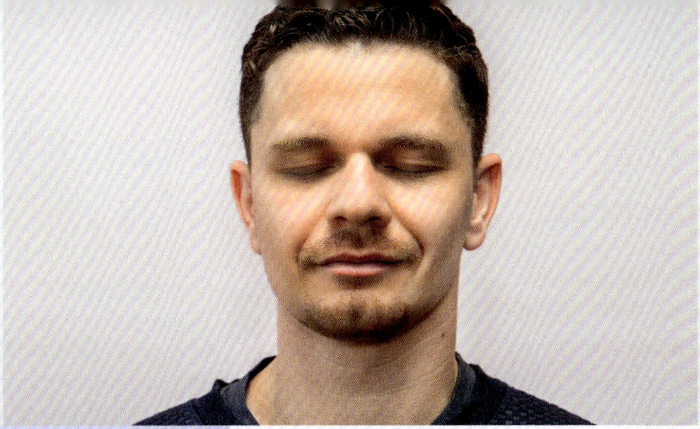

Quelle: © K. Oborny/Thieme

3 Der Coach im Mittelpunkt – Stärkung der eigenen Persönlichkeit

3 Der Coach im Mittelpunkt – Stärkung der eigenen Persönlichkeit

Die folgende Aussage mag dich vielleicht etwas irritieren, da wir in den Berufen im Gesundheitswesen nach wie vor lernen, dass das Expertenwissen ein elementarer Bestandteil der Behandlung ist. Ist es auch. Aber eben nicht der einzige und vor allem nicht der wichtigste Bestandteil [145]:

3.1 Das wichtigste Instrument ist der Coach selbst

Vielleicht kennst du die nachfolgende Textpassage:

„So kam es, dass Momo sehr viel Besuch hatte. Man sah fast immer jemanden bei ihr sitzen, der angelegentlich mit ihr redete. Und wer sie brauchte und nicht kommen konnte, der schickte nach ihr, um sie zu holen. Und wer noch nicht gemerkt hatte, dass er sie brauchte, zu dem sagten die anderen: ‚Geh doch zu Momo!' [...]

Aber warum? War Momo so unglaublich klug, dass sie jedem Menschen einen guten Rat geben konnte? Fand sie immer die richtigen Worte, wenn jemand Trost brauchte? Konnte sie weise und gerechte Urteile fällen? [...]

Nichts von alledem.

Was die kleine Momo konnte wie kein anderer, das war Zuhören. Das ist doch nichts Besonderes, wird nun vielleicht mancher Leser sagen, zuhören kann doch jeder. Aber das ist ein Irrtum. Wirklich zuhören können nur ganz wenige Menschen. Und so wie Momo sich aufs Zuhören verstand, war es ganz und gar einmalig.

Momo konnte so zuhören, dass dummen Leuten plötzlich sehr gescheite Gedanken kamen. Nicht etwa weil sie etwas sagte oder fragte, was den Anderen auf solche Gedanken brachte, nein, sie saß nur da und hörte einfach zu, mit aller Aufmerksamkeit und aller Anteilnahme. Dabei schaute sie den Anderen mit ihren großen, dunklen Augen an und der Betreffende fühlte, wie in ihm auf einmal Gedanken auftauchten, von denen er nie geahnt hatte, dass sie in ihm steckten.

Sie konnte so zuhören, dass ratlose oder unentschlossene Leute auf einmal ganz genau wussten, was sie wollten. Oder dass Schüchterne sich plötzlich frei und mutig fühlten. Oder dass Unglückliche und Bedrückte zuversichtlich und froh wurden. Und wenn jemand meinte, sein Leben sei ganz verfehlt und bedeutungslos und er selbst nur irgendeiner unter Millionen, einer, auf den es überhaupt nicht ankommt und der ebenso schnell ersetzt werden kann wie ein kaputter Topf – und er ging hin und erzählte alles das der kleinen Momo, dann wurde ihm, noch während er redete, auf geheimnisvolle Weise klar, dass er sich gründlich irrte, dass es ihn, genauso wie er war, unter allen Menschen nur ein einziges Mal gab und dass er deshalb auf seine besondere Weise für die Welt wichtig war.

So konnte Momo zuhören!" [108]

Ja, was ist es, was Momo als Gesprächspartnerin in Michael Endes bekanntem Kinderbuch so besonders macht? Offenbar weder ihre Klugheit noch, dass sie weise Worte oder immer einen guten Rat geben konnte. Zuhören ist die Antwort. Aber nicht irgendein Zuhören, sondern ein Zuhören mit „aller Aufmerksamkeit und Anteilnahme". Es scheinen also nicht nur die Worte zu sein, die wertvoll sind, sondern auch die Qualität des In-Beziehung-Seins zwischen den Gesprächspartnern. Und der Raum, den Menschen bekommen, um ihre inneren und äußeren Welten zu erforschen, während sie davon erzählen. All das konnte die kleine Momo wohl recht gut. Und so geschah es, dass sie selbst gar keine guten Ideen oder Ratschläge für ihre Gesprächspartner haben musste, sondern dass ihnen selbst schlaue Gedanken kamen, sie mutig wurden und genau wussten, was zu tun ist.

So könnte die Geschichte von dem kleinen, struppigen Mädchen so etwas wie eine Blaupause sein für das, was wir heute als „Coaching" verstehen. Und auch wenn zum Coaching vielleicht doch noch etwas mehr dazu gehört, so wird doch deutlich, dass diese (zwischen-)menschlichen Qualitäten essenziell sind für erfolgreiche Entwicklungsprozesse [140].

Du kennst das sicher auch aus deiner persönlichen Erfahrung. Sei es beruflich oder privat – Menschen, denen du dich gerne anvertraust, haben oft die Fähigkeit, dass sie gut zuhören können und dir vermitteln, dass es in Ordnung ist, wie du eine bestimmte Situation erlebst. Sie kommen wahrscheinlich auch nicht immer gleich mit Ratschlägen um die Ecke und halten sich mit ihrer Einschätzung zurück, was das Richtige für dich ist.

Der Arzt und Gesundheitswissenschaftler Tobias Esch beschreibt eine Glück-stiftende Arzt-Patienten-Beziehung in seinem Buch „Neurobiologie des Glücks" folgendermaßen:

„Der so arbeitende Therapeut stellt eine menschliche Beziehung zum Patienten her, er berührt ihn und wird selbst berührt, was dem Begriff der Behandlung wieder eine umfassende Bedeutung gibt. Der Arzt bzw. Therapeut bekommt etwas zurück und ist im Kontakt mit dem ganzen Menschen, der ihm gegenübersitzt. Im Blickkontakt, den er halten kann und selbst erwidert, erhält er Einblick in das Innere des einzigartigen Individuums, das ihm gerade, in diesem Moment, begegnet. Dieser Moment der Begegnung ist für die leitlinien- und evidenzbasierte Medizin zwar weitestgehend irrelevant, [...] aber er ist dennoch real und wahrhaftig. Er kann für das potenzielle Glück des Patienten und – vielmehr noch – des Behandelnden, für seine echte und tiefe Zufriedenheit, eine ergiebige Quelle sein." [109]

All das zeigt, wie essenziell der Faktor Mensch gerade im Kontext von Medizin und Therapie ist. So offensichtlich das einerseits ist, so verwundert es doch gleichzeitig, dass genau dieser Punkt nach wie vor bei kaum einer therapeutischen oder medizinischen Ausbildung von ausreichender Bedeutung ist. Wir gehen sogar so weit zu behaupten, dass das generell ein „blinder Fleck" in der Medizin ist [136]. Nicht umsonst versucht man die Auswirkung der Persönlichkeit als Teil des Placebo-Effekts auch in wissenschaftlichen Studien möglichst auszublenden, damit die Ergebnisse dadurch nicht verfälscht werden. Wir sind der Überzeugung, dass es an der Zeit ist, genau diesen Effekt zu nutzen, um nachhaltige Gesundheitsprozesse zu begleiten.

3.1.1 Therapeutische Wirkfaktoren

Dafür ist es zunächst wichtig zu schauen, was da eigentlich genutzt werden soll. Wie in den beiden oben genannten Beispielen deutlich wird, sind die Interaktion und die Beziehung zwischen Therapeut und Klient, also das, was zwischen diesen beiden Menschen geschieht, wesentlich. Esch [109] bezeichnet dies in seinem oben erwähnten Zitat als „Moment der Begegnung", was eigentlich noch schöner und auch treffender ist. Auch in der Therapie handelt es sich letztlich um Begegnungen von Mensch zu Mensch.

Welche Möglichkeiten gibt es, diese menschlichen Begegnungen so zu gestalten, dass sie gesundheitsfördernde Prozesse anstoßen und zu mehr Zufriedenheit für alle Beteiligten führen? Und welche Fähigkeiten bzw. Eigenschaften sollten Therapeuten und Behandler dafür mitbringen oder entwickeln?

Gehen wir dafür noch einmal zu der Frage zurück, welchen Menschen wir uns selbst gerne anvertrauen, wenn es uns gerade nicht gut geht. Wir hatten schon erwähnt, dass es oft Menschen sind, die nicht nur *zuhören* können, sondern uns auch mit einer offenen Haltung begegnen, die es uns erlaubt, so zu sein wie wir sind und uns auch so zu fühlen, wie wir es gerade tun. *Offenheit* und eine gewisse *Wertfreiheit* scheinen also von Bedeutung zu sein. Wertvoll ist es auch, wenn man das Gefühl hat, „verstanden" zu werden, wofür es echtes *Interesse* und *Wertschätzung* braucht. Und wie wohltuend ist es darüber hinaus, wenn uns jemand nicht nur versteht, sondern auch unser persönliches „Leiden" sieht, dieses Leiden *empathisch wahrnehmen* und uns gleichzeitig Trost und vielleicht sogar *Zuversicht* schenken kann?

Kernkompetenzen von Coaches

Die Internationale Coaching Federation (ICF) hat eine Liste von Kernkompetenzen entwickelt, die für Coaches wesentlich sind [150]:

1. Hält sich an die ethischen Grundsätze
Definition: Versteht die ethischen Grundsätze und Coachingstandards und wendet sie durchgängig an.

2. Verkörpert ein Coaching-Mindset
Definition: Entwickelt und behält ein Mindset bei, das offen, neugierig, flexibel und klientenzentriert ist.

3. Schließt Vereinbarungen ab und hält sie ein
Definition: Arbeitet mit Klienten und relevanten Beteiligten zusammen, um klare Vereinbarungen über die Coaching-Beziehung, den Prozess, die Pläne und Ziele zu treffen. Erzielt Vereinbarungen sowohl für den gesamten Coachingprozess wie auch für jede Coaching-Sitzung.

4. Fördert Vertrauen und Sicherheit
Definition: Arbeitet in Partnerschaft mit Klientinnen, um eine sichere, unterstützende Umgebung zu schaffen, die es den Klientinnen ermöglicht, sich frei einzubringen. Hält eine Beziehung aufrecht, die von gegenseitigem Respekt und Vertrauen geprägt ist.

5. Bleibt präsent
Definition: Ist voll bewusst und präsent beim Klienten, mit einem Stil, der offen, flexibel, geerdet und souverän ist.

6. Hört aktiv zu
Definition: Konzentriert sich auf das, was der Klient sagt und nicht sagt, um ganzheitlich zu verstehen, was im Kontext der Klienten-Systeme kommuniziert wird, sowie um den Selbstausdruck des Klienten zu unterstützen.

7. Fördert Bewusstheit
Definition: Erleichtert der Klientin Einsicht und Lernen durch den Einsatz von Tools und Techniken, wie z. B. wirkungsvolles Fragen, Stille, Metaphern oder Analogien.

8. Unterstützt die Entwicklung der Klienten
Definition: Arbeitet in Partnerschaft mit der Klientin, um Lernen und Einsichten in die Praxis umzusetzen. Fördert die Autonomie der Klientin im Coachingprozess.

Leider sind diese subjektiven, oft als „weich“ bezeichneten Faktoren bisher jedoch kaum Gegenstand wissenschaftlicher Forschung, weshalb es auch wenige Daten zu deren Auswirkungen gibt. Einige Hinweise existieren aber doch. Ein kleiner Zweig der Psychotherapieforschung interessiert sich beispielsweise für sogenannte „allgemeine Wirkfaktoren“. Dabei geht es um alles, was sich auf den Therapieprozess auswirkt und nichts mit einer bestimmten Methodik oder Technik zu tun hat. Miller et al. [134] nennen die folgenden allgemeinen Faktoren, die neben den angewandten therapeutischen Werkzeugen für den Erfolg ausschlaggebend sind (▸ Abb. 3.1):

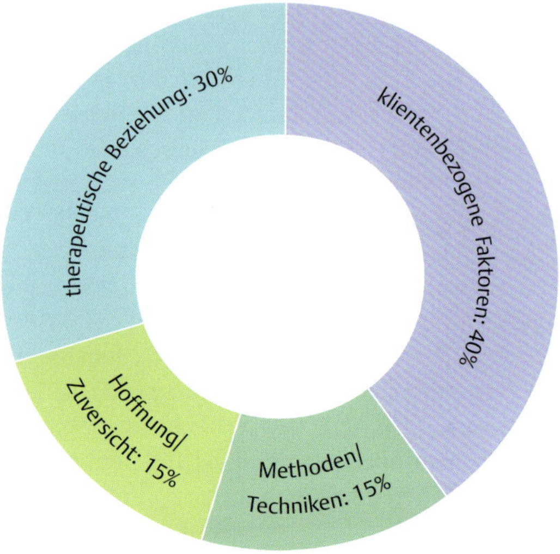

Abb. 3.1 Allgemeine therapeutische Wirkfaktoren [134].

- Respekt für die Sichtweise des Klienten
- die therapeutische Beziehung zwischen Therapeut und Klient
- dass der Klient mit Hilfe der Therapie Zuversicht und Hoffnung schöpfen kann

Die größte Auswirkung haben demnach personenbezogene Faktoren, wie z. B. die Persönlichkeit des Klienten, seine Werte und Normen, das soziale Umfeld oder der Einfluss von Peergruppen. Dies verdeutlicht nochmal die Notwendigkeit, im Coaching das Erleben und die Sichtweisen des Klienten ausreichend zu berücksichtigen. Der größte vom Therapeuten direkt beeinflussbare Wirkfaktor ist demnach die therapeutische Beziehung, also jener oben bereits erwähnte „Moment der Begegnung“ [109]. Die angewandte Methode hat mit 15 % nur eine relativ geringe Auswirkung.

In einer Studie der Florida State University wurden sowohl Therapeuten als auch Klienten befragt, welche Faktoren ihrer Einschätzung nach für den Therapieerfolg ausschlaggebend seien [145]. Dabei bestätigte sich die zentrale Rolle der Therapeuten-Klienten-Beziehung, was unsere eingangs formulierte These über die Bedeutung der Persönlichkeit des Therapeuten nochmals unterstützt.

3.1.2 Wesentliche Eigenschaften und Fähigkeiten von Coaches

Dennoch muss man festhalten, dass es bisher noch wenig belastbare Erkenntnisse darüber gibt, welche Eigenschaften und Fähigkeiten Therapeuten entwickeln sollten, um Gesundungsprozesse unterstützen und auch selbst mehr Zufriedenheit in ihrer Betätigung finden zu können. Esch [109] hat dennoch versucht, auf Basis bisheriger Forschungen einige Faktoren herauszuarbeiten, die dafür hilfreich sein können. Dazu zählen:

- ein gut ausgeprägter Kohärenzsinn im Sinne von Antonovskys Salutogenese (Kap. 2.1.1)
- Achtsamkeit und Präsenz
- die Fähigkeit, sich selbst und eigene Emotionen regulieren zu können
- Respekt für die Selbstheilungs- und Selbstorganisationsfähigkeit eines jeden Einzelnen
- ein neugieriges Interesse an den Erfahrungswelten anderer und eine wertschätzende Anerkennung dieser
- Empathie und, darüber hinausgehend, Mitgefühl für die Gefühlswelt anderer
- die Fähigkeit, andere ermutigen und inspirieren zu können
- die Offenheit, aktiv an seinen persönlichen Fähigkeiten zu arbeiten und sich weiterzuentwickeln

Auch Meier und Szabò verweisen auf die Kunst der Präsenz als wesentliche Fähigkeit für Coaches. Darunter verstehen sie „die Fähigkeit, mit voller Aufmerksamkeit präsent zu sein, und die Fähigkeit, durch einen offenen, flexiblen und zuversichtlichen Stil eine spontane Beziehung mit dem Klienten aufzubauen“ [133]. In diesem Zusammenhang gibt es auch erste Hinweise hinsichtlich positiver Auswirkungen auf den Behandlungserfolg, wenn Therapeuten, z. B. durch regelmäßige Meditation, ihre eigene Fähigkeit stärken, achtsam und präsent zu sein [113]. Aber dazu später mehr.

Infolgedessen haben wir ein Modell entwickelt, welches zusammenfassend die wesentlichen Fähigkeiten und Fertigkeiten abbildet, die für Coaches elementar sind (▸ Abb. 3.2).

Das Fundament bilden zunächst Weisheit und Mitgefühl als wesentliche Qualitäten, sowohl für die klassische therapeutische Arbeit als auch für ein neues Therapieverständnis, wie wir es in diesem Buch vorstellen. Darauf aufbauend werden innere Haltungen aufgeführt, welche insbesondere für systemisch-lösungsorientiertes Arbeiten essenziell sind (Neutralität, Wertschätzung, Allparteilichkeit, respektvolle Neugier, Nicht-Wissen, s. Kap. 3.3). Aus diesen Haltungen heraus ergibt sich wiederum der Fokus im therapeutischen Prozess. Dieser ist in systemisch-lösungsorientierten Ansätzen, ausgehend von der gegenwärtigen Situati-

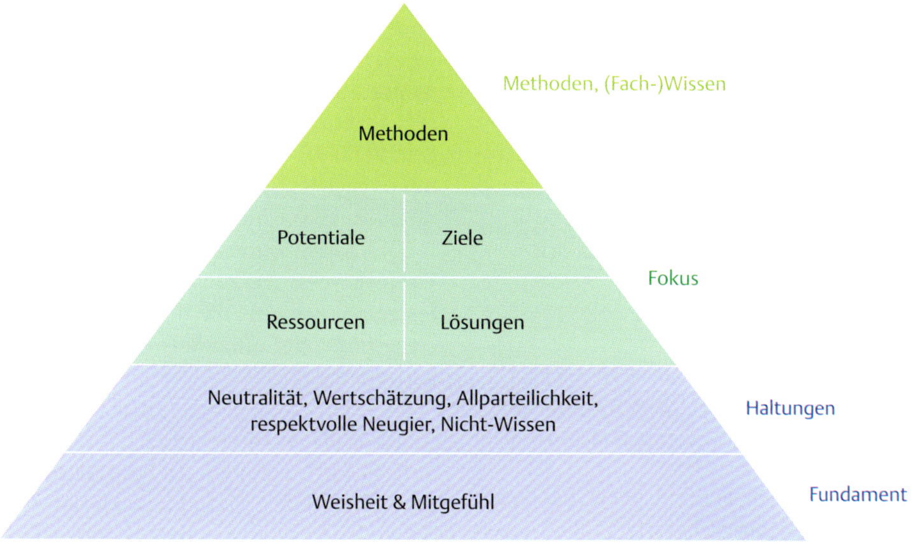

Abb. 3.2 Wesentliche Fähigkeiten und Fertigkeiten als Coach.

on, immer nach vorne gerichtet – hin zu Entwicklung und einer wünschenswerten Zukunft. Erst an der Spitze der Pyramide kommen dann die angewandten Methoden und das entsprechende Fachwissen des Therapeuten bzw. Coaches. Obwohl diese nur einen geringen Teil der Wirksamkeit ausmachen, stehen sie doch meistens im Mittelpunkt von therapeutischen Aus- und Weiterbildungen.

Dass ein ausreichend gefüllter Methodenkoffer und dessen geschickter Einsatz wichtige Zutaten zu gelingenden Coachingprozessen sind, steht außer Frage. Hullmann [121] betont jedoch, dass die innere Haltung des Coaches sowie dessen Persönlichkeitsentwicklung wichtiger seien als alle Techniken – und er verweist darauf, dass er sein „Geistesinstrument" [ebd., S. 7] genauso liebevoll pflegen, stimmen und meisterhaft beherrschen sollte wie professionelle Musiker. Aus diesem Grund wäre es wünschenswert, wenn auch im Weiterbildungskontext mehr Augenmerk auf die Stärkung dieser persönlichkeitsbezogenen Faktoren gelegt werden würde. Der österreichische Komponist Anton Bruckner (1824–1896) formulierte das folgendermaßen:

„Wer hohe Türme bauen will, muss lange am Fundament verweilen."

Auf den folgenden Seiten wollen wir uns nun ausführlich mit dem Bau des Turms und einem soliden Fundament beschäftigen, oder besser gesagt: mit der Pyramide, die dazu beitragen kann, dass nicht nur mehr Leichtigkeit, sondern auch mehr Erfolg (für alle Beteiligten) und nicht zuletzt mehr Menschlichkeit in den therapeutischen Alltag einziehen dürfen.

3.2 Weisheit und Mitgefühl – Die Basis für Coaching

„Liebe sagt: ‚Ich bin alles.' Weisheit sagt: ‚Ich bin nichts.' Zwischen diesen beiden fließt mein Leben."
Nisargadatta Maharaj (2020)

Weisheit und Mitgefühl sind 2 Aspekte, bei denen wir möglicherweise ganz selbstverständlich davon ausgehen, dass sie wesentlich sind für Therapie

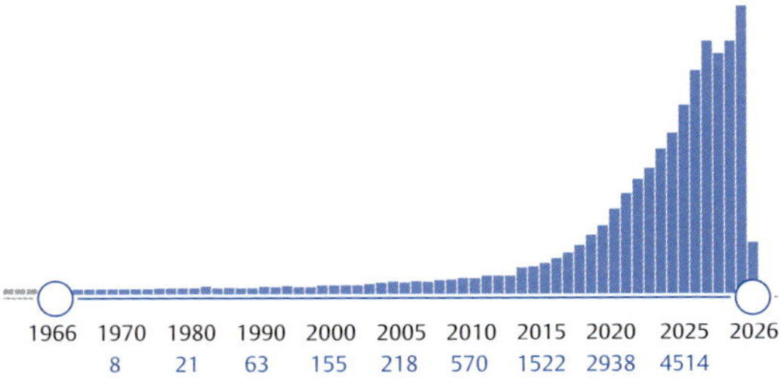

Abb. 3.3 Anzahl wissenschaftlicher Publikationen zum Thema Achtsamkeit.

und Coaching. Wie könnte ein Therapeut, der weder weise noch mitfühlend ist, hilfreich sein? Vielleicht ist es aber genau diese Selbstverständlichkeit, die uns vergessen lässt, dass es sich sowohl bei Weisheit als auch bei Mitgefühl um Qualitäten handelt, die zwar als Potential in jedem angelegt sind, deren Entfaltung jedoch davon abhängt, wie weit wir sie kultivieren.

Gleichzeitig handelt es sich um Begriffe, die nicht leicht zu definieren sind und deshalb in der wissenschaftlich geprägten Literatur wenig Aufmerksamkeit erhalten. Im Zuge des wachsenden Interesses für Themen wie Achtsamkeit, Meditation und buddhistische Psychologie, auch im Kontext der universitären Forschung, wurden hierfür aber in den letzten Jahren einige Grundlagen geschaffen. ▶ Abb. 3.3 zeigt die Zunahme von wissenschaftlichen Publikationen zum Thema Achtsamkeit auf der Plattform PubMed von unter 10 auf über 3000 pro Jahr in den letzten 60 Jahren. Zu sehen ist vor allem die fast schon exponentielle Zunahme an Forschungsarbeiten seit den 2000er Jahren, angetrieben durch die faszinierende Möglichkeit, Veränderungen im menschlichen Gehirn mithilfe magnetresonanztomografischer Aufnahmen direkt zu beobachten.

So konnten durch die Achtsamkeitsmeditation beispielsweise Veränderungen in Gehirnarealen festgestellt werden, die mit der Aufmerksamkeitssteuerung oder Emotionsregulation zusammenhängen.

Insgesamt stehen bei einem Großteil der wissenschaftlichen Untersuchungen positive Auswirkungen von Meditation auf bestimmte Krankheitssymptome oder Verhaltensfaktoren im Mittelpunkt. Es gibt darüber hinaus auch Hinweise darauf, dass es sich positiv auf den Behandlungserfolg

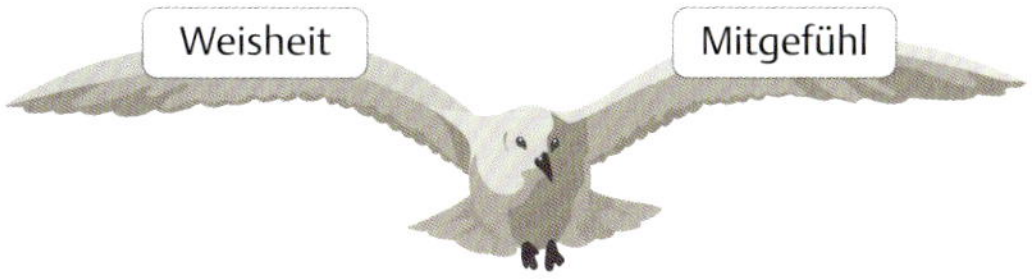

Abb. 3.4 Verbindung von Weisheit und Mitgefühl. Das eine existiert nicht ohne das andere.

auswirkt, wenn Psychotherapeuten regelmäßig Achtsamkeitsmeditation praktizieren [113]. Eine andere Untersuchung mit Pflegekräften konnte positive Auswirkungen von unterschiedlichen Meditationsformen auf die Fähigkeit zeigen, sich auf die Bedürfnisse der Patienten zu konzentrieren [137].

Der Dalai Lama, der den Austausch zwischen Buddhismus und Wissenschaft seit Langem fördert, bezeichnet Weisheit und Mitgefühl als die essenziellen Qualitäten für das eigene Wohlbefinden sowie für das Wohlbefinden anderer [127]. Ein schönes Bild dazu ist das eines Vogels, dessen beide Flügel eben jene Qualitäten von Weisheit und Mitgefühl sind, weshalb er nur dann gut fliegen kann, wenn beide Flügel gleichermaßen ausgeprägt sind (▶ Abb. 3.4).

3.2.1 Weisheit

Westliche Konzepte

Weisheit ist mit Sicherheit ein Konzept, das schwer zu greifen ist und zu dem es viele verschiedene Definitionen gibt. In der westlichen Philosophie kommt man dabei natürlich nicht an den großen Philosophen der Antike wie Sokrates oder Aristoteles vorbei. Aristoteles unterscheidet zum Beispiel zwischen einer eher praktischen Weisheit, die uns hilft, im alltäglichen Leben gute Urteile zu fällen und entsprechend zu handeln, sowie einer eher theoretischen Weisheit, welche ein tiefes Verständnis universeller Wahrheiten und Zusammenhänge beinhaltet. Für Sokrates bedeutet Weisheit hingegen auch, sich der Grenzen des eigenen Wissens bewusst zu sein, was uns einlädt, eine kritische Haltung gegenüber unseren eigenen Überzeugungen einzunehmen [117]. Der wohl bekannteste Philosoph der Aufklärung, Immanuel Kant, verbindet Weisheit wiederum mit ethischen Aspekten, indem er die Fähigkeit in den Mittelpunkt stellt, moralische Entscheidungen zu treffen, die dem Wohle aller dienen [130].

Östliche Konzepte

In unserem Ansatz beziehen wir ein östlich geprägtes Verständnis von Weisheit mit ein, welches sich zumindest in der Theorie gar nicht so grundsätzlich von den westlichen Ansätzen unterscheidet. Der Unterschied besteht unserer Auffassung nach vielmehr in der Frage, in welcher Form sich Weisheit praktisch kultivieren lässt. Darüber hinaus lässt sich vor allem die buddhistische Interpretation von Weisheit sehr gut mit den bereits erwähnten Annahmen des systemischen Denkens verbinden.

In einem östlich geprägten Verständnis wird Weisheit mehr als Einsicht in die Natur der Dinge verstanden, in die grundlegenden Mechanismen der menschlichen Erfahrung. So kann man durch einen geschulten Blick nach innen feststellen, dass unsere Wahrnehmung letztlich nicht die objektive Wahrheit widerspiegelt, sondern eine subjektive Konstruktion ist, die sich aus unseren Vorerfahrungen, Prägungen und Konditionierungen zusammensetzt und immer wieder neu bildet. Demnach gehört auch ein tiefes Verständnis für die Vergänglichkeit aller Dinge und unserer damit verbundenen Erfahrungen zur Weisheit dazu [135]. Wenn wir uns an die Ausführungen zum Konstruktivismus in Kap. 1.6.1 erinnern, fällt die Verbindung zum systemischen Verständnis des menschlichen Erlebens auf (vgl. hierzu auch [147]).

Dementsprechend schreibt Kornfield [125], dass Weisheit dann entsteht, wenn wir unsere Aufmerksamkeit von der Erfahrung selbst auf den Raum des Bewusstseins lenken, in welchem die Erfahrung stattfindet. Weisheit entsteht demnach, wenn es uns gelingt, innerlich einen Schritt zurückzutreten und uns nicht in die momentane Erfahrung verwickeln zu lassen, sondern zu erkennen, woraus diese Erfahrung besteht – nämlich aus einer Mischung von vorübergehenden Sinneseindrücken, Bewertungen, Gefühlen und Instinkten.

Kernaspekte von Weisheit

Meeks et al. [132] haben versucht, das Konzept Weisheit aus neurobiologischer Perspektive zu erfassen, und dabei festgestellt, dass dieses Feld bislang ausschließlich aus der Sicht von Religion und Philosophie und nicht von den empirischen Wissenschaften beleuchtet wurde. Außerdem zeigten sie auf, das moderne und ältere Konzepte von Weisheit viele Parallelen aufweisen. Diese sind:

- prosoziales Verhalten und eine prosoziale Haltung
- soziale Entscheidungsfindung und pragmatisches Lebenswissen
- emotionales Gleichgewicht
- Reflexion und Selbstverständnis
- Toleranz
- Anerkennung von Ungewissheit und Mehrdeutigkeit sowie ein wirksamer Umgang damit

Weisheit im Kontext therapeutischer Arbeit

Doch was bedeutet Weisheit im Hinblick auf die therapeutische Arbeit? Ist es nicht sogar vermessen, in diesem Zusammenhang von Weisheit zu sprechen? Die oben genannten Ausführungen zeigen, dass Weisheit weder eine zu abstrakte noch eine unerreichbare Eigenschaft darstellt.

In einer Befragung [141] nannten erfahrene Therapeuten folgende Fähigkeiten, die ihrer Einschätzung nach einen „weisen Therapeuten" auszeichnen:

- Einsicht, also ein tiefes Verständnis für die eigenen Vorstellungen und Motive sowie die Sichtweisen anderer
- Selbstreflexion
- Rücksicht auf andere, die auf echtem Mitgefühl basiert
- Akzeptanz als die Fähigkeit, die Realität klar zu sehen und anzunehmen
- Urteilsfähigkeit
- und nicht zuletzt kognitive Intelligenz, verbunden mit dem notwendigen Fachwissen

Weisheit ist also nicht nur ein intellektuelles Konzept, sondern ein praktisches Mittel, um das Leben und die menschliche Erfahrung besser zu verstehen. Wenn wir nun aus einem solchen Verständnis heraus handeln, basiert dieses Handeln nicht nur auf unseren Vorannahmen und gewohnheitsmäßigen Urteilen. Wir können diese, soweit hilfreich, mit einbeziehen, während wir aus einer inneren Haltung der Offenheit schauen können, was im Moment zu tun oder auch zu lassen ist. Im Coaching kann unsere eigene Agenda, die wir im Kopf haben, dem Prozess oft im Wege stehen. Hingegen kann uns eine Prise Weisheit helfen, loszulassen und somit mehr der eigenen inneren Weisheit sowie der Weisheit unserer Klienten zu vertrauen: „That's where magic happens." [165].

Dass es sich bei Weisheit und Mitgefühl um Qualitäten handelt, die bewusst kultiviert werden können, zum Beispiel durch Achtsamkeit, werden wir uns später noch genauer anschauen.

3.2.2 Mitgefühl

Mitgefühl, der andere Flügel des Vogels, ist ein zentraler Bestandteil der menschlichen Erfahrung und spielt eine entscheidende Rolle für unsere sozialen Beziehungen und unser emotionales Wohlbefinden. Es ist das Erkennen und das Teilen des Leidens eines anderen, gepaart mit dem Wunsch, dieses zu lindern. Es gibt zwar keine allgemeingültige Definition von Mitgefühl, die folgende Beschreibung enthält jedoch viele der bereits genannten Aspekte.

Mitgefühl

Mitgefühl kann laut Paul Gilbert als „eine Sensibilität für das Leid in uns und in anderen, verbunden mit dem Wunsch, es zu lindern und zu verhindern" verstanden werden [111].

Der Autor weist darauf hin, dass Mitgefühl 2 unterschiedliche Qualitäten beinhaltet: zum einen die Offenheit und die Zuwendung zum Leiden hin, zum anderen die Reaktion darauf, also die Antwort, die wir innerlich auf die Wahrnehmung des Leidens geben.

Wissenschaftliche und kulturelle Perspektiven

In den letzten Jahrzehnten haben (Neuro-)Wissenschaftler und Psychologen begonnen, sich intensiv mit den Ursprüngen und den Mechanismen des Mitgefühls zu befassen. Dabei hat sich herausgestellt, dass Mitgefühl nicht nur eine zutiefst menschliche Fähigkeit ist, sondern auch ein biologisch verankertes und trainierbares Phänomen.

Der Ursprung des Mitgefühls lässt sich sowohl aus evolutionärer als auch kultureller Sicht betrachten. Evolutionär betrachtet ist Mitgefühl eine wichtige soziale Fähigkeit, die das Überleben und die Kooperation innerhalb von Gruppen begünstigt. In frühen menschlichen Gemeinschaften war das Wohl des Einzelnen oft eng mit dem Wohl der Gruppe verbunden. Empathie und Mitgefühl förderten den sozialen Zusammenhalt und ermöglichten es den Menschen, gemeinsam zu überleben. Dieses kooperative Verhalten half dabei, Ressourcen zu teilen, Konflikte zu lösen und die Gruppenstabilität zu sichern. Interessanterweise sind es auch bei unseren nächsten Verwandten, den Schimpansen, in erster Linie fürsorgliche Qualitäten, die für das Zusammenleben der Gruppe wichtig sind. Entgegen der naheliegenden Annahme, dass das Zusammenleben vor allem durch starke und notfalls gewaltbereite Alphatiere gewährleistet wird, konnte der bekannte Biologie und Primatenforscher Frans de Waal [107] in seinen Verhaltensstudien zeigen, dass Alphatiere vor allem gute Friedensstifter und Trostspender sind.

Kulturell gesehen haben nahezu alle großen religiösen und philosophischen Traditionen das Konzept des Mitgefühls in ihren Lehren verankert. So spielt Mitgefühl z. B. eine zentrale Rolle in der buddhistischen Psychologie [112], [125]. Der Buddhismus lehrt, dass Mitgefühl nicht nur die Beziehung zu anderen Menschen verbessert, sondern auch das eigene Leiden lindert. Auch im Christentum finden sich zahlreiche Hinweise auf die Bedeutung von Mitgefühl, etwa in der Figur Jesu, der stets den Bedürftigen und Leidenden beistand, aber auch im nah verwandten Begriff der Barmherzigkeit.

In den letzten Jahren haben neurowissenschaftliche Studien interessante Einblicke in die biologischen Grundlagen des Mitgefühls gegeben. Forschungen zeigen, dass Mitgefühl in unserem Gehirn mit der Aktivierung bestimmter Areale einhergeht und nicht nur eine passive Reaktion auf das Leid anderer ist. Es wird aktiv durch die Betrachtung des Leidens eines anderen und die Absicht zu helfen ausgelöst [143], [144].

Eine Voraussetzung dafür sind unsere sogenannten Spiegelneuronen. Diese Nervenzellen ermöglichen es uns, die Emotionen und Handlungen anderer nachzuvollziehen. Sie könnten eine neurologische Grundlage dafür bieten, warum wir mit anderen mitfühlen und ihr Leiden spüren können, ohne direkt betroffen zu sein. Diese neuronalen Mechanismen sind ein weiterer Beleg dafür, dass Mitgefühl nicht nur ein sozialer, sondern auch ein biologisch verankerter Prozess ist [142].

Empathie, Mitgefühl und Mitleid – eine Abgrenzung

In den letzten Jahrzehnten haben die Begriffe Empathie, Mitgefühl und Mitleid also nicht nur im gesellschaftlichen, sondern auch im wissenschaftlichen Diskurs stark an Bedeutung gewonnen. Besonders die Neurowissenschaftlerin Tanja Singer hat mit ihren Forschungen entscheidend dazu beigetragen, die Begriffe zu differenzieren und ihr Zusammenspiel zu verstehen. Dabei zeigt sich: Obwohl die Begriffe im Alltag häufig synonym verwendet werden, handelt es sich um klar abgrenzbare emotionale und kognitive Prozesse mit unterschiedlichen Auswirkungen auf das eigene Wohlbefinden und die zwischenmenschliche Beziehungsgestaltung.

Empathie beschreibt die Fähigkeit, die Emotionen eines anderen Menschen zu erkennen, nachzuempfinden und kognitiv nachzuvollziehen. Während Empathie also das Miterleben von Emotionen beschreibt, geht Mitgefühl einen Schritt weiter. *Mitgefühl* ist eine prosoziale Motivation, die aus der empathischen Wahrnehmung von Leid entsteht, aber nicht in der bloßen Teilhabe verharrt. Es bedeutet, den Wunsch zu entwickeln, das Leiden des anderen zu lindern. Man fühlt mit, aber ohne sich vollständig in die Emotionen der anderen Person verwickeln zu lassen [144].

Hier liegt ein wesentlicher Unterschied zur Empathie: Mitgefühl ist emotional distanzierter, aber gleichzeitig positiver und konstruktiver. In einer vielbeachteten Studie mit buddhistischen Mönchen konnten Singer and Klimecki [144] zeigen, dass Mitgefühlstraining (z. B. durch Meditation) zu einer Aktivierung anderer Hirnareale führt als Empathie. Insbesondere das Belohnungssystem und Areale, die mit Fürsorge und positiver Motivation assoziiert sind, sind hier aktiv. So ist Mitgefühl auch eher mit positiven Emotionen verbunden, während reine Empathie auch zu Mitleid und, damit verbunden, eher negativen Gefühlen oder Hilf-

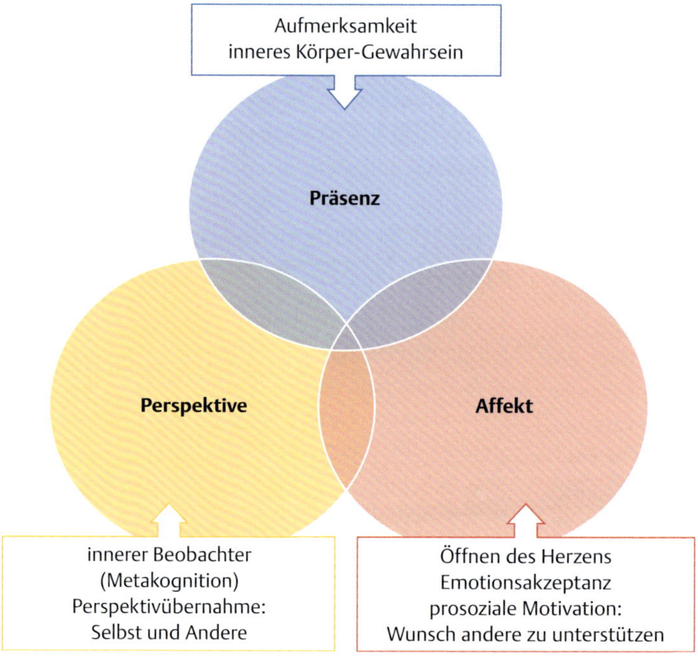

Abb. 3.5 Das ReSource-Modell des Mitgefühls [143]: Mitgefühl kann durch die Schulung von Präsenz, durch die Übernahme fremder Perspektiven sowie durch eine Öffnung des Herzens gestärkt werden.

losigkeit führen kann [106], [144]. Aguilar-Raab [105] führt dies darauf zurück, dass *Mitleid* mit einer unbewussten Identifikation mit dem negativen Zustand der anderen Person einhergeht, ohne einen aktiven Lösungs- oder Linderungsimpuls.

Diese Ergebnisse zeigen: Mitgefühl ist nicht nur für den anderen hilfreich, sondern auch für das eigene emotionale Gleichgewicht wertvoll. Während eine dauerhafte empathische Belastung in eine sogenannte „empathische Erschöpfung" führen kann, stärkt Mitgefühl die Resilienz und das Wohlbefinden. So hat die Unterscheidung zwischen Empathie, Mitgefühl und Mitleid ganz praktische Konsequenzen für Menschen in helfenden Berufen, die häufig einem hohen Maß an emotionaler Belastung ausgesetzt sind.

Mitgefühl ist trainierbar

Eine der zentralen Erkenntnisse aus Tanja Singers Arbeit ist, dass Mitgefühl trainierbar ist – unabhängig davon, ob jemand von Natur aus besonders empathisch ist. Gemeinsam mit weiteren Forschenden initiierte sie das groß angelegte ReSource-Projekt, in dem verschiedene achtsamkeitsbasierte Trainingsprogramme getestet wurden. Diese Trainings sollten gezielt empathische, mitfühlende und achtsame Fähigkeiten fördern [143].

Die Ergebnisse zeigen, dass schon nach wenigen Wochen regelmäßiger Praxis Veränderungen im Gehirn messbar sind: Die Fähigkeit zum Mitgefühl steigt, während Stress und Erschöpfung sinken.

Ein entscheidender Punkt ist hier die achtsame Selbstregulation: Wer lernt, empathisches Erleben nicht überhandnehmen zu lassen, sondern in mitfühlendes Handeln zu transformieren, schützt sich selbst vor emotionaler Überlastung und kann zugleich anderen effektiver helfen.

▸ Abb. 3.5 zeigt ein auf diesen Erkenntnissen aufbauendes Modell von Mitgefühl, in welchem nicht nur ersichtlich wird, aus welchen Aspekten sich Mitgefühl zusammensetzt, sondern auch wie dieses kultiviert werden kann.

3.2.3 Achtsamkeit und die Frage, wie sich Weisheit und Mitgefühl kultivieren lassen

Achtsamkeit, Weisheit und Mitgefühl sind eng miteinander verbunden. In vielen Quellen wird die Praxis von Achtsamkeit und Meditation als praktischer Weg empfohlen, um Weisheit und Mitgefühl zu trainieren [105], [106], [112], [135]. Germer und Siegel [110] bezeichnen Achtsamkeit als die gemeinsame Wurzel von Weisheit und Mitgefühl.

Achtsamkeit – Annäherungen an einen Begriff

Achtsamkeit ist die bewusste, nicht wertende Wahrnehmung des gegenwärtigen Moments. Jon Kabat-Zinn, der wesentlich zur Verbreitung von Achtsamkeit im Bereich der Medizin beigetragen hat, bezeichnet Achtsamkeit als „nichturteilendes Gewahrsein von Moment zu Moment [...], ein Gewahrsein, das kultiviert wird, indem man auf eine bestimmte Weise aufmerksam ist, [...] im gegenwärtigen Augenblick und so wenig reaktiv, so wenig urteilend und so offenherzig wie möglich" [123].

Achtsamkeit ist keine Entspannungstechnik, sondern vielmehr eine innere Haltung. Es geht nicht darum, sich „gut" zu fühlen oder bestimmte Gedanken loszuwerden, sondern darum, einfach das wahrzunehmen, was da ist – mit Offenheit und Akzeptanz. Die Praxis der Achtsamkeit schult eine klare Wahrnehmung unserer inneren Erfahrungen – wie Gedanken und Gefühle –, ohne diese zu bewerten. Dabei können wir zum Beispiel beobachten, dass unsere Gedanken und Einstellungen nichts Festes sind, sondern einfach nur Vorgänge, die sich in unserem Geist abspielen. Je mehr es uns gelingt, uns nicht mit diesen Vorgängen zu identifizieren, desto mehr können wir uns von gewohnheitsmäßigen Mustern und Reaktionsweisen lösen. So entsteht Raum für neue Perspektiven und einen kreativen Umgang mit unseren Herausforderungen.

Geschichte des Achtsamkeitsbegriffs

Auch wenn Achtsamkeit in der westlichen Welt erst seit ein paar Jahrzehnten populär ist, hat sie eine lange Geschichte. Wie bereits erwähnt, spielt sie vor allem in der buddhistischen Tradition eine zentrale Rolle, wenngleich es ähnliche Ideen auch in anderen Kulturen gab, wie z. B. in der christlichen Mystik, im Sufismus oder im Stoizismus.

Der Begriff Achtsamkeit geht zurück auf den sogenannten Pali-Kanon und das Wort „sati", einen zentralen Begriff in der buddhistischen Lehre [115]. Sati bedeutet „Erinnern" oder „reines Gewahrsein". So geht es in fast allen buddhistischen Meditationsformen, wie zum Beispiel der Vipassana- oder der Zen-Meditation, darum, Gedanken, Gefühle und Sinneseindrücke einfach nur wahrzunehmen, ohne sie zu bewerten oder festzuhalten [118], [149]. Interessant ist auch das chinesische Schriftzeichen für Achtsamkeit, welches einen Aspekt ausdrückt, der weder im Deutschen noch im englischen Begriff *Mindfulness* zur Geltung kommt (▶ Abb. 3.6).

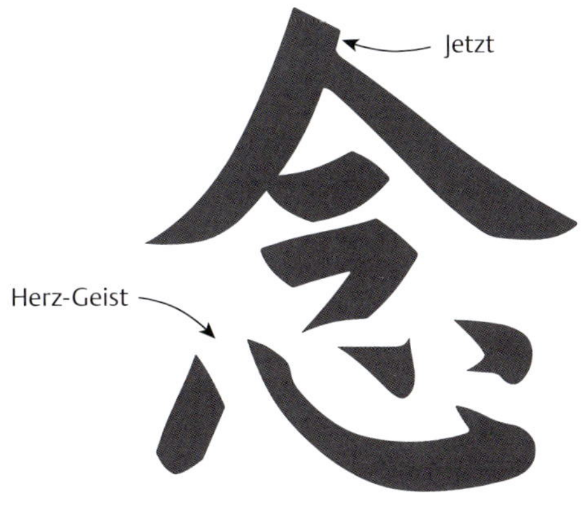

Abb. 3.6 Das chinesische Schriftzeichen für Achtsamkeit, dass sich aus der Verbindung der beiden Symbole für „Jetzt" und „Herz-Geist" zusammensetzt.

Der obere Teil des Zeichens, das Dach, bedeutet „Jetzt", was sich auf den gegenwärtigen Augenblick bezieht. Interessant ist aber vor allem der Teil unter dem Dach, der in Verbindung mit dem oberen eine Bedeutung hat, die es so weder in der deutschen noch in der englischen Sprache gibt, nämlich „Herz-Geist". Das verdeutlicht nochmal, dass es bei der Achtsamkeit um weit mehr geht als nur um Konzentration. Achtsamkeit bedeutet, mit unserem ganzen Sein, welches Herz und Geist umfasst, präsent zu sein. Es beinhaltet auch den Aspekt der Akzeptanz und den einer Öffnung des Herzens dem gegenwärtigen Geschehen gegenüber. Aus diesem Grund wird manchmal auch der Begriff *Heartfulness* verwendet, um zu betonen, dass es sich nicht nur um eine Geistes-, sondern auch um eine Herzensschulung handelt [129].

Akzeptanz als wesentlicher Faktor des achtsamen Wandels

Grundlagen des achtsamen Wandels nach Kornfield

Kornfield [125] nennt vier Grundlagen des sogenannten achtsamen Wandels:

1. Erkennen: Ein bewusstes, ehrliches und aufrichtiges Erkennen dessen was ist, was sich gerade in unserem Leben ereignet.
2. Akzeptieren: Annehmen dessen, was ist. Das bedeutet nicht, sich zu ergeben, aber anzuerkennen, dass die Dinge gerade so sind, wie sie sind.
3. Erforschen: Dem Problem „auf den Grund gehen", indem wir vor allem unsere innere Erfahrung im Zusammenhang damit erforschen, unsere körperlichen Empfindungen, unsere Gedanken und unsere Gefühle.
4. Nicht-Identifizieren: Aufhören, ein Problem als „mich" oder „mein" zu betrachten. Wenn wir unsere Gedanken, Gefühle und körperlichen Empfindungen erforschen, erkennen wir, dass diese ohne Substanz sind und sich ständig verändern. Wir üben uns darin, uns nicht mit den vorübergehenden Erfahrungen und Geschichten in uns zu identifizieren und immer wieder in ein offenes Gewahrsein dessen zurückzukehren, was tatsächlich gerade geschieht.

Im Hinblick auf Coaching ist vor allem der Aspekt des Akzeptierens interessant. Lösungsorientierte Ansätze können manchmal die Tendenz haben, zu schnell über Probleme hinwegzugehen, um mögliche Lösungen in den Fokus zu nehmen. Das ist grundsätzlich sehr wertvoll, allerdings können gerade innere Widerstände, auch gegen unangenehme Emotionen, die vielleicht in Folge von Problemen auftauchen, verhindern, dass sich wirklich nachhaltige Lösungsansätze finden lassen. So kann es erstmal wichtig sein, dem Problem und dessen Folgen Raum zu geben, mögliche Widerstände und schwierige Gefühle wohlwollend wahrzunehmen und diese somit besser akzeptieren zu können. Dadurch wird verhindert, dass weiterhin ein Teil der inneren Ressourcen des Klienten unbewusst in die Vergangenheit gerichtet ist. Je mehr wir als Coach selbst in solch einer annehmenden inneren Haltung geübt sind, desto leichter wird es fallen, dies auch bei unseren Klienten zu ermöglichen.

Löhmer und Standhardt [129] beschreiben die Bedeutung von Akzeptanz folgendermaßen:

„Akzeptanz bedeutet, das Leben so anzunehmen, wie es jetzt ist, jenseits von persönlichen Ideen, Wünschen und Vorstellungen. [...] Durch unser Auflehnen, den inneren Widerstand und das äußerliche Kämpfen verschlimmern wir die sowieso schon unerfreuliche Situation und verhindern zudem, dass sie sich zum Positiven wandeln kann. [...] In der Akzeptanz öffnen wir unser Herz für den jeweiligen Augenblick, wie schön oder schrecklich er sich anfühlt. [...] Mit Akzeptieren ist nicht resignieren gemeint. Akzeptieren ist vielmehr aktiv, kraftvoll und mutig."

Auf diese Weise wird deutlich, dass Achtsamkeit alles andere als nur ein theoretisches Konzept ist, sondern vielmehr eine Haltung, etwas, das wir nur „sein" können. Achtsamkeit bedeutet aufzuwachen und die Dinge so zu sehen, wie sie sind – jenseits unserer Erwartungen, Vorstellungen und gewohnheitsmäßigen Sichtweisen. Eine Fähigkeit, die jedem Menschen zur Verfügung steht – die wir allerdings viel zu selten nutzen. Durch regelmäßiges Üben lässt sich diese Fähigkeit jedoch fördern. Wie bereits erwähnt, gibt es viele, oft spirituelle Traditionen, in denen die Schulung von Achtsamkeit eine zentrale Rolle spielt. Seit den 1960er und 70er Jahren sind aber auch die westliche Wissenschaft und Psychologie darauf aufmerksam geworden, wodurch sich das Konzept der Achtsamkeit weiterentwickelt und vermehrt Eingang in unseren westlichen Alltag gefunden hat.

Achtsamkeit trainieren

Ein wichtiger Wegbereiter ist der amerikanische Molekularbiologe Jon Kabat-Zinn, der Ende der 1970er Jahre an der Universitätsklinik von Massachusetts begonnen hat, Achtsamkeitsmeditation mit Schmerzpatienten und chronisch Erkrankten zu praktizieren. Die daraus entstandene und inzwischen weltweit anerkannte Methode MBSR (Mindfulness-based Stress Reduction) hat wesentlich zur Verbreitung von Achtsamkeit beigetragen, nicht nur im medizinischen Bereich [122]. Neben weiteren achtsamkeitsbasierten Ansätzen wie der

Acceptance-Commitment-Therapie oder der Dialektisch behavioralen Therapie gilt MBSR als eines der Standardverfahren im medizinisch-pädagogischen Kontext. Eine inzwischen fast unüberschaubare Anzahl an Studien zeigt, dass Achtsamkeit eine trainierbare Fähigkeit darstellt, die sich vielfältig auf Gesundheit und Wohlbefinden aber auch auf soziale Kompetenzen auswirkt [114], [119], [124].

Die aufgeführten Studien konnten zudem zeigen, dass wir Achtsamkeit ganz ähnlich wie unsere Muskeln trainieren können. Wie unser Muskelsystem sich an wiederholte (Trainings-)Reize anpasst, so verändert sich auch unser Gehirn durch ständig stattfindende Anpassungsvorgänge. So kann man in Gehirnarealen oder -netzwerken, die wir häufig nutzen, beispielsweise stärkere synaptische Verbindungen vorfinden als in Regionen, die wir nicht oder nur wenig nutzen [116]. Diese Eigenschaft, die auch als Neuroplastizität bezeichnet wird, machen wir uns durch Meditation zunutze. Durch eine regelmäßige Meditationspraxis lassen sich auf diese Weise etwa Gehirnstrukturen stärken, die mit unserer Aufmerksamkeits- und Emotionsregulation sowie unserer Selbstwahrnehmung zusammenhängen [120].

Formale Achtsamkeitspraxis

Kabat-Zinn [122] unterscheidet dabei zwischen einer formalen und einer nicht-formalen Achtsamkeitspraxis. Die formale Praxis beschreibt die Meditation, für die wir uns extra Zeit nehmen, andere Aktivitäten pausieren und eine bestimmte Körperposition einnehmen (z. B. Body Scan, Sitzmeditation oder Yoga).

Für das Erlernen einer formalen Achtsamkeitsmeditation empfiehlt sich zunächst eine professionelle Einführung, entweder durch einen MBSR-Kurs oder andere Formate in Bildungseinrichtungen oder Meditationshäusern. Achtsamkeitsmeditation kann in Stille oder mit Anleitung praktiziert werden.

Audio-Anleitungen für formale Meditationsübungen

- Atemmeditation 5 min
- Sitzmeditation 15 min
- Sitzmeditation 25 min
- Body Scan 34 min

- Auries Welt: Geschichten für achtsame Kinder und Erwachsene. *www.auries-welt.de*

Auries Welt lädt Kinder und Erwachsene gleichermaßen ein, die Magie der Achtsamkeit zu erleben. Auf spielerische Weise verweben sich Geschichten und Übungen, die stärken, ermutigen und Antworten schenken auf Fragen, die uns alle bewegen. Denn wenn wir lernen, achtsam mit uns selbst zu sein, wächst auch die Achtsamkeit im Miteinander – und dadurch wird sich die Welt verändern.

Tipps für die Meditationspraxis

- Ungeachtet dessen, was geschieht (wenn du dich z. B. nicht mehr konzentrieren kannst, immer wieder an andere Dinge denkst, die Übung sich anstrengend anfühlt, du dich unruhig fühlst), mach einfach weiter. Das ist deine Erfahrung im Moment, nimm sie einfach nur bewusst wahr.
- Wenn dein Geist häufig abschweift, nimm die Gedanken einfach als flüchtige Ereignisse zur Kenntnis, wie Wolken, die vorbeiziehen, und bringe deinen Geist wieder sanft zum Atem bzw. zum Körper zurück.
- Lass jegliche Gedanken von „Erfolg“, „Versagen“, „es gut machen wollen“ oder „sich bemühen“ los. Es handelt sich nicht um einen Wettbewerb. Es gibt keine Qualifikation, um die du dich bemühen musst. Die einzige Disziplin, die hier erforderlich ist, besteht darin,

regelmäßig und häufig zu üben, eine Routine zu entwickeln. Tue es einfach mit einer Haltung von Offenheit und Interesse.

- Lass jegliche Erwartungen los, wofür die Meditation gut sein könnte: Stelle es dir einfach so vor, als ob du ein Saatkorn säen würdest. Je mehr du herumstocherst und eingreifst, umso weniger wird es sich entfalten können. Ebenso verhält es sich mit der Meditation. Sorge einfach für geeignete Bedingungen – Stille und Frieden, regelmäßiges und häufiges Üben. Das ist alles. Je mehr du zu beeinflussen suchst, desto weniger wird das geschehen, was du mit der Meditation erreichen möchtest.
- Versuche deiner Erfahrung in jedem Moment mit einer Haltung zu begegnen, die in etwa ausdrückt: „Okay, so liegen die Dinge gerade." Wenn eine Empfindung angenehm ist, dann ist eine Empfindung angenehm. Wenn eine Empfindung unangenehm ist, dann ist eine Empfindung unangenehm. Anstatt den normalen Reaktionsmustern nachzugehen, Unangenehmes abzulehnen oder loswerden und Angenehmes behalten oder verstärken zu wollen, versuche Angenehmes und Unangenehmes gleichermaßen in einer möglichst annehmenden, nicht wertenden Haltung zu beobachten, so gut dir dies möglich ist.
- Achtsamkeitsmeditation ist keine Entspannungsübung, denn Ziel einer Entspannungsübung ist es, sich zu entspannen. Bei der Achtsamkeitsmeditation darfst du dich so fühlen, wie du dich fühlst. Versuche dabei, so gut du kannst, genau das einfach wahrzunehmen. Wenn du dabei eine tiefe Entspannung erfährst, was natürlich vorkommen kann, dann nehme auch das wahr.

Vgl. [128]

Nicht-formale Achtsamkeitspraxis

Interessant ist aber auch die nicht-formale Praxis, womit die Integration von Achtsamkeit in unseren Alltag gemeint ist. Hier geht es darum, immer wieder Momente des Innehaltens zu schaffen, in denen wir uns unseres Atems, unseres Körpers und dem, was gerade geschieht, gewahr werden. Auch das bewusste Ausführen alltäglicher Tätigkeiten, wie z. B. Essen, Gehen oder auch Putzen, kann als nicht-formale Praxis bezeichnet werden und trägt wesentlich zur Kultivierung von Achtsamkeit bei.

Anregungen für alltägliche Achtsamkeit

- Wenn du am Morgen aufwachst, richte deine Aufmerksamkeit auf deinen Atem, bevor du aufstehst. Beobachte diesen 5 Atemzüge lang.
- Bemerke Veränderungen in deiner Haltung. Sei dir bewusst, was du im Geist und Körper spürst, wenn du deine Position vom Liegen zum Sitzen, zum Stehen, zum Gehen veränderst. Bemerke es jedes Mal bewusst, wenn du deine Haltung zu einer anderen veränderst.
- Wenn du das Telefon läuten hörst, einen Vogel singen, einen Zug vorbeifahren, Lachen, ein Auto, den Wind, eine schließende Tür, dann nehme eines dieser Geräusche als Glocke der Achtsamkeit. Höre wirklich hin und sei gegenwärtig und wach.
- Kehre während des Tages immer wieder zu deinem Atem zurück. Beobachte diesen 5 Atemzüge lang.
- Wenn du isst oder trinkst, nimm dir eine Minute Zeit und atme bewusst. Betrachte das Essen und werde dir bewusst, dass dieses Essen mit all dem verbunden ist, was seine Herstellung nährte. Kannst du die Sonne, den Regen, die Erde, den Bauern, den Lastwagenfahrer in diesem Essen erkennen? Iss aufmerksam, im Bewusstsein, dass dies deine Gesundheit unterstützt. Blicke bewusst auf das Essen, rieche es, schmecke, kaue und schlucke es achtsam.
- Werde dir deines Körpers bewusst, während du gehst oder stehst. Halte einen Moment inne und spüre deine Haltung. Spüre den Untergrund, auf dem du gehst. Spüre die Luft in deinem Gesicht, auf deinen Armen und Beinen, während du gehst. Bist du in Eile?
- Richte deine Aufmerksamkeit auf dein Zuhören und Sprechen. Kannst du zuhören, ohne zuzustimmen oder nicht zuzustimmen, ohne Mögen oder Ablehnen und ohne zu planen, was du als Nächstes sagen willst, wenn du an der Reihe bist? Wenn du sprichst, kannst du einfach sagen, was du sagen möchtest, ohne zu übertreiben oder herunterzuspielen? Bemerke dabei, wie sich dein Körper und Geist anfühlen.

- Wenn du in einer Warteschlange stehst, nutze die Zeit und spüre dein Stehen und Atmen. Spüre den Kontakt der Füße am Boden, und wie sich dein Körper anfühlt. Richte deine Aufmerksamkeit auf das Heben und Senken deiner Bauchdecke. Fühlst du dich ungeduldig?
- Werde dir im Laufe des Tages der Anspannungen in deinem Körper bewusst. Beobachte, ob du in diese hineinatmen kannst und mit dem Ausatmen überflüssige Spannung loslassen kannst. Gibt es angesammelte Spannung irgendwo in deinem Körper? Zum Beispiel im Nacken, in den Schultern, im Magen, im Kieferbereich, im unteren Rücken? Wenn möglich, strecke und recke dich und mache einmal am Tag Yoga.
- Richte deine Aufmerksamkeit auf alltägliche Aktivitäten, wie Zähne putzen, Abwaschen, Haare kämmen, Schuhe anziehen und Arbeiten.
- Bevor du am Abend schlafen gehst, nimm dir einen Moment Zeit und bringe deine Aufmerksamkeit zu deinem Atem. Beobachte diesen 5 achtsame Atemzüge lang.

Vgl. [148]

Achtsamkeit als Schlüsselkompetenz für therapeutische Berufe

Unserer Erfahrung nach ist Achtsamkeit ein zentraler Schlüssel für Menschen in therapeutischen Berufen, um einerseits empathisch und offen für die Probleme der Klienten zu sein und sich andererseits im Sinne einer guten Selbstfürsorge angemessen abgrenzen zu können und eine gesunde Balance zwischen Veränderungsanspruch und Akzeptanz zu finden [105]. Darüber hinaus kann eine fundierte Achtsamkeitspraxis dabei helfen, sich nicht zu schnell in die Geschichten und Konstruktionen der Klienten hineinziehen zu lassen und so eine zugleich mitfühlende, aber auch neutrale Haltung einnehmen zu können. Eine durch Achtsamkeit gestärkte Präsenz schafft auch mehr Bewusstheit für unseren gegenwärtigen Fokus und unsere innere Haltung. Nach Rautenberg [138] sind wir es als Coach wie auch als Therapeut unseren Klienten sogar schuldig, selbst in einem möglichst guten Zustand der Präsenz zu sein, damit wir wirklich hilfreich sein können und der Coachingprozess ins Fließen kommen kann.

Gerade im systemisch-lösungsorientierten Coaching ist diese innere Haltung des Coaches eine essenzielle Basis, um gelingende Veränderungs- und vielleicht sogar Heilungsprozesse zu ermöglichen. Kutz [126] bezeichnet systemisches Arbeiten als eine „zutiefst humanistische Haltung [...] zu ALLEM, allem Lebendigen, allen Dingen auf diesem Erdenrund, zu Zusammenhängen, zu Veränderungen (welche kontinuierlich passieren), zu Systemen, der Natur und letztlich der gesamten Schöpfung und dem Universum. Eine Haltung der kontinuierlichen, allumfassenden, allen und jeder kleinsten Seiens-Expression dieses Erdenrunds gegenüber ausgeübten Achtsamkeit. Auch im Sinne von Respekt, Respektierung, Wert-Schätzung, Anerkennung, eben Achtung des anderen."

3.3 Systemische Haltungen entwickeln

Wenn wir uns an dieser Stelle noch einmal an das Thema Kybernetik (S. 20) im ersten Kapitel dieses Buchs erinnern, wird deutlich, weshalb die innere Haltung des Coaches eine so wesentliche Rolle für den Coachingprozess spielt. Zur Erinnerung: Als Coach schauen wir nicht von außen auf den Klienten und seine Situation, sondern sind im Moment des Gesprächs selbst Teil des Coaching-Systems. Das bedeutet, wie wir uns verhalten, was wir glauben, wo unser Fokus liegt – all das beeinflusst das Denken, Fühlen und Handeln des Klienten unweigerlich. Wenn wir selbst überzeugt sind, dass der Klient das Potential für die Lösung seiner Probleme bereits in sich trägt, wird es ihm leichterfallen, dieses Potential selbst zu sehen und zu entfalten. Wenn wir uns hingegen in der meistens eher problemorientierten und manchmal auch ausweglos erscheinenden Geschichte des Klienten verfangen, woher soll er Mut und Zuversicht schöpfen, selbst wenn wir die besten Werkzeuge in unserem Methodenkoffer haben?

In der Literatur zu systemisch-lösungsorientiertem Coaching werden immer wieder bestimmte Haltungen aufgeführt, die in unserem Modell (► Abb. 3.5), aufbauend auf Weisheit und Mitgefühl, die nächste Stufe der Coaching-Kompetenzen darstellen.

3.3.1 Neutralität

Neutralität bedeutet eine Haltung des bewussten Nicht-Bewertens dessen, was uns im Coaching begegnet. Das schließt sowohl die Werte und Lebensentwürfe des Klienten mit ein als auch die Richtung, in die sich der Klient verändern will. Auch gegenüber der Zeit, welche Denk-, Verarbeitungs- und Veränderungsprozesse des Klienten beanspruchen, versuchen wir eine nicht-wertende Haltung einzunehmen [126]. Dafür ist es wichtig, eigene Werte und Einstellungen erstmal wahrnehmen und gleichzeitig deren Absolutheitsanspruch relativieren zu können, um so den Klienten möglichst unvoreingenommen zu begegnen.

Diese Neutralität ist wichtig, weil sie Klienten Raum gibt, ihre eigenen Lösungen zu entdecken und zu entwickeln. Wenn der Coach neutral bleibt, kann er die Perspektiven und Ressourcen der Klienten besser wahrnehmen und fördern, ohne diese durch eigene Meinungen zu beeinflussen. Das schafft eine vertrauensvolle Atmosphäre, in der sich der Klient sicher fühlt, seine Gedanken und Gefühle offen teilen zu können.

Im systemisch-lösungsorientierten Ansatz bedeutet Neutralität auch, dass der Coach die verschiedenen Systeme, in denen der Klient agiert – wie Familie, Arbeit oder soziale Gruppen –, respektvoll und ohne Wertung betrachtet. Er achtet darauf, keine Schuldzuweisungen oder Bewertungen vorzunehmen, sondern die Dynamiken und Muster zu erkennen und sichtbar zu machen, damit der Klient eigene Lösungen finden kann.

Neutralität kann uns als Coach auch helfen, die Grenzen unserer Rolle zu wahren. Wir sind kein Berater, der Ratschläge gibt, sondern eher ein Begleiter, der den Klienten bei der Selbstreflexion und Lösungsfindung unterstützt. Durch diese Haltung wird die Eigenverantwortung des Klienten gestärkt.

Ihre Grenze findet Neutralität dort, wo Verhaltensweisen gegen grundlegende Werte verstoßen. In Fällen von z. B. Diskriminierung, Machtmissbrauch oder Grenzverletzung braucht es eine klare Positionierung im Sinne von Schutz und Integrität – aber dennoch mit dem Versuch, auch dort systemisch zu verstehen und den Menschen mit seiner Geschichte zu sehen.

> ✔ **Merke**
> Neutralität bedeutet: „Ich höre zu, ohne zu bewerten, ich bin mir bewusst, dass meine Sicht aus meinen Erfahrungen entstanden ist und die Sicht des anderen aus seinen Erfahrungen. Ich lasse dem Klienten Raum, für sich passende Lösungen zu entwickeln. Seine Lösung muss nicht meine Lösung sein."

3.3.2 Allparteilichkeit

Allparteilichkeit bedeutet, die Perspektiven aller Beteiligten, die es in einem Klientensystem gibt, im Blick zu haben und verstehen zu können, ohne sie teilen zu müssen. Gleichzeitig ist es wichtig, alle Sichtweisen auch wieder verlassen zu können, um eine andere einnehmen zu können oder wieder die Gesamtheit der Perspektiven im Blick zu haben. Auch wenn es manchmal Sympathien für bestimmte Personen oder Sichtweisen gibt, gilt es, darauf zu achten, sich davon nicht vereinnahmen zu lassen und diese möglichst nicht in das eigene Handeln einfließen zu lassen.

Allparteilichkeit ist nicht neutral im Sinne von „gleichgültig" oder „distanziert", sondern engagiert sich empathisch für jede beteiligte Sichtweise – unabhängig davon, ob diese präsent ist oder nicht. Anstatt eines „Entweder-Oder" betont sie also mehr ein „Sowohl als auch" [105].

Im Coaching bedeutet Allparteilichkeit, aktiv möglichst unterschiedliche Sichtweisen einzuladen, die Klienten zu einem Perspektivwechsel und dazu zu ermutigen, die eigenen Scheuklappen etwas zu öffnen. So kann die Haltung der Allparteilichkeit Räume eröffnen für Verständigung, neue Perspektiven und nachhaltige Entwicklung – gerade in komplexen, konfliktbeladenen oder dynamischen Systemen.

> ✔ **Merke**
> Im Unterschied zur Ein-Parteilichkeit (klassische therapeutische Haltung zugunsten des Klienten) bedeutet Allparteilichkeit: „Ich nehme jede Perspektive ernst – auch die, die unbequem erscheint."

3.3.3 Wertschätzung

Wertschätzung bedeutet, Klienten mit Respekt, Akzeptanz und Anerkennung für ihre Person, ihre Erfahrungen und ihre Ressourcen zu begegnen. Es geht darum, die Würde und den Wert des Menschen unabhängig von seinem Verhalten anzuerkennen. Wertschätzung beinhaltet auch die Akzeptanz von Verhaltensweisen, die zunächst als kontraproduktiv erscheinen mögen, aber aus dem System heraus sinnhaft sind, um das System aufrecht und im Gleichgewicht zu halten.

Dadurch signalisiert der Coach dem Klienten, dass er seine individuelle Situation ernst nimmt und respektiert, was wiederum die Motivation und das Selbstvertrauen des Klienten stärkt. Im systemisch-lösungsorientierten Ansatz ist Wertschätzung auch eng mit der Annahme verbunden, dass jeder Mensch bereits Ressourcen, Fähigkeiten und Lösungen in sich trägt.

Wertschätzung ist dabei mehr als die bereits genannte Neutralität. Sie zeigt sich durch eine bewusst positive Ausdrucksweise auch in der Wortwahl des Coaches und trägt so zu einer positiven und unterstützenden Atmosphäre bei. Als Coach ist es deshalb wichtig, hilfreiche oder positive Aspekte auch in scheinbar unbedeutenden oder bisher erfolglosen Verhaltensweisen zu sehen. Die positive Würdigung solcher ursprünglich als unbedeutend oder negativ bewerteten Verhaltensweisen hilft dem Klienten, sich selbst in einem anderen Licht wahrzunehmen und so mehr Wertschätzung für sich selbst und mehr Zutrauen in die eigenen Fähigkeiten zu gewinnen.

Dieser bedingungslosen Wertschätzung liegt die Annahme zugrunde, dass jeder Mensch einen liebens- und wertschätzungswürdigen Kern hat und in seinem So-Sein ohne Wertung angenommen wird [126], [139].

> ✔ **Merke**
> Wertschätzung bedeutet: „Ich sehe und schätze die Würde und den Wert eines jeden Menschen, die er in seinem Kern trägt. Unabhängig von seinem Verhalten, das er gerade zeigt. Ich zeige Grenzen auf, aber ich begrenze nicht den Wert und die Würde."

3.3.4 Respektvolle Neugier

Respektvolle Neugier beschreibt die innere Haltung des Coaches, Klienten mit aufrichtigem, lebhaftem Interesse und Achtung zu begegnen – ohne zu bewerten, zu interpretieren oder zu belehren.

Neugier bedeutet, sich ehrlich für die Welt des Klienten, seine Sichtweisen, Erfahrungen, Bedeutungen und Lösungen zu interessieren. Als Coach ist es auch interessant, wie sich der Klient seine Situation erklärt und welche Wirklichkeitskonstruktionen diesen Erklärungen zugrunde liegen.

Wichtig ist, dass diese Neugier stets von Respekt gegenüber der Selbstbestimmung und den Grenzen des Gegenübers geprägt ist – ohne versteckte Bewertungen oder den Versuch, „es besser zu wissen". Kutz [126] weist in diesem Zusammenhang auch darauf hin, dass Fragen ausschließlich dem Klienten dienen und nicht aus Eigeninteresse an Wissenszugewinn des Coaches gestellt werden sollten.

> ✔ **Merke**
> Respektvolle Neugier bedeutet: „Ich will verstehen, nicht erklären. Ich erkunde, ohne zu wissen. Ich frage, ohne zu lenken."

In der Praxis zeigt sich respektvolle Neugier durch
- echtes Interesse an der Welt des Klienten,
- wertschätzende, lösungsorientierte Fragen,
- Anerkennung der Autonomie und Ressourcen des Klienten und
- den Verzicht auf vorschnelle Deutungen oder Ratschläge.

Diese Haltung ermöglicht einen Raum, in dem Klienten neue Perspektiven entdecken und eigene Lösungen entwickeln können.

3.3.5 Nicht-Wissen

„Nicht-Wissen" ist eine enorm wichtige, aber nicht immer einfach einzunehmende Haltung im systemisch-lösungsorientierten Coaching. Sie ist verbunden mit einer bewussten Zurückhaltung und Offenheit. Außerdem ist sie Ausdruck von Respekt und Vertrauen gegenüber der Lösungskompetenz der Klienten.

Mit der Einstellung, wissen zu müssen, wie man Probleme anderer lösen kann, gerät man selbst leicht unter Stress. Denn für viele Probleme gibt es keine schnellen Lösungen in Form hilfreicher Ratschläge. Zudem finden sich die tatsächlichen Lösungen oft an ganz anderer Stelle als ursprünglich gedacht.

Nicht-Wissen als Haltung hilft, neugierig und fragend zu bleiben und uns vor der Vermischung von Beobachtung, Erklärung und Bewertung zu schützen [105]. Dadurch werden neue Denkprozesse beim Gegenüber angeregt. Wir begegnen Klienten ohne vorgefertigte Annahmen, Deutungen oder Lösungsideen. Dabei ist es hilfreich, sich immer wieder bewusst zu machen, dass der Klient selbst Experte für sein Leben ist – und dass es keine objektive Wahrheit gibt, sondern nur unterschiedliche Sichtweisen. So wird der Klient nicht „analysiert“ oder in eine Deutungs-Schublade gesteckt, sondern als kompetent erlebt.

✔ Merke

Nicht-Wissen bedeutet: „Ich frage, ohne schon zu wissen – und lasse mich überraschen.“

Durch offenes Fragen anstelle von Deuten entsteht ein Raum, in dem neue Bedeutungen, Lösungen und Handlungsoptionen sichtbar werden. Zudem verhindert Nicht-Wissen, dass der Coach in eine „Expertenposition“ rutscht. Das stärkt die Partnerschaftlichkeit im Coaching.

Wichtig ist an dieser Stelle jedoch der Hinweis, dass Nicht-Wissen nicht gleichzusetzen ist mit Unwissen. Es geht nicht darum, dass der Coach keine Fachkenntnisse hat, sondern dass er diese nicht über die Lebenswelt des Klienten stellt.

3.3.6 Systemische Haltungen kultivieren

Diese Haltungen entwickeln sich jedoch nicht alleine durch theoretisches Verstehen, sondern wollen praktisch geschult werden. Die Anwendung lösungsorientierter Fragetechniken, wie sie im folgenden Kapitel vorgestellt werden, hilft uns, die Haltungen mehr und mehr zu verankern.

Eine wichtige Rolle spielt auch dabei die Achtsamkeit, die uns hilft, immer wieder ganz im Hier und Jetzt präsent zu sein. So können wir eigene innere Impulse (z. B. Bewertungen, Emotionen, Ratschläge oder unsere Agenda) bewusst wahrnehmen und freundlich loslassen. Wenn wir ganz präsent sind, werden wir innerlich leer und frei von Deutungen und Hypothesen sowie dem Drang, etwas „lösen“ zu müssen. Wir bemerken auch, wenn unsere Haltung vielleicht nicht mehr neutral, wertschätzend oder respektvoll-neugierig ist. Oft reichen dieses Innehalten und Erkennen aus, um wieder ganz offen fragen, ehrlich zuhören und sich überraschen lassen zu können.

Zusätzlich zur Präsenz schult Achtsamkeit auch eine urteilsfreie Wahrnehmung und die Fähigkeit, mit all unseren Sinnen und mit dem ganzen Körper zuzuhören. Sie schafft einen Raum, in dem alles, was auftaucht, da sein darf und gesehen wird.

✔ Merke

Der Mystiker Eckhart Tolle [146] beschreibt die Kunst des Zuhörens auf sehr schöne Art und Weise:

„Während du einer anderen Person zuhörst, höre nicht einfach nur mit deinem Verstand, höre vielmehr mit deinem ganzen Körper zu. Spüre das Energiefeld deines inneren Körpers, während du zuhörst. Das entzieht dem Denken Aufmerksamkeit und schafft einen ruhigen Raum, der dich befähigt, wirklich zuzuhören, ohne Einmischung des Verstandes. Du gibst der anderen Person Raum – Raum zu sein. Das ist das wertvollste Geschenk überhaupt.“

3.4 Der Blickwinkel macht den Unterschied

„Glück ist die Kunst, die richtige Perspektive zu gewinnen.“

Dalai Lama

Im Coaching geht es darum, Klienten dazu einzuladen, verschiedene (neue) Blickwinkel einzunehmen, damit sie für sich herausfinden können, welche Perspektive ihnen jetzt, in diesem Moment einen Schritt weiterhelfen kann. Mit „weiterhelfen" ist im Sinne der Lösung tatsächlich sehr oft ein nächster Schritt gemeint, den es gilt, aktiv umzusetzen. Dies beinhaltet aber auch wichtige Erkenntnisse über sich selbst und die Situation, das Verständnis für sich und für andere, eine andere Gewichtung von Problemen, das Durchbrechen festgefahrener Denkmuster und das Entdecken neuer Handlungsspielräume, die durch die veränderten Perspektiven oft erst sichtbar werden.

Klienten kommen vor allem im Gesundheitssystem – zum Teil in Ausnahmezuständen, z B. aus einer akuten Erkrankung heraus – oft mit Anliegen zu uns, die teilweise mit starken (negativen) Gefühlen wie Hoffnungs- und Hilflosigkeit, Verlust oder Ängsten einhergehen. Nicht selten geht es um einschneidende Krisen, die es zu bewältigen gilt. Wir begleiten in unserer Profession die Klienten häufig zu einem Zeitpunkt, zu dem diese Anliegen noch nicht viel Klärung oder Auseinandersetzung erfahren haben und die emotionale Belastung dadurch mitunter sehr hoch ist.

Je negativer die Gedanken und Gefühle sind, die wir mit einer Situation verbinden, umso übermächtiger und hoffnungsloser wird die Situation empfunden. Eine andere Realität erscheint unvorstellbar. [154]

Der Blickwinkel ist oft so festgefahren, dass die Klienten selbst nicht oder kaum in der Lage sind, diesen zu ändern. Da diese Realität für sie oft so im Fokus steht, klammern sie sich unbewusst daran und können sie nicht loslassen, die Gedanken kreisen unablässig darum [161].

✔ Merke

Es braucht also eine Veränderung des Denkens und demzufolge ein verändertes Handeln und Fühlen. Denn Gedanken und die daraus für uns folgende Sinnhaftigkeit erzeugen Verhalten.

Wie gelingt es als Coach also, den Klienten liebevoll, aber konsequent dahin zu führen, dass sich ihm bestenfalls neue Blickwinkel eröffnen? Dass dieser eine Schritt weg von der Wand möglich ist, durch den der Klient erkennt, dass der Raum auch eine Tür und Fenster hat? Ob und wann er diese öffnet, ist am Ende seine Entscheidung. Allein die Erkenntnis, dass sie da sind, wird schon eine Veränderung bewirken.

3.4.1 Ressourcenfokus

In herausfordernden Situationen geraten die Ressourcen, die einem zugänglich sind, oft in den Hintergrund und werden dadurch häufig nicht oder nicht ausreichend genutzt. Aufgabe des Coaches ist es, innere und äußere Ressourcen des Klienten sichtbar zu machen, damit der Klient für sich entscheiden kann, ob und wie er diese (wieder) nutzen möchte.

Ressourcen

Da der Begriff Ressourcen in vielen Bereichen unterschiedlich genutzt wird, wollen wir ihn hier kurz zum gemeinsamen Verständnis definieren:

Ressourcen sind förderliche Eigenschaften/Einflüsse, die aktuell vorhanden sind. Sie gliedern sich auf in

- Individualressourcen (personenbezogen, angeboren oder erworben) und
- Umfeldressourcen (vorgefunden, mitgestaltet, z. B. soziale Beziehungen, Umgebung).

Der Ressourcenfokus negiert nicht die Situation. Er lenkt vielmehr den Blick konstant auf die unterstützenden Faktoren und auf die eigene Resilienz, stärkt das Gefühl der Selbstwirksamkeit und macht Handlungsmöglichkeiten sichtbar und zugänglich.

Eine Kernfrage kann sein: Welche Ressourcen hast du in dieser Situation als besonders hilfreich empfunden?

3.4.2 Potentialfokus

Der Potentialfokus deckt sich mit der Sichtweise der Salutogenese (Kap. 2.1.1): Der Fokus liegt auf den Ausnahmen und den positiven Unterschieden: Was ist anders, wenn etwas gelingt?

Im Gesundheitskontext sind wir als Behandler oft so geschult, auf das zu schauen, was noch nicht funktioniert oder was noch verbessert werden kann, wodurch die kleinen Fortschritte scheinbar in den Hintergrund geraten und meistens nur wenig Beachtung erfahren. Die Wertschätzung der kleinen Fortschritte ist jedoch von maßgeblicher Bedeutung, um neues Verhalten stabil zu verankern und langfristig alte Muster zu überschreiben (s. dazu auch Kap. 1.6.3 zum Thema Motivation).

Verhalten ist nie stabil, sondern immer variabel. Also treten auch immer positive Unterschiede (gelingende Faktoren) und Ausnahmen auf [162]. In diesen positiven Unterschieden liegt das Potential für die Entwicklung hin zur gewünschten Veränderung. Ist das Potential in einer Person per se nicht vorhanden, könnten wir es in diesen Ausnahmen nicht beobachten. Das heißt, die beobachteten Verhaltensweisen sind bereits Teil der Lösung. Es gilt also herauszufinden, was zu diesen Ausnahmen geführt hat, damit wir dieses Verhalten beobachten konnten. Dieser wohlwollende Blick auf den Klienten geht mit dem tiefen Vertrauen einher, dass der Klient die Möglichkeiten schaffen kann, um sein Potential weiter zu entfalten. Es geht darum, bewusste Strategien zu entwickeln, die Klienten dabei unterstützen, mehr von ihrem Potential zu zeigen und dieses gezielter abzurufen [159].

Ben Furman [157] hat in seinem Konzept „ich schaff's" diesen Ansatz maßgeblich verankert. Er hat ein 15-Schritte-Programm für Kinder entwickelt, mit dem er Eltern, Therapeuten und Erziehern nahebringt, ihren Blickwinkel vom Problemdenken hin zum Fähigkeitsdenken zu verändern. Hier geht es im Fokus nicht darum, ein Problem zu überwinden, sondern welche Fähigkeiten und Fertigkeiten erlernt werden müssen, um sich weiterzuentwickeln und sein Ziel zu erreichen. ▶ Abb. 3.7 stellt dies sehr eindrücklich dar: Probleme drücken uns nieder, Fähigkeiten ermöglichen es uns, die Sache „ins Rollen" zu bringen, also eine Veränderung in Gang zu setzen (s. auch Kap. 5.5).

Der Austausch über gelingende Faktoren führt dabei nachweislich zur Übernahme von Verantwortung und reduziert das Stresserleben, da das Selbstwirksamkeitsgefühl gestärkt wird. Coaching ist somit eine Möglichkeit zur Potentialentwicklung, bei der Klienten aktiv mitarbeiten. Es geht also im Gespräch darum, sich auch darüber auszutauschen, was der Klient aus seiner Situation bereits gelernt hat, worauf er stolz sein kann, wo er schon kleine Veränderungsschritte beobachtet [158]. Auch im Programm „Ich bin stark!" [159] ist die Technik des Potentialfokus in der Eigen- und Fremdreflexion als maßgebliches Element verankert. Durch den Potentialfokus werden Klienten „mit ins Boot genommen" und Therapeuten fungieren nicht als Problemlöser, sondern mehr als „Potential-Entfalter" [160].

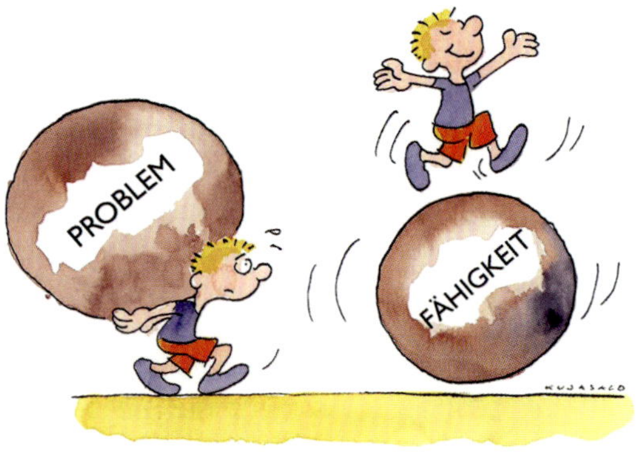

Abb. 3.7 Fähigkeitsdenken im Konzept „ich schaff's". Die Abbildung zeigt eindrücklich, dass Probleme eine Last sind. Sprechen wir über Fähigkeiten, entsteht Leichtigkeit und Handlungsspielraum, was ein Angehen der Veränderung ermöglicht. (Quelle: Furman B. „ich schaff's"! Spielerisch und praktisch Lösungen mit Kindern finden – Das 15-Schritte-Programm für Eltern, Erzieher und Therapeuten. 4. Auflage. Heidelberg: Carl-Auer Verlag; 2011)

Kernfragen sind also: Wann gelingt etwas bereits und was ist dann anders? Was kann dazu beitragen, dass es öfter gelingt?

3.4.3 Zielfokus

> **✔ Merke**
> „Professionelle Gespräche brauchen eine Zielfrage, sonst sind es keine professionellen Gespräche." (D. Meier und P. Szabò, Solutionsurfers)

„Ich riet ihm zu allem, was medizinisch richtig war. Und er sah mich ruhig an – und sagte: ‚Ich möchte die nächsten Jahre reisen. Gutes Essen. Kunst. Gespräche mit alten Freunden. Ich werde nicht auf dem Ergometer sitzen, um am Ende ein paar Jahre länger allein auf der Couch zu sein. Helfen Sie mir lieber, so zu leben, wie ich wirklich leben will – aber mit der bestmöglichen medizinischen Unterstützung.' Und genau das ist der Punkt: Medizin ist nicht nur Wissenschaft. Sie ist

Lebensbegleitung. Sie muss nicht nur heilen, sondern auch verstehen. Was bringt es, wenn wir Menschen Therapien aufzwingen, die sie nicht leben wollen? [...] Aber wir brauchen zuerst eines: Die Bereitschaft, den Menschen zu sehen – nicht nur die Werte. Deshalb: Vor der Therapie steht immer die Frage: ‚Wie willst du leben – wirklich?'" [155]

Dieses Statement eines Arztes hat mich (Sara) sehr berührt. Denn aus unserer Profession heraus sind wir schnell geneigt, Rückschlüsse zu ziehen, warum der Klient bei uns ist, und daraus Behandlungsziele abzuleiten, ohne den Klienten dabei aktiv einzubinden.

Hier eine eigene Erfahrung, die ich nach einem Unfall gemacht habe, bei dem ich mir das Radiusköpfchen gebrochen habe: Bei einem meiner Vorträge zum Thema „Coaching als Werkzeug in der Ergotherapie" gab eine Kollegin bei der Diskussion über die Bedeutung der klientenzentrierten Zielfindung an, dass es ja in meinem Fall nicht notwendig sei, mich zu fragen, denn das Ziel für meine Behandlung wäre ja offensichtlich (ich trug zu dem Zeitpunkt noch eine Orthese zur Ruhigstellung): Es ginge um die Wiederherstellung meines vollen Bewegungsausmaßes. Ich habe gemerkt, wie ich innerlich wütend wurde, weil ich mich nicht gesehen und verstanden und vor allem übergangen gefühlt hatte. Das volle Bewegungsausmaß war mir persönlich tatsächlich egal. Für mich standen Schmerzfreiheit und Wieder-Autofahren-Können an vorderster Stelle. Hätte ich mit der Kollegin im therapeutischen Kontext arbeiten sollen, wäre dieser innere Widerstand aufgrund des Gefühls, übergangen zu werden, in der Behandlung zwischen uns gestanden. Auch wenn sie fachlich eine sehr gute Therapeutin war.

Darüber hinaus ist es wichtig, zwischen einem Anliegen, mit dem Menschen zu uns kommen, und dem Ziel, das sich daraus ergibt, zu unterscheiden.

Einige Fallbeispiele helfen dir vielleicht, den Unterschied zwischen Anliegen und Ziel zu verstehen.

Fallbeispiele zur Unterscheidung von Anliegen und Ziel

Beispiele Anliegen

- Eine Familie wünscht sich eine bessere Stimmung in der Familie, da diese durch häufige Machtkämpfe bei den Hausaufgaben sehr belastet ist.
- Eine Klientin möchte gerne wieder mehr Energie für ihren Alltag haben.

Und jetzt warte kurz, bevor du die Ziele liest.

Ausgehend von den Anliegen, was denkst du, sind die Kernthemen, an denen du ansetzen würdest? Mache dir das kurz bewusst. Und dann lies erst weiter.

Beispiele Ziele

- Die Familie wünscht sich, dass der Sohn Hilfe bei den Hausaufgaben annimmt.
- Die Klientin will ihren Schlaf verbessern, damit sie nach der Arbeit noch Energie für ihre Freizeit hat.

Inwieweit stimmen deine anfänglichen Vermutungen, wo es anzusetzen gilt, mit den tatsächlich formulierten Zielen überein?

Das konkrete Herausarbeiten des Ziels und der Weg zur Umsetzung ist dann Prozess des Coachings.

Es gilt also, innerlich wachsam zu bleiben und trotz der Berufserfahrung und dem, was möglicherweise offensichtlich ist, immer wieder neugierig zu forschen, was die wirklichen Ziele der Klienten sind und weshalb sie zu uns kommen. Denn ein klarer Zielfokus ist elementar für den weiteren Behandlungsverlauf (s. dazu auch Kap. 1.6.3 zum Thema Motivation).

Klienten sind meistens sehr gut darin, einem zu beschreiben, was sie nicht mehr möchten, also welchen Zustand sie verlassen wollen. Fragt man sie jedoch danach, was sie *stattdessen* möchten, können sie diese Frage nicht ohne Weiteres beantworten und kommen ins Grübeln. Es würde lange dauern, wenn wir im Navigationssystem all die Städte und Straßen eingeben müssten, in die wir nicht wollen, um unser Ziel zu definieren. Was tun wir stattdessen? Wir geben genau die Stadt und Straße im Navi ein, zu der wir wollen. Dies erleichtert den Beginn der Reise enorm, weil wir innerhalb kürzester Zeit losfahren können. Genauso ist es im Behandlungsverlauf und im Coaching: Je klarer das Ziel definiert ist, desto leichter ist es, sich auf den Weg dorthin zu machen.

Kernfragen sind also: Was ist dein Ziel? Beschreibe mir konkret, wie es aussieht, wenn du … erreicht hast. Und wenn du eine Negativformulierung hörst („Paul schreit dann weniger."), dann frage nach: Was macht er stattdessen? (Fokus auf das Annäherungsziel, s. Kap. 4.3.8).

3.4.4 Lösungsfokus

> **✔ Merke**
> „Der Lösung ist es egal, wie das Problem entstanden ist." (Steve de Shazer)

Der Ansatz der Salutogenese (Kap. 2.1.1) ist zwar weithin bekannt [163], gerade in unserem pathogenetisch geprägten Gesundheitswesen hat die Problemanalyse jedoch immer noch einen viel größeren Stellenwert als die Lösungsentwicklung [152], [153]. De Jong und Berg führen dies auf das ursprüngliche medizinische Modell zurück, welches zu einem „Problem-Löse-Paradigma" [156] führt. Demnach braucht es immer erst eine Diagnose bzw. ein Problem, das bis ins Detail in seinen Ursachen analysiert wurde, um eine dafür geeignete Therapie bzw. eine Lösung finden zu können. In der Konsequenz gibt es dann meistens nur eine, nämlich die richtige Lösung. Die Autoren verweisen darauf, dass es in der Praxis jedoch häufig nicht nur eine Lösung gibt, sondern viele potenzielle Lösungsmöglichkeiten. Der Begründer der Lösungsfokussierten Kurzzeittherapie, Steve de Shazer, behauptet sogar, dass es der Lösung egal ist, wie das Problem entstanden ist. In anderen Worten ausgedrückt: Nur weil ich weiß, wie der Karren im Dreck versunken ist, weiß ich noch lange nicht, wie ich ihn wieder herausbekomme. Und wie wir wissen, gibt es viele, oft sehr kreative Wege, um sich aus einem solchen Schlamassel zu befreien.

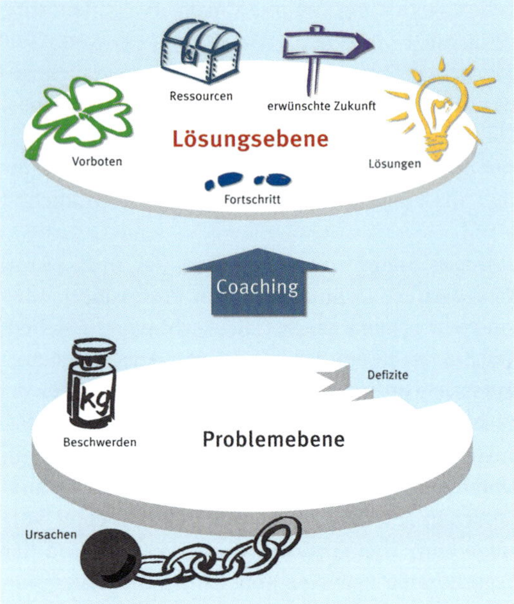

Abb. 3.8 Von der Problem- zur Lösungsebene. Klienten sind oft sehr stark auf der Problemebene verhaftet. Durch Coaching gelingt es, sie auf die Lösungsebene zu bringen und sich mehr mit Ressourcen, Fortschritten und Lösungen zu beschäftigen. (Quelle: Meier D, Szabò P. Coaching – erfrischend einfach. Einführund in das lösungsorientierte Kurzzeitcoaching. Luzern: Solutionsurfers GmbH; 2008. S. 18)

Wenn man sich aber den größten Teil der Zeit mit der Beschreibung und Analyse von Problemen beschäftigt, führt das auch dazu, dass das Problem gefühlt immer größer wird. Dies führt wiederum zu eher negativen emotionalen Reaktionen wie Sorgen, Traurigkeit oder Ohnmacht.

> **✔ Merke**
> „Wenn du dich auf Probleme fokussierst, wirst du mehr Probleme haben. Wenn du dich auf Möglichkeiten fokussierst, wirst du mehr Chancen haben." (Weisheit aus der Psychologie)

Es ist nachweisbar, dass sich durch die Veränderung unseres Gehirns unser Geist verändert und umgekehrt [116]. So ist der linke präfrontale Kortex dafür zuständig, negative Emotionen zu kontrollieren. Werden sie effektiv gehemmt, werden die positiven Emotionen stärker. Durch eine hohe Ausschüttung von Stresshormonen, die z. B. durch negative Gedankenspiralen ausgelöst wird, können die Neuronen im Hippocampus beeinträchtigt werden. Das führt dazu, dass negative Erfahrungen nicht mehr in einen Kontext gesetzt und als großes Ganzes gesehen werden und dadurch die Regulation negativer Emotionen weniger gut funktioniert. Durch die Auseinandersetzung mit der mentalen Aktivität, also dem Durchbrechen von Gedanken- und Gefühlsschleifen und der Veränderung des Fokus, verändert sich auch die neuronale Aktivität. Dies ist notwendig, damit eine Veränderung nachhaltig möglich ist. Wiederholte Veränderungen der mentalen Muster führen demnach auch zu einer Veränderung im Gehirn.

Aus der Hirn- und Lernforschung wissen wir jedoch, dass Lernen und Veränderung leichter mit positiven Emotionen wie Freude oder Zuversicht gelingen [164]. Genau dies geschieht, wenn wir uns mit möglichen Lösungen und Entwürfen einer wünschenswerten Zukunft statt mit unseren Problemen, Defiziten und Beschwerden beschäftigen.

Aufgabe des Coaches ist es also, Klienten durch gezielte Fragen immer wieder von der Problem- auf die Lösungsebene zu führen (▶ Abb. 3.8). Dabei gilt es aber auch, die eigene Haltung zu etablieren und den Fokus auf die Lösungsebene gerichtet zu halten, trotz der emotionalen Belastung und den oftmals scheinbar ausweglos erscheinenden Situationen, in welchen sich die Klienten mitunter befinden.

Kernfragen sind hier: Was ist der nächste Schritt, um deinem Ziel näher zu kommen? Woran erkennst du, dass es sich schon verändert? Wer wird es noch bemerken und woran? Was ist anders, wenn du das schaffst?

3.4.5 Literatur

[105] Aguilar-Raab C. Systemische Praxis und Buddhismus. Ein Wegweiser für achtsame Therapie und Beratung. Göttingen: Vandenhoeck & Ruprecht; 2021

[106] Davidson R. Neurobiologische Grundlagen von Mitgefühl. In: Germer C, Siegel R, Hrsg. Weisheit und Mitgefühl in der Psychotherapie. Achtsame Wege zur Vertiefung der therapeutischen Praxis. Freiburg i. Breisgau: Arbor; 2014

[107] Waal F de. Die Macht der Fürsorge bei Primaten: die Alphamännchen. In: Ricard M, Singer T, Karius K, Hrsg. Die Macht der Fürsorge. Für eine gemeinsame Zukunft. Wissenschaft und Buddhismus im Dialog mit dem Dalai Lama. München: Knaur; 2019

[108] Ende M. Momo. 20. Aufl. Stuttgart: Thienemann-Esslinger; 2014

[109] Esch T. Die Neurobiologie des Glücks. Wie die Positive Psychologie die Medizin verändert. 3. Aufl. Stuttgart: Thieme; 2017

[110] Germer C, Siegel, R. Einleitung. In: Germer C, Siegel R, Hrsg. Weisheit und Mitgefühl in der Psychotherapie. Achtsame Wege zur Vertiefung der therapeutischen Praxis. Freiburg i. Breisgau: Arbor; 2014: 15–20

[111] Gilbert P. Der Fluss des Lebens: ein Evolutionsmodell des Mitgefühls. In: Singer T, Bolz M, Hrsg. Mitgefühl. In Alltag und Forschung. München: Max-Planck-Gesellschaft; 2013

[112] Gilbert P, Choden. Achtsames Mitgefühl. Freiburg i. Breisgau: Arbor; 2014

[113] Grepmair L, Mitterlehner F, Loew T, et al. Promoting mindfulness in psychotherapists in training influences the treatment results of their patients: a randomized, double-blind, controlled study. Psychotherapy and Psychosomatics 2007; 76 (6): 332–338

[114] Grossman P, Niemann L, Schmidt S, et al. Mindfulness-based stress reduction and health benefits. A meta-analysis. Journal Psychosomatic Research 2004: 57 (1): 35–43

[115] Grossman P, Dam NT van. Die vielen Namen der Achtsamkeit. Irrungen und Wirrungen von Sati in der westlichen Psychologie und Wissenschaft. In: Williams M, Kabat-Zinn J, Hrsg. Achtsamkeit. Ihre Wurzeln, ihre Früchte. Freiburg i. Breisgau: Arbor; 2013

[116] Hanson R. Selbstgesteuerte Neuroplastizität. Der achtsame Weg, das Gehirn zu verändern. Freiburg i. Breisgau: Arbor; 2014

[117] Helferich C. Geschichte der Philosophie. Von den Anfängen bis zur Gegenwart und Östliches Denken. München: dtv; 1998

[118] Henepola G. Die Praxis der Achtsamkeit. Eine Einführung in die Vipassana-Meditation. Heidelberg: Kristkeitz; 2000

[119] Hildebrandt L, McCall C, Singer T. Differential Effects of Attention-, Compassion-, and Socio-Cogintively Based Mental Practices on Self-Reports of Mindfulness and Compassion. Mindfulness 2017; 8 (6): 1488–1512

[120] Hölzel B, Carmody J, Vangel M, et al. Mindfulness practice leads to increases in regional brain gray matter density. Psychiatry Resarch 2011; 191 (1): 36–43

[121] Hullmann I. How to Coach. Mit Leichtigkeit Coaching lernen. 2. Aufl. Stuttgart: Schattauer; 2017

[122] Kabat-Zinn J. Gesund durch Meditation. Das große Buch der Selbstheilung mit MBSR. München: Knaur; 2019

[123] Kabat-Zinn J. Zur Besinnung kommen. Die Weisheit der Sinne und der Sinn der Achtsamkeit in einer aus der Fugen geratenen Welt. 2. Aufl. Freiburg i. Breisgau: Arbor; 2020

[124] Khoury B, Sharma M, Rush S, et al. Mindfulness-based stress reduction for healhy individuals: A meta-analysis. Journal Psychosomatic Research 2015; 78 (6): 519–528

[125] Kornfield J. Das weise Herz – Die universellen Prinzipien buddhistischer Psychologie. München: Arkana; 2008

[126] Kutz A. Systemische Haltung in Beratung und Coaching. Wie lösungs- und ressourcenorientierte Arbeit gelingt. Wiesbaden: Springer Fachmedien; 2020

[127] Dalai Lama. Vorwort. In: Germer C, Siegel R, Hrsg. Weisheit und Mitgefühl in der Psychotherapie. Achtsame Wege zur Vertiefung der therapeutischen Praxis. Freiburg i. Breisgau: Arbor; 2014: 9–10

[128] Lehrhaupt L, Meibert P. Stress bewältigen mit Achtsamkeit. Zu innerer Ruhe kommen durch MBSR. München: Kösel; 2010

[129] Löhmer C, Standhardt R. MBSR – Die Kunst das ganze Leben zu umarmen. Einführung in die Stressbewältigung durch Achtsamkeit. Stuttgart: Klett-Cotta; 2014

[130] Ludwig R. Kant für Anfänger: Die Kritik der reinen Vernunft. München: dtv; 1998

[131] Maharaj N. Ich bin. Teil 1. 12. Aufl. Bielefeld: Kamhausen Media; 2020

[132] Meeks T, Cahn R, Jeste D. Neurobiologische Grundlagen von Weisheit. In: Germer C, Siegel R, Hrsg. Weisheit und Mitgefühl in der Psychotherapie. Achtsame Wege zur Vertiefung der therapeutischen Praxis. Freiburg i. Breisgau: Arbor; 2014

[133] Meier D, Szabò P. Coaching – erfrischend einfach. Einführung in das lösungsorientierte Kurzzeitcoaching. Luzern: Solutionsurfers; 2008

[134] Miller D, Hubble MA, Duncan BL. Escape from Babel: Toward a Unifying Language for Psychotherapy Practice. New York: W.W. Norton & Co; 1996

[135] Olendzki A. Weisheit in der buddhistischen Psychologie. In: Germer C, Siegel R, Hrsg. Weisheit und Mitgefühl in der Psychotherapie. Achtsame Wege zur Vertiefung der therapeutischen Praxis. Freiburg i. Breisgau: Arbor; 2014: 199–222

[136] Paul A, Altner N. Die Mind-Body-Medizin: historische Entwicklung und Definition. In: Dobos G, Paul A, Hrsg. Mind-Body-Medizin. Die moderne Ordnungstherapie in Theorie und Praxis. München: Urban&Fischer; 2011

[137] Raingruber B, Robinson C. The effectiveness of Tai Chi, Yoga, Meditation, and Reiki healing sessions in promoting health and enhancing problem solving abilities of registered nurses. Issues in Mental Health Nursing 2007; 28 (10): 1141–1155

[138] Rautenberg M. Zen in der Kunst des Coachings. Heidelberg: Carl-Auer; 2020

[139] Rohr D. Systemisch lehren – Lernen begleiten. Ein Lehr- und Praxisbuch für die Erwachsenenbildung. Heidelberg: Carl-Auer; 2023

[140] Sawicki PT. Qualität der Gesundheitsversorgung in Deutschland. Ein randomisierter simultaner Sechs-Länder-Vergleich aus Patientensicht. Medizinische Klinik 2005; 11 (100):755–168

[141] Siegel R. Der weise Psychotherapeut. In: Germer C, Siegel R, Hrsg. Weisheit und Mitgefühl in der Psychotherapie. Achtsame Wege zur Vertiefung der therapeutischen Praxis. Freiburg i. Breisgau: Arbor; 2014: 223–246

[142] Singer T. Perspektiven der kontemplativen Neurowissenschaften zu Macht und Fürsorge: wie man sich in Fürsorge und Mitgefühl übt. In: Ricard M, Singer T, Karius K, Hrsg. Die Macht der Fürsorge. Für eine gemeinsame Zukunft. Wissenschaft und Buddhismus im Dialog mit dem Dalai Lama. München: Knaur; 2019

[143] Singer T, Bornemann B. Das ReSource-Modell des Mitgefühls. Eine kognitiv-affektive neurowissenschaftliche Perspektive. In: Singer T, Bolz M, Hrsg. Mitgefühl. In Alltag und Forschung. München: Max-Planck-Gesellschaft; 2013

[144] Singer T, Klimecki O. Empathy and Compassion. Current Biology 2014; 24 (18): 875–878

[145] Thomas ML. The Contributing Factors of Change in a Therapeutic Process. Contemporary Family Therapy 2006; 28: 201–210

[146] Tolle E. Jetzt! Die Kraft der Gegenwart. Ein Leitfaden zum spirituellen Erwachen. 19. Aufl. Bielefeld: J. Kamphausen; 2008

[147] Varela F, Thompson E. Der Mittlere Weg der Erkenntnis. Der Brückenschlag zwischen wissenschaftlicher Theorie und menschlicher Erfahrung. Bern: Scherz; 1992

[148] Williams M, Teasdale J, Seagal Z, Kabat-Zinn J. Der achtsame Weg durch die Depression. Freiburg i. Breisgau: Arbor; 2009

[149] Zölls D. Zen als Impuls für eine neue Kultur der Achtsamkeit. In: Jäger W, Zölls D, Poraj A, Hrsg. Zen im 21. Jahrhundert. Bielefeld: J. Kamphausen; 2009

[150] ICF Germany Charter Chapter e.V. ICF Kernkompetenzen (2020). Im Internet: https://www.coachfederation.de/fileadmin/knowledgebase/ICF_Kernkompetenzen_2020_Deutsch.pdf; Stand: 31.01.2025

[151] Shazer S de, Dolan Y. Mehr als ein Wunder. Lösungsfokussierte Kurztherapie heute. 2. Aufl. Heidelberg: Carl-Auer; 2011

[152] Hirschhausen E von. Geleitwort zur 2. Auflage (2013). In: Esch T. Die Neurobiologie des Glücks. Wie die Positive Psychologie die Medizin verändert. 3. Aufl. Stuttgart: Thieme; 2017

[153] Hüther G. Geleitwort zur 1. Auflage (2011). In: Esch T. Die Neurobiologie des Glücks. Wie die Positive Psychologie die Medizin verändert. 3. Aufl. Stuttgart: Thieme; 2017

[154] Tolle E. Eine neue Erde: Bewusstseinssprung anstelle von Selbstzerstörung. München: Goldmann; 2005

[155] Becker D. Unlocking healthcare's hidden backdoors. LinkedIn Post (2025); Stand: 28.05.2025

[156] Jong P de, Berg IK. Lösungen (er-)finden. Das Werkstattbuch der lösungsorientierten Kurzzeittherapie. Dortmund: modernes lernen; 1998

[157] Furman B. „ich schaff's"! Spielerisch und praktisch Lösungen mit Kindern finden – Das 15-Schritte-Programm für Eltern, Erzieher und Therapeuten. 4. Aufl. Heidelberg: Carl-Auer; 2011

[158] Furman B. Hey, das kannst du! Wie Fähigkeitsdenken Kindern hilft, Herausforderungen zu meistern. Heidelberg: Carl-Auer; 2023

[159] Hiebl S, Junkers A. Ich bin stark! Betätigungsbasiertes Gruppenkonzept. 4–17-Jährige im Selbstbild stärken. 2. Aufl. Idstein: Schulz-Kirchner; 2025

[160] Hüther G. Was wir sind und was wir sein könnten. Ein neurobiologischer Mutmacher. 7. Aufl. Frankfurt: Fischer Taschenbuch; 2016

[161] Katie B. Lieben was ist. Wie vier Fragen Ihr Leben verändern können. Göttingen: Arkana; 2002

[162] Lueger G. Potenzialfokussierte Leistungsbewertung in der Schule In: Vogt MH, Hrsg. WOWW in Aktion. Lösungsfokussierte Praxis macht Schule. Dortmund: modernes lernen; 2015

[163] Mittelmark MB, Sagy S, Eriksson M, Bauer GF, Pelikan JM, Lindström B, Espnes GA, Hrsg. The Handbook of Salutogenesis. Schweiz: Springer; 2017

[164] Spitzer M. Medizin für die Bildung. Ein Weg aus der Krise. Heidelberg: Spektrum; 2010

[165] Griggs C. Coaches Rising. Coaching from the Ground of Being. J. Monk. Podcast. Folge 9; 2017

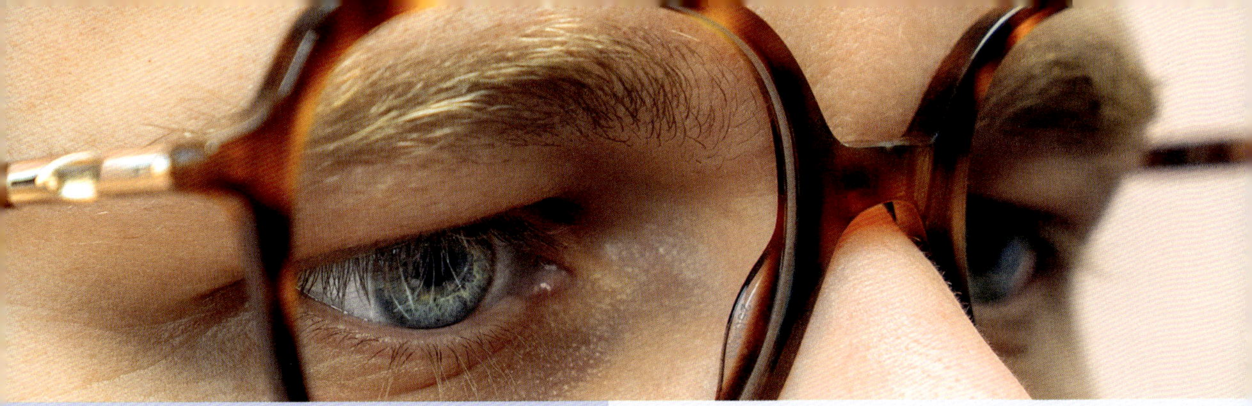

Quelle: © K. Oborny/Thieme

4 Systemisch-lösungsorientiertes Coaching in der Praxis

4 Systemisch-lösungsorientiertes Coaching in der Praxis

Bevor wir in den nächsten Kapiteln zu konkreten Methoden und Fragetechniken kommen, möchten wir zuerst noch einmal den Bogen zu den Grundlagen aus Kap. 1.6 schlagen und darauf eingehen, wie sich die Erkenntnisse der Systemtheorie und des Lösungsfokus praktisch im Coaching umsetzen lassen. Wie im vorhergehenden Kapitel bereits deutlich wurde, hat diese Art des Coachings sehr viel mit uns selbst als Mensch, unserer inneren Haltung und unserem Fokus während des Gesprächs zu tun.

Ein systemisches Verständnis von Menschen und Gruppen hilft uns, sowohl destruktive als auch konstruktive Dynamiken besser erkennen zu können und unseren Klienten in ihren oftmals ausweglos scheinenden Lebenssituationen mehr Klarheit und Handlungsspielraum zu ermöglichen.

Einige einfache lösungsfokussierte Grundsätze dienen als Leitlinien, an denen wir uns im praktischen Tun immer wieder orientieren können.

4.1 Die systemisch-lösungsorientierte Brille im Coaching

In Kap. 1.6.1 wurde bereits erläutert, was systemisches Denken bedeutet. In gewisser Weise handelt es sich um eine spezifische Art, die Welt zu betrachten und zu verstehen. In Bezug auf Coaching ist diese Brille sehr wertvoll, um ein Verständnis für Dynamiken und Wirkmechanismen von Veränderungsprozessen in sozialen Systemen zu bekommen, in die letztlich alle Menschen eingebunden sind. Neben lösungsorientierten Fragestellungen können wir unseren Klienten auf diese Weise hilfreiche Landkarten anbieten, anhand derer sie sich selbst und ihre Situation besser verstehen können. Fritz Simon beendet sein Buch „Einführung in Systemtheorie und Konstruktivismus" ([208], auch zitiert in [166]) mit 10 Geboten des systemischen Denkens, die wir als äußerst nützlich erachten und deshalb an dieser Stelle in etwas abgewandelter Form anführen möchten.

4.1.1 Die 10 Gebote systemischen Denkens

Alles eine Frage der Perspektive

1. Gebot: *Mache dir stets bewusst, dass alles, was gesagt wird, von einem Beobachter gesagt wird* (▶ Abb. 4.1).

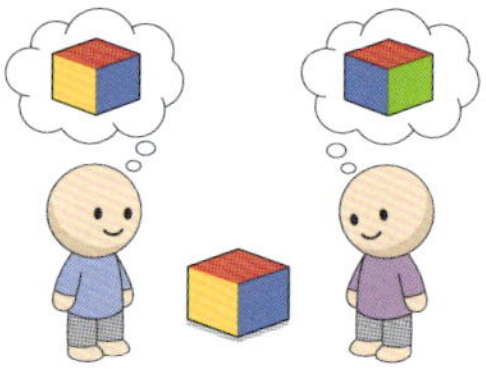

Abb. 4.1 Das, was man wahrnimmt, hängt immer von der eigenen Perspektive ab.

Jede Aussage ist zu einem guten Teil von der persönlichen Perspektive der jeweiligen Person, ihrer subjektiven Wahrnehmung, ihren Scheuklappen, Vor-Annahmen, blinden Flecken, Interessen und Vorerfahrungen bestimmt. Objektivität ist damit immer nur die Einigung unterschiedlicher Beobachter bezüglich eines wahrgenommenen Ereignisses.

Fallbeispiel

Eine 45-jährige Klientin hatte nach einem Schlaganfall Schwierigkeiten, ihre linke Hand zu benutzen. In der Ergotherapie äußerte sie wiederholt: „Ich kann das nicht, ich bin einfach zu schwach." Die Therapeutin bemerkte, dass die Klientin sich sehr auf ihre Schwäche fokussierte und wenig Hoffnung zeigte, Fortschritte zu machen.

Im systemisch-lösungsorientierten Coaching-Ansatz reflektierte die Therapeutin mit der Klientin gemeinsam über diese Aussage: „Du sagst ‚Ich kann das nicht' – von wem genau kommt diese Aussage? Ist das eine Tatsache oder deine aktuelle Wahrnehmung?"

Die Klientin erkannte, dass sie diese Worte aus einer Perspektive der Frustration und Angst äußerte, nicht als unumstößliche Wahrheit. Indem sie sich als Beobachterin ihrer eigenen Gedanken positionierte, konnte sie beginnen, alternative

Sichtweisen zuzulassen, etwa: „Ich übe noch, und es wird besser.“

Diese bewusste Verschiebung der Perspektive ermöglichte eine offenere Haltung gegenüber Veränderung und förderte die Motivation und das aktive Mitwirken an der Therapie.

The Map is not the Territory

2. Gebot: *Unterscheide stets das, was über ein Phänomen gesagt wird, von dem Phänomen, über das es gesagt wird* (▸ Abb. 4.2).

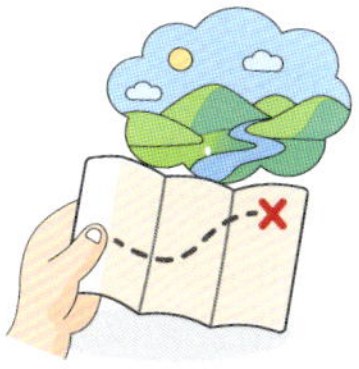

Abb. 4.2 Die Landschaft selbst ist immer komplexer und vielfältiger als die Landkarte.

Die Landkarte (Bezeichnung) ist nicht die Landschaft (das bezeichnete Phänomen). Das, was über eine Sache gesagt wird, ist in der Regel nicht dasselbe wie die Sache selbst. Es ist wichtig, sich diesen Unterschied immer wieder bewusst zu machen.

Fallbeispiel

Ein Patient wird mit der Diagnose Chronisches Erschöpfungssyndrom in der Praxis vorgestellt. Der Arzt sagt: „Sie haben CFS, das ist eine anerkannte Krankheit.“ Der Patient antwortet: „Ich fühle mich aber nicht krank, ich bin einfach nur müde und überfordert.“

Im Coaching wird deutlich gemacht, dass die Diagnose (Chronisches Erschöpfungssyndrom) nur eine sprachliche Bezeichnung (Landkarte) für ein komplexes Phänomen (die tatsächliche Erfahrung von Erschöpfung, Überforderung, körperlichen und psychischen Symptomen) ist. Die Diagnose ist ein Modell, um das Phänomen zu benennen und einzuordnen, aber sie ist nicht das Phänomen selbst.

Die Diagnose ist ein Konstrukt, das helfen soll, Behandlungsschritte zu planen. Die tatsächliche Lebenswirklichkeit des Patienten mit seinen individuellen Symptomen, Gefühlen und Erfahrungen ist vielschichtiger und kann nicht vollständig durch die Diagnose abgebildet werden.

Mit einem systemisch-lösungsorientierten Ansatz kann der Arzt den Patienten unterstützen, diesen Unterschied zu akzeptieren, und seine eigene Kommunikation entsprechend anpassen: Der Patient fühlt sich ernst genommen, wenn seine persönliche Erfahrung anerkannt wird, auch wenn die Diagnose eine wichtige Orientierung bietet. So kann gemeinsam ein individueller Behandlungsplan entwickelt werden, der über die reine Krankheitsbezeichnung hinausgeht.

Es ist, was es ist

3. Gebot: *Trenne in deiner inneren Buchhaltung die Beschreibung beobachteter Phänomene von ihrer Erklärung und Bewertung* (▸ Abb. 4.3).

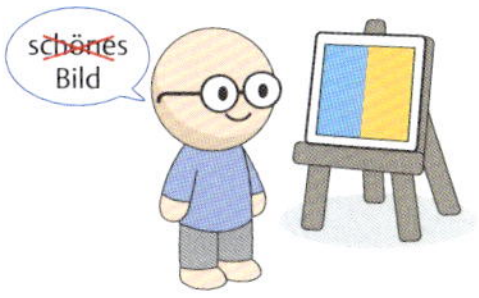

Abb. 4.3 Unterscheide Beschreibung, Interpretation und Bewertung.

Meistens vermischen sich in unserer Wahrnehmung die Beschreibung, Erklärung und Bewertung eines Phänomens. Wenn man ein Ereignis zunächst nur beschreibt, lässt es sich danach noch auf sehr unterschiedliche Weise interpretieren und bewerten. Erklärungen und Bewertungen sind sehr subjektiv und hängen stark mit unserer meist verzerrten Wahrnehmung zusammen. Wenn Beschreibungen, Erklärungen und Bewertungen miteinander vermischt werden, schränkt dies automatisch die Handlungsmöglichkeiten und das Suchen nach kreativen Lösungen ein.

Fallbeispiel

Eine Pflegekraft beobachtet, dass ein Patient während der Mahlzeit nur sehr wenig isst, und sagt innerlich: „Der Patient ist echt schwierig, er hat einfach keine Lust zum Essen."

Würde die Pflegekraft das dritte Gebot des systemischen Denkens berücksichtigen, könnte sie zunächst nur die Beschreibung des Phänomens formulieren, ohne Erklärung oder Bewertung:

„Der Patient hat heute beim Mittagessen nur 2 Bissen gegessen und hat den Teller größtenteils stehen lassen."

Im gemeinsamen Gespräch mit dem Patienten könnte sie die tatsächlichen Gründe herausfinden, um dann nach Lösungen zu suchen und z. B. Schmerzmanagement, Anpassung der Essenszeiten oder individuelle Begleitung anzubieten.

Von Nichts kommt Nichts

4. Gebot: *Der Status quo bedarf immer der Erklärung* (▸ Abb. 4.4).

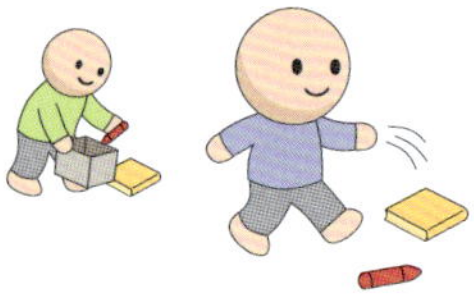

Abb. 4.4 Der Status quo wird aktiv durch bestimmte Verhaltensmuster aufrecht erhalten.

Im Bereich lebender oder sozialer Systeme (Menschen oder Gruppen) entstehen Strukturen nur dann und bleiben nur dann unverändert, wenn sie aktiv hergestellt und erhalten werden (Autopoiesie). Wenn bestimmte Merkmale oder Eigenschaften eines Systems über eine gewisse Zeit immer konstant bleiben, so gibt es in der Regel irgendetwas (z. B. das Verhalten einer oder mehrerer Personen), das aktiv dafür sorgt, dass sich nichts ändert.

Fallbeispiel

Ein Klient möchte Gewicht verlieren und gesünder leben, schafft es aber seit Monaten nicht, seine Ernährungsgewohnheiten zu ändern oder regelmäßiger Sport zu treiben. Trotz guter Vorsätze bleibt sein Verhalten unverändert.

Im Coaching wird gemeinsam erforscht, warum der aktuelle Zustand (Status quo) konstant bleibt. Es zeigt sich, dass der Klient z. B. abends immer wieder ungesunde Snacks isst, weil er sich nach einem stressigen Arbeitstag eine kleine „Belohnung" gönnt und dadurch Stress abbaut. Gleichzeitig gibt es im familiären Umfeld wenig Unterstützung für eine gesunde Ernährung, und die Abläufe sind so eingespielt, dass Veränderungen nicht leicht möglich sind. Das macht deutlich: Der Status quo wird aktiv aufrechterhalten durch bestimmte Verhaltensmuster (Stressabbau durch Essen), soziale Gewohnheiten (Familienrituale beim Essen) und emotionale Bedürfnisse (Belohnung, Trost). Diese Faktoren sorgen dafür, dass sich trotz des Wunsches keine Veränderung einstellt.

Erst wenn diese Erklärungen bewusst werden, kann der Klient neue Strategien entwickeln, z. B. alternative Stressbewältigungsmethoden (Atemübungen, kurze Bewegungspausen), Gespräche mit der Familie über Unterstützung oder das Einführen kleiner, schrittweiser Veränderungen.

Alles ist verbunden

5. Gebot: *Unterscheide Elemente, Systeme und Umwelten* (▸ Abb. 4.5).

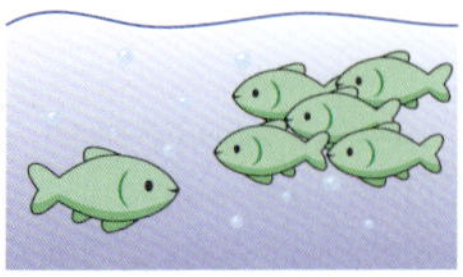

Abb. 4.5 Elemente-System-Umwelt: Ein Fisch als Teil eines Schwarms, der sich in der Unterwasserwelt eines Teichs bewegt.

Um komplexe Dinge besser einordnen zu können, ist es hilfreich, bei einem System (z. B. einer Familie) immer auch dessen einzelne Elemente (die Familienmitglieder) und das Umfeld zu betrachten, in dem sich die Familie bewegt (z. B. Wohnort, kulturelles Umfeld, erweiterte Familie, Freundeskreis, Arbeitsumfeld, Schule etc.).

Fallbeispiel

Ein Ergotherapeut arbeitet mit einer Familie, in der eines der Kinder mit einer motorischen Entwicklungsverzögerung Unterstützung benötigt. Die Familie berichtet, dass das Kind zu Hause oft frustriert ist und wenig Motivation zeigt, die Übungen zu machen.

Elemente: Die einzelnen Familienmitglieder werden betrachtet – das Kind, die Eltern, die Geschwister. Jedes Familienmitglied bringt eigene Bedürfnisse, Ressourcen und Herausforderungen mit. Zum Beispiel ist die Mutter berufstätig und oft erschöpft, der Vater arbeitet im Schichtdienst und die Geschwister fühlen sich manchmal vernachlässigt.

System: Die Familie als Ganzes wird als System gesehen, das Muster, Rollen und Kommunikationswege entwickelt hat. Zum Beispiel gibt es unausgesprochene Erwartungen an das Kind, das „brav" sein soll, und an die Eltern, die alles „richtig" machen wollen.

Umwelt: Das Umfeld der Familie wird einbezogen – Wohnsituation (kleine Wohnung, wenig Rückzugsmöglichkeiten), Schule des Kindes (hoher Leistungsdruck), soziales Netzwerk (wenige Freunde, wenig Unterstützung durch Großeltern), kultureller Hintergrund (traditionelle Rollenbilder).

Der Therapeut unterstützt die Familie darin, diese Ebenen zu unterscheiden und zu reflektieren. Zum Beispiel wird gemeinsam erarbeitet, wie die Erschöpfung der Mutter und die Schichtarbeit des Vaters die Unterstützung des Kindes beeinflussen und welche Ressourcen im erweiterten sozialen Umfeld (z. B. Nachbarn, Freunde) mobilisiert werden können. Auch wird besprochen, wie die Wohnsituation und der Leistungsdruck in der Schule das Verhalten und die Motivation des Kindes prägen.

Durch diese differenzierte Sichtweise können passgenaue Lösungen entwickelt werden, z. B. flexible Übungszeiten, Einbindung von Geschwistern als Unterstützer, Nutzung von Nachbarschaftshilfe oder Schulberatung.

Die Henne-Ei-Problematik

***6. Gebot:** Betrachte die Interaktionen in einem System in zirkulärer Kausalität* (▶ Abb. 4.6).

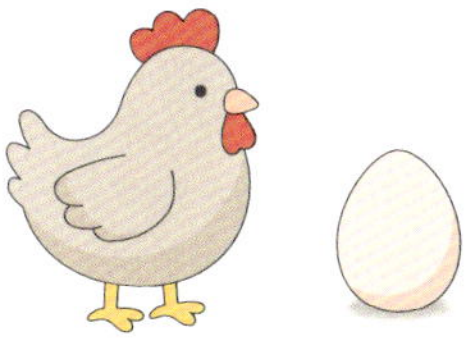

Abb. 4.6 Henne oder Ei – was war zuerst da?

In einem System, dessen Elemente miteinander in Wechselbeziehung stehen, lässt sich nicht immer eindeutig sagen, was Ursache und Wirkung ist. Zirkuläres Denken ist der Versuch, das Verhalten der Elemente eines Systems als Regelkreis zu beschreiben (siehe z. B. die häufig vergebliche Frage, wer den Streit begonnen hat). So wird das Verhalten aller Beteiligten eher als Muster oder Kreislaufprozess sichtbar. Jedes Verhalten wird dadurch gleichzeitig Ursache und Wirkung für das Verhalten der anderen Beteiligten. Schuldzuschreibungen und Täter-/Opferbeschreibungen werden dadurch vermieden.

Fallbeispiel

Ein Klient sucht Beratung wegen seines problematischen Alkoholkonsums. Er berichtet, dass seine Partnerin oft sehr kritisch auf sein Trinken reagiert, was ihn wiederum belastet und dazu führt, dass er noch mehr trinkt. Die Partnerin fühlt sich dadurch hilflos und zieht sich emotional zurück, was den Klienten wiederum frustriert und den Kreislauf verstärkt.

Die Beraterin erklärt dem Klienten das Prinzip der zirkulären Kausalität: Nicht „der Klient trinkt, weil die Partnerin kritisiert" und auch nicht „die

Partnerin kritisiert, weil der Klient trinkt" – vielmehr verstärken sich beide Verhaltensweisen gegenseitig in einem Kreislauf.

Das Verhalten des Klienten (Alkoholkonsum) ist gleichzeitig Ursache und Wirkung des Verhaltens der Partnerin (Kritik, Rückzug). Dieses Muster wird als „Teufelskreis" sichtbar gemacht, in dem Schuldzuweisungen wenig hilfreich sind.

Der Klient lernt, seine eigenen Auslöser und Gefühle zu erkennen und alternative Bewältigungsstrategien zu entwickeln. Die Partnerin wird ermutigt, ihre Bedürfnisse und Sorgen offen und wertschätzend zu kommunizieren, ohne Vorwürfe. Beide üben, neue Interaktionsmuster zu etablieren, die den Kreislauf durchbrechen, z. B. gemeinsame Aktivitäten ohne Alkohol, respektvolle Gesprächsregeln.

It's the Communication, Stupid!

***7. Gebot:** Betrachte soziale Systeme als Kommunikationssysteme und definiere ihre kleinsten Einheiten (Elemente) als Kommunikationen* (▶ Abb. 4.7).

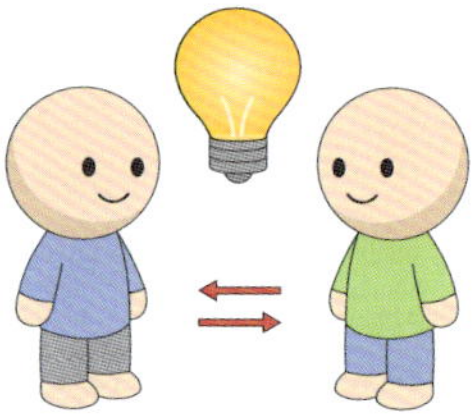

Abb. 4.7 Auf die Kommunikation miteinander kommt es an.

Zur Kommunikation gehören immer mindestens 2 Teilnehmer: Einer, der eine Information sendet, und einer, der sie empfängt. Dieser Vorgang ist das kleinste und wesentlichste Element sozialer Systeme. Was das System aufrechterhält, ist also nicht die Kontinuität der Personen, sondern die Kontinuität der Kommunikation; das heißt, wenn sie nicht fortgesetzt wird, endet das soziale System.

Fallbeispiel

Eine Familie sucht therapeutische Unterstützung, weil das Verhältnis zwischen Eltern und Kind im Teenageralter stark gestört ist. Die Eltern berichten, dass das Kind kaum noch mit ihnen spricht und oft verschlossen wirkt. Das Kind fühlt sich von den Eltern nicht verstanden und zieht sich zurück.

Der Therapeut macht deutlich, dass das Familiensystem nicht nur aus den Personen besteht, sondern vor allem aus den Kommunikationsmustern, die zwischen ihnen bestehen. Die kleinsten Einheiten sind also nicht einzelne Familienmitglieder, sondern die Kommunikationen – das Senden und Empfangen von Botschaften.

Im Coaching wird sichtbar, dass die bisherigen Kommunikationszyklen unterbrochen sind:

Die Eltern senden oft Vorwürfe oder Ratschläge, die vom Kind als Kritik verstanden werden. Das Kind reagiert mit Schweigen oder Abwehr, was die Eltern als Ablehnung interpretieren.

Diese Kommunikationsmuster führen dazu, dass der Austausch immer weniger wird und die Verbindung leidet. Der Therapeut kann die Familie darin unterstützen, neue Kommunikationsformen zu entwickeln:

- aktives Zuhören und wertschätzendes Nachfragen statt Vorwürfen
- das Kind wird ermutigt, seine Gefühle und Bedürfnisse auszudrücken, ohne Angst vor Ablehnung
- die Eltern lernen, ihre Botschaften klar und empathisch zu formulieren

Durch diese bewusste Veränderung der Kommunikation wird das Familiensystem wieder stabilisiert und die Beziehung gestärkt, weil die „Kommunikationsketten" fortgesetzt und vertieft werden.

Einmal ist keinmal

***8. Gebot:** Orientiere dein Handeln an sich wiederholenden Mustern* (▶ Abb. 4.8).

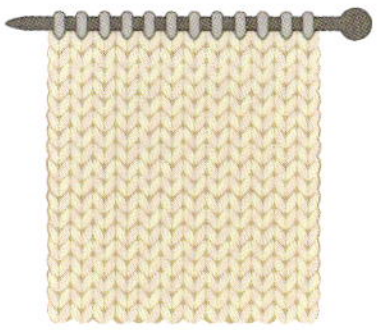

Abb. 4.8 Orientierung an Mustern bedeutet: „Immer wenn …, dann passiert …"

Alles, was nur einmal geschieht, ist nicht von Bedeutung. Wo nicht für Wiederholung gesorgt ist, kann nicht mit Mustern gerechnet werden. Das gilt für Zustände, die als „problematisch" bewertet und verändert, wie auch für angestrebte Ziele und Lösungen, die positiv bewertet und herbeigeführt werden sollen.

Fallbeispiel

Eine Patientin kommt mit chronischen Nackenverspannungen in die Physiotherapie. Sie berichtet, dass die Schmerzen besonders nach langen Arbeitstagen am Schreibtisch auftreten. In der Therapie werden einzelne Übungen gezeigt, die kurzfristig Erleichterung bringen, aber die Schmerzen kehren immer wieder zurück.

Die Physiotherapeutin erkennt, dass nicht ein einzelner Vorfall, sondern wiederkehrende Bewegungs- und Haltungsmuster im Alltag der Patientin die Ursache sind. Zum Beispiel: ständiges Vorbeugen am Bildschirm, einseitige Belastung durch Haltung am Telefon, fehlende Pausen und Bewegung.

Die Therapeutin orientiert ihr Handeln daraufhin daran, diese wiederkehrenden Muster zu verändern, statt nur einzelne Symptome zu behandeln. Sie begleitet die Patientin dabei, beispielsweise regelmäßige Pausen mit Dehn- und Entspannungsübungen in den Arbeitsalltag zu integrieren, bewusste Haltungswechsel zu üben oder ergonomische Anpassungen am Arbeitsplatz vorzunehmen.

Input ist nicht immer gleich Output

***9. Gebot:** Lebende Systeme lassen sich nicht zielgerichtet steuern* (▶ Abb. 4.9).

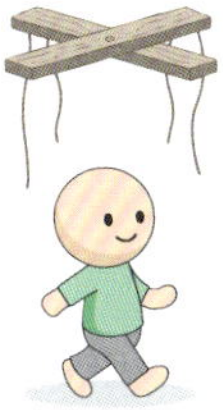

Abb. 4.9 Auch wenn wir uns das manchmal wünschen: Menschen sind keine Marionetten.

Lebende Systeme (z. B. Menschen) lassen sich nicht vollständig von außen steuern. Sie handeln grundsätzlich immer (!) autonom und innengesteuert. Das heißt aber nicht, dass sie unabhängig von dem sind, was in ihren Umwelten geschieht, sondern nur, dass sie höchst individuell auf diese Geschehnisse reagieren. Äußere Einflüsse können daher nicht als Ursachen im geradlinig-kausalen Sinne betrachtet werden, sondern lediglich als Auslöser oder Impuls für innengesteuerte Verhaltensweisen.

Fallbeispiel

Eine Ergotherapeutin arbeitet mit einem 8-jährigen Kind, das ADHS und Schwierigkeiten hat, sich in der Schule zu konzentrieren und Impulse zu kontrollieren. Die Therapeutin plant eine Reihe von Übungen, um die Aufmerksamkeit und Selbstregulation des Kindes zu fördern.

Trotz sorgfältiger Planung und gezielter Interventionen reagiert das Kind nicht immer so wie erwartet. Manchmal zeigt es große Fortschritte, an anderen Tagen wirkt es unruhig und wenig kooperativ. Die Therapeutin erkennt, dass das Kind als lebendes System nicht direkt steuerbar ist – es handelt autonom und reagiert individuell auf äußere Impulse.

Wichtig ist dabei: Das Kind handelt immer sinn- und bedeutungsgesteuert. Sein Verhalten hat für es selbst eine innere Logik und einen Sinn, auch wenn dieser von außen nicht sofort erkennbar ist. Zum Beispiel kann Unruhe oder Ablenkung ein Versuch sein, Stress abzubauen oder sich selbst zu regulieren. Die Umgebung

(z. B. Tagesform und Stimmung von anderen, familiäre Situation, schulischer Druck) wirkt als Auslöser, aber wie das Kind darauf reagiert, ist innengesteuert und sinnhaft.

Die Therapeutin versucht flexibel zu bleiben und verschiedene Impulse anzubieten, z. B. spielerische Konzentrationsübungen, Bewegungsphasen oder Entspannungstechniken. Sie beobachtet genau, wie das Kind auf die unterschiedlichen Reize reagiert, und versucht, den Sinn hinter dem Verhalten zu verstehen und zu respektieren. Das Kind lernt, seine Gefühle zu erkennen, auszudrücken und mit Unterstützung nach angemessenen Möglichkeiten im Umgang damit zu suchen. Dabei passt die Therapeutin ihr Vorgehen situativ an, ohne zu erwarten, dass eine Methode immer gleich wirkt.

Jenseits von richtig und falsch

10. Gebot: *Betrachte Paradoxien und Ambivalenzen als normal und erwartbar* (▸ Abb. 4.10).

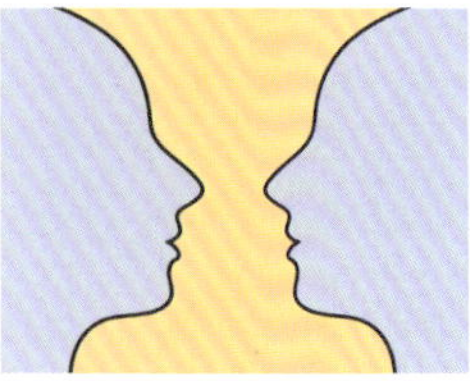

Abb. 4.10 Gesichter oder Vase: was ist wahr?

Aussagen, die getätigt werden, sind nie nur „wahr“ oder nur „falsch“, es gibt immer auch noch andere Sichtweisen und Zwischentöne. Unsere Welt ist immer voller Widersprüche, Gegensätze, Unklarheiten, Vieldeutigkeiten und Veränderungen. Daher ist Ambivalenz (das Vorhandensein widersprüchlicher Gefühle und Gedanken bezüglich einer Sache) eigentlich eine normale Reaktion. Das heißt auch, dass es oftmals keine sicheren Kriterien für die Richtigkeit einer Entscheidung gibt.

Fallbeispiel

Ein Jugendlicher mit einer Sprachentwicklungsstörung besucht die Logopädie. Er möchte einerseits seine Aussprache verbessern, fühlt sich aber andererseits durch die ständigen Übungen und Korrekturen oft frustriert und möchte manchmal die Therapie abbrechen. Er sagt:

„Ich will besser sprechen, aber ich habe auch keine Lust mehr auf die ständigen Übungen. Es ist schwer und nervt mich manchmal richtig.“

Die Logopädin erkennt, dass solche widersprüchlichen Gefühle – die Ambivalenz – ganz normal sind. Der Jugendliche steht im Spannungsfeld zwischen dem Wunsch nach Verbesserung und dem Bedürfnis nach Erleichterung und Selbstschutz. Diese Ambivalenz ist ein natürlicher Teil des Veränderungsprozesses. Anstatt die Frustration zu ignorieren oder zu übergehen, wird sie als wichtige Information gewertet, die zeigt, wie der Jugendliche die Therapie erlebt.

Die Logopädin geht offen auf die Ambivalenz ein und lädt den Jugendlichen ein, darüber zu sprechen. Gemeinsam werden Wege gefunden, die Therapie abwechslungsreicher und motivierender zu gestalten, z. B. durch spielerische Elemente oder Pausen. So kann der Jugendliche seine Ambivalenz annehmen, ohne sich dafür zu verurteilen, und bleibt eher engagiert.

Mit einer systemischen Brille auf Coachingprozesse zu blicken, bedeutet auch, sich als Coach bewusst zu sein, dass wir gemeinsam mit dem Klienten ein eigenes „Coaching-System“ bilden, in dem wir aufeinander bezogen sind und uns wechselseitig beeinflussen (was übrigens in allen therapeutischen Settings der Fall ist). Im systemischen Denken wird diese Erkenntnis als Kybernetik 2. Ordnung bezeichnet (Kap. 1.6.1), was bedeutet, dass wir nie nur von außerhalb als Zuschauer auf den Klienten schauen, sondern, in den Worten Fritz Simons, „immer mitspielen“ [195]. Egal ob wir das beabsichtigen oder nicht, unser Verhalten wirkt sich direkt auf die Klienten aus – und andersherum. ▸ Abb. 4.11 zeigt sehr ausführlich die vielfältigen Einflüsse und Wechselwirkungen, derer man sich im Coaching idealerweise bewusst sein

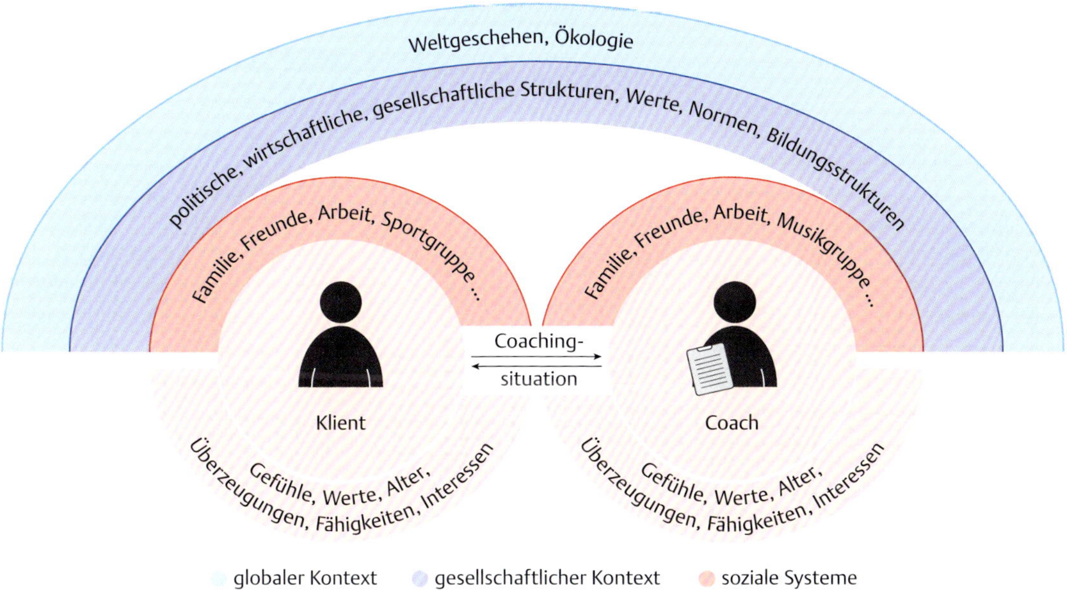

Abb. 4.11 Einflussfaktoren im Coaching-System. Innere und äußere Faktoren, die in Coaching-Gesprächen einwirken, ob bewusst oder unbewusst.

sollte (s. auch das fünfte (S. 74) der „10 Gebote systemischen Denkens").

4.1.2 Lösungsorientierte Grundsätze

Die Begründer des lösungsfokussierten Ansatzes, Insoo Kim Berg und Steve de Shazer, haben folgende Grundsätze als Leitlinien für die praktische Umsetzung formuliert [177]:

1. Grundsatz

Was nicht kaputt ist, muss man auch nicht reparieren.

Für die Autoren ist dieser Lehrsatz grundlegend. Beratung, Coaching oder Therapie sind demnach nur angezeigt, wenn die Klienten etwas als problematisch erleben. Das mag zwar banal klingen, aber gerade im medizinisch-therapeutischen Kontext gibt es genügend Beispiele, bei welchen die Therapieziele der Klienten nicht immer im Mittelpunkt der Behandlung stehen.

Fallbeispiel

Ein älterer Patient kommt mit leichten Rückenschmerzen, die ihn nicht stark einschränken. Die Ärztin erkennt, dass keine ernsthafte Erkrankung vorliegt und der Patient gut mit Bewegung und Schmerzmanagement zurechtkommt. Statt unnötige invasive Behandlungen zu empfehlen, unterstützt sie den Patienten darin, seine eigenen Strategien zur Schmerzbewältigung weiterzuführen. Die Therapieziele orientieren sich an den Bedürfnissen und dem Erleben des Patienten, nicht nur an medizinischen Normen.

2. Grundsatz

Das, was funktioniert, sollte man häufiger tun.

Auch dieser Grundsatz folgt der Logik, dass sich Therapeuten/Coaches nicht zu viel einmischen sollten und dass nicht immer etwas verändert werden muss. Vielmehr liegt auch hier die Annahme zugrunde, dass der Klient zumindest ansatzweise bereits über Denk- und Verhaltensweisen verfügt, die zur Lösung beitragen können. Unsere Aufgabe als Coach ist es in erster Linie, diese positiven Denk- und Verhaltensmuster zu erkennen und zu stärken.

Fallbeispiel

Ein Kind mit motorischen Schwierigkeiten hat gelernt, mit einer bestimmten Technik seine Schuhe zu binden, obwohl diese eher kompliziert ist. Die Mutter möchte gerne, dass das Kind die Technik ändert. Die Ergotherapeutin erkennt den Erfolg des Kindes an und fördert gezielt die Nutzung dieser Technik, anstatt sie sofort durch eine andere zu ersetzen. So wird die Selbstwirksamkeit gestärkt und Motivation erhalten. Die Mutter wird in der Annahme des Weges ihres Kindes unterstützt.

3. Grundsatz

Wenn etwas nicht funktioniert, sollte man etwas anderes probieren.

Auch wenn eine Lösung noch so gut zu sein scheint, sie ist nur dann gut, wenn sie auch funktioniert. Menschen tendieren dazu, problemerzeugende Verhaltensweisen ständig zu wiederholen. Für Coaches geht es darum, die Klienten zu neuen Umgangsformen mit ihren Herausforderungen zu ermutigen und selbst flexibel zu bleiben, um Herangehensweisen, die gerade nicht funktionieren, wieder loslassen zu können und Neues auszuprobieren.

Fallbeispiel

Eine Klientin versucht, ihre Stressbewältigung durch Meditation zu verbessern, fühlt sich aber dadurch eher überfordert. Der Coach schlägt vor, stattdessen bewegungsbasierte Entspannung wie Yoga oder Spaziergänge auszuprobieren. Die Klientin findet so einen für sie passenden Weg, der besser funktioniert.

4. Grundsatz

Kleine Schritte können zu großen Veränderungen führen.

Dieser Grundsatz ist sehr pragmatisch. Es braucht nicht immer gleich die große Lösung. Vielmehr kann man davon ausgehen, dass auch kleine Schritte weitere Veränderungen nach sich ziehen (oft unbemerkt) und dass sich so allmählich umfassendere Veränderungen ergeben – ohne großen Bruch. Zudem stellen sich so in der Regel schneller Erfolgserlebnisse ein, was die Motivation und Zuversicht der Klienten zusätzlich nährt.

Fallbeispiel

Ein Klient möchte seine Ernährung umstellen, ist aber wenig zuversichtlich, da er in der Vergangenheit bereits mehrfach an einer grundlegenden Umstellung gescheitert ist. Die Ernährungsberaterin empfiehlt, zunächst jeden Tag ein zusätzliches Glas Wasser zu trinken und eine Portion Gemüse mehr zu essen. Diese kleinen Änderungen führen schnell zu Erfolgserlebnissen, auch wenn sich nicht gleich messbare Erfolge einstellen. Dafür ist es dem Klienten möglich, längerfristig dranzubleiben und so Schritt für Schritt zu einer nachhaltigeren Ernährungsumstellung zu gelangen.

5. Grundsatz

Die Lösung hängt nicht zwangsläufig direkt mit dem Problem zusammen.

Ähnlich wie in der Salutogenese ist weniger die Analyse von Problemen wichtig, sondern eher die Fokussierung auf das, was bereits funktioniert, bzw. auf die hypothetische Frage, was anders sein wird, wenn es funktioniert. Die Ausrichtung ist also nicht in Richtung Vergangenheit, sondern stets in Richtung Gegenwart und Zukunft. Dieser Grundsatz steht der üblichen therapeutischen Herangehensweise grundsätzlich gegenüber, weshalb dies gerade Menschen, die in therapeutischen Berufen professionalisiert sind, besonders schwerfällt. Aber dazu mehr im nächsten Kapitel.

Fallbeispiel
Eine Patientin ist häufig müde und niedergeschlagen. Statt sich nur auf die Müdigkeit zu konzentrieren, fördert die Pflegekraft Aktivitäten, die Freude bereiten und soziale Kontakte stärken, z. B. gemeinsames Musikhören oder Spaziergänge. Diese positiven Impulse verbessern das Wohlbefinden, obwohl sie nicht direkt die Müdigkeit behandeln.

6. Grundsatz

Die Sprache der Lösungsentwicklung ist eine andere als die, die zur Problembeschreibung notwendig ist.

An dieser Stelle wird nochmal der Bezug zu Wittgensteins Sprachphilosophie deutlich (Kap. 1.6.2). Wenn wir über unsere Probleme sprechen, geschieht das meist eher negativ, statisch und vergangenheitsorientiert. Über Lösungen und wünschenswerte Zielzustände sprechen wir dagegen eher positiv, ermutigend und optimistisch. Probleme wirken dadurch nicht noch größer als sie ohnehin sind, vielmehr deutet sich an, dass auch unsere größten Herausforderungen und Schwierigkeiten vergänglich sind.

Fallbeispiel
Ein Patient beschreibt seine Bewegungseinschränkung oft negativ („Ich kann das nicht mehr"). Der Physiotherapeut lenkt die Sprache bewusst um, indem er fragt: „Was können Sie trotz der Einschränkung gut tun?" und „Welche Bewegungen fühlen sich gut an?". So entsteht ein positiver Fokus, der Motivation und Zuversicht stärkt.

7. Grundsatz

Kein Problem besteht ohne Unterlass; es gibt immer Ausnahmen, die genutzt werden können.

Dieser Grundsatz baut in gewisser Weise auf den vorhergehenden Grundsätzen und der Erkenntnis auf, dass Probleme nicht dauerhaft und statisch sind. Es gibt immer Ausnahmen, in denen das Problem zumindest ein kleines bisschen weniger schlimm ist. Und genau hier befindet sich bereits der Keim für positive Veränderung (s. dazu auch Kap. 3.4.2).

Fallbeispiel
Ein Klient mit Angststörungen erlebt Situationen, in denen die Angst weniger stark ist, z. B. beim Treffen mit engen Freunden. Die Therapeutin arbeitet mit ihm daran, diese Ausnahmen zu erkennen, zu verstärken und als Ressource für den Umgang mit schwierigen Situationen zu nutzen.

8. Grundsatz

Die Zukunft ist sowohl etwas Geschaffenes als auch etwas Verhandelbares.

Der Mensch ist nicht festgelegt, weder durch seine Biographie noch seinen sozialen Status oder seine Diagnosen. Die Zukunft wird als ein Ort der Hoffnung und der Zuversicht verstanden, der kreativ und eigenverantwortlich mitgestaltet werden kann.

Fallbeispiel
Ein Klient mit chronischer Erkrankung wird ermutigt, seine Zukunft aktiv mitzugestalten, z. B. durch neue Freizeitaktivitäten oder angepasste berufliche Ziele. Das Coaching unterstützt ihn darin, Hoffnung zu entwickeln und die Kontrolle über sein Leben zu stärken, anstatt sich als Opfer der Krankheit zu sehen.

4.1.3 Prinzipien für die Gesprächsführung

Aus diesen Grundsätzen leitet Gerber [188] einige Prinzipien für die Gesprächsführung im systemisch-lösungsorientierten Coaching ab:

Nicht-direktives Gespräch

Als Coach versuchen wir, den Gesprächsverlauf nicht zu lenken und uns mit Ratschlägen und Empfehlungen zurückzuhalten. Der Coach ist für den Prozess zuständig und der Klient für den Inhalt.

Klientenzentrierung

Der Fokus liegt auf den Anliegen, Wünschen und Wirklichkeitskonstruktionen des Klienten und nicht auf den Vorstellungen und Erwartungen des Coaches.

Förderliche Beziehung

Im Vordergrund stehen eine vertrauensvolle Atmosphäre und konstruktive Beziehung zwischen Coach und Klient, die von Empathie, Authentizität und Wertschätzung geprägt sind.

Autonomie

Klienten wird zugetraut, ihre Probleme eigenverantwortlich selbst zu lösen. Aufgabe des Coaches ist es, einen Rahmen zu schaffen, in dem es Klienten möglich ist, mit ihren inneren und äußeren Ressourcen in Kontakt zu kommen. Der Klient entscheidet auch, worüber er im Coaching sprechen möchte.

Ganzheitlichkeit

Der Klient wird nicht isoliert betrachtet, sondern in seinen persönlichen Entwicklungszusammenhängen und in seinem sozialen Umfeld.

Aktualisierung

Diesem Prinzip liegt die Annahme zugrunde, dass jeder Mensch nach Entwicklung und Wachstum strebt. Dabei geht es nicht um Selbstoptimierung, sondern vielmehr darum, sein Potential zu entfalten und sein Leben möglichst frei gestalten zu können. Dieses Bestreben wird als die mächtigste Antriebskraft des Menschen gesehen.

Inkongruenz

Es gibt immer wieder Diskrepanzen in der Selbstwahrnehmung des Klienten, die wir als Coach beachten sollten. Häufig ist es so, dass sich Menschen als nicht kompetent erleben und Lob oder Wertschätzung zunächst als irritierend erlebt werden können [191]. Andersherum können gerade gesundheitliche Einschränkungen oder schwerwiegende Erkrankungen einem ursprünglich gesunden Selbstbild gegenüberstehen. Solche Inkongruenzen aufzugreifen und die Klienten bei einer neuen Ausbalancierung eines hilfreichen Selbstbilds zu unterstützen, kann Teil eines Coachingprozesses sein.

4.2 Ablauf eines Coachings

Coaching

Nehmen wir noch einmal die Definition von Coaching aus Kap. 2.2 zur Hand:

Coaching ist ein partnerschaftliches, kreatives, prozessorientiertes Vorgehen zwischen Therapeut und Klient, das zum Nachdenken anregt und Klienten inspiriert, ihr Potential zu entfalten. Die Selbstreflexion und persönliche Entwicklung der Klienten stehen im Vordergrund. Der Coachingprozess setzt oft bisher ungenutzte Quellen der Vorstellungskraft, Produktivität und Führung frei [150]. Der Coach schafft in einem strukturierten Gesprächsrahmen einen Raum für Klienten, Klarheit über ihre Gedanken zu gewinnen, Ziele zu fokussieren, Ressourcen zu entdecken und nächste Schritte festzulegen [199]. Der Coach ist dabei nicht Ratgeber, sondern Begleiter und Unterstützer im Prozess. Coaching zielt auf Selbstreflexion und Eigenverantwortung ab.

Du merkst anhand der Definition, dass das Wort „Prozess" ziemlich häufig vorkommt. Um einen Coachingprozess mit Leichtigkeit zu gestalten, ist es hilfreich, sich gut damit auszukennen. Dazu gehören Kenntnisse über die wesentlichen Schritte im Coaching, ein Ablaufplan sowie ein grober Zeitrahmen. Darin lassen sich dann leicht verschiedene Techniken und Methoden einbinden, je nach Bedürfnis und Anliegen des Klienten. Bevor wir jedoch auf Techniken und Methoden genauer eingehen, widmen wir uns zunächst ausführlich den wesentlichen Teilschritten in einem Coaching.

4.2.1 Im Vorfeld des Coachings

Vor dem Beginn eines Coachings sollte im Vorfeld erklärt werden, was ein Coaching ist, wobei es hilft und welche Wirkung es erzielen kann. Vor allem sollte Klienten der wesentliche Unterschied zur klassischen Therapie verständlich erläutert werden (s. Kap. 2.2), damit sie sich gut auf den Prozess einlassen können.

Auch sollte der gemeinsame Prozessablauf im Vorfeld besprochen werden. Dazu gehören der zur Verfügung stehende Zeitrahmen (dieser ist je nach Profession im Gesundheitswesen sehr unterschiedlich), das Setting für das Coaching, eventuell beteiligte Personen und gegebenenfalls *Spielregeln*, wenn es sich z. B. um ein Mehrpersonencoaching handelt. Sollte es sich um eine Selbstzahler-Leistung handeln, müssen natürlich auch die Kosten im Vorfeld kommuniziert werden, damit der Klient das Angebot bewusst wählen kann.

Wichtig ist, dem Klienten in der Besprechung der Behandlungsplanung einen Überblick zu geben, bei welchen seiner Anliegen, mit denen er zu uns in die Behandlung kommt, sich Coaching als ergänzende Technik gut nutzen lässt, und ihm den Nutzen dessen in Aussicht zu stellen. Dies trägt zum Empowerment des Klienten bei und hilft ihm bei der Entscheidungsfindung (s. Kap. 2.1.2).

Vorbereitung des Therapeuten unmittelbar vor einer Coachingsitzung

Wie in Kap. 3 beschrieben, ist die Fähigkeit des Coaches von großer Bedeutung, durch seine Präsenz einen Raum für den Klienten zu öffnen, in dem dieser seine Lösung entwickeln kann. Ohne Präsenz ist dies deutlich schwieriger, vor allem wenn man dabei mit schwierigen Emotionen konfrontiert wird (s. Kap. 4.4).

Es hat sich daher bewährt, nicht gehetzt in eine Coachingsitzung zu gehen, sondern sich davor kurz Zeit zu nehmen, im Idealfall 5–10 Minuten, um innezuhalten und sich zu sammeln. Zum Beispiel, um durch bewusste Atmung den Geist zu beruhigen und zu fokussieren. Selbst ein Schluck Wasser und eine Minute bewusstes Durchatmen machen schon einen Unterschied. Neben dem inneren Raum gilt es auch im Außen einen klaren Raum zu schaffen, d. h. darauf zu achten, dass der Raum ordentlich ist (also nicht zu viele Dinge herumliegen) und Störungen von außen möglichst gut vermieden werden können (z. B. Schild an der Türe: „Bitte nicht stören").

In der Raumgestaltung ist es hilfreich, die Bedürfnisse der Klienten (z. B. Kinder oder Erwachsene) und auch die eigenen als Coach und Behandler zu berücksichtigen. Auch die Natur kann ein guter Raum für ein Coaching sein. Und nicht zuletzt gilt es, sich selbst, also das wichtigste Instrument im Coaching, gut vorzubereiten. Dabei helfen die Fragen: Was brauche ich selbst während dieser Einheit, damit ich mich gut fokussieren/präsent bleiben kann, damit ich gut arbeiten kann? (Dazu kann gehören, vorher auf Toilette zu gehen, etwas zu trinken parat zu stellen, Blumen auf dem Tisch etc.). Die Missachtung der eigenen Bedürfnisse führt unweigerlich zu Ablenkung im Prozess.

4.2.2 Auftragsklärung

Am Anfang jeder Coachingsitzung steht die Auftragsklärung. Eine saubere Auftragsklärung ist der elementarste Schritt im Coaching und, wie wir finden, auch eines jeden Behandlungsprozesses (s. Kap. 2.2.1). Du magst vielleicht zunächst nur an den Auftrag des Klienten denken, bei der Auftragsklärung geht es aber um eine beidseitige Vereinbarung und Entscheidung.

Für den Klienten gilt es, sein Anliegen zu klären, mit dem er in die Coachingsitzung kommt:

- Was soll heute geschehen, damit sich die Sitzung für dich lohnt?
- Woran würdest du bemerken, dass das Coaching hilfreich war?

Auch die Rollenverteilung im Coaching im Hinblick auf das Anliegen gilt es trotz Vorbesprechung nochmals zu verdeutlichen:

- Wie denkst du, dass ich dich dabei unterstützen kann?
- Was erwartest du dir dabei von mir?

Anschließend sind eine klare Prüfung und ggf. Aushandlung des Auftrags notwendig. Denn wenn ein Auftrag „still" angenommen wird, dann übernimmt der Coach in diesem Moment unbewusst die Verantwortung (auch ungewollt). Dies führt im weiteren Prozess unweigerlich zu einem Konflikt – entweder im Coach selbst (innerer Konflikt) oder offen zwischen Klient und Coach.

Hierbei helfen folgende Kriterien:

- die Verantwortung für Inhalt und Ergebnis liegt beim Klienten
- die Verantwortung für den Prozess liegt beim Coach
- Möglichkeiten und Grenzen des Coaches (aus persönlichen und professionellen Gründen)
- ethische Kriterien

Denk daran, dass du als Coach immer die Möglichkeit hast, selbst zu entscheiden, ob du mit einem Klienten arbeiten möchtest und in welcher Form du den an dich gestellten Auftrag annehmen möchtest [199], [44]. Wir haben zwar im Gesundheitskontext einen Versorgungsauftrag, dieser setzt aber auch eine entsprechende Compliance des Klienten voraus und er muss sich mit dem Behandlungskonzept, das jeweils angeboten wird, identifizieren können. Aus diesem Grund ist es sogar in der Rolle als Therapeut in bestimmten Fällen legitim und notwendig, Behandlungsaufträge abzulehnen.

Im Coaching werden einem nicht selten „unmögliche Aufträge" entgegengebracht. „Können Sie meinem Mann nicht sagen, dass er nicht so mit Paul umgehen kann?", „Helfen Sie mir dabei, wieder glücklich zu sein", „Machen Sie mich wieder gesund". Oftmals ist die Lage aber nicht ganz so offensichtlich und genau darin liegt die Gefahr, dass es dem Coaching anschließend an Orientierung fehlt. Betrachten wir 2 Beispiele, wie eine unklare Auftragsklärung in eine solche Sackgasse führen kann.

Unklare Auftragsklärung

Beispiel 1

Ein Coach beginnt eine Sitzung mit einem Klienten, der über Stress im Job klagt. Ohne genau zu klären, was der Klient sich konkret wünscht oder welches Ziel er verfolgt, startet der Coach sofort mit Entspannungstechniken. Nach einiger Zeit merkt der Coach, dass der Klient sich nicht wirklich angesprochen fühlt und die Übungen als wenig hilfreich empfindet.

Beispiel 2

Eine Klientin kommt in die Ernährungsberatung mit dem Wunsch, „einfach gesünder zu essen". Die Beraterin beginnt sofort, Ernährungspläne und Kalorienlisten zu erklären, und gibt detaillierte Empfehlungen. Die Klientin fühlt sich zwar informiert, aber innerlich nicht wirklich motiviert oder verstanden. Nach einigen Terminen setzt sie die Empfehlungen nur sporadisch um.

Im zweiten dieser Beispiele hat die Beraterin den Auftrag zu schnell auf eine „gesunde Ernährung" reduziert, ohne zu klären, was „gesund" für die Klientin konkret bedeutet oder welche persönlichen Beweggründe, Werte und Alltagssituationen dahinterstehen. Die Klientin hat vielleicht ganz andere Vorstellungen, z.B. mehr Genuss, weniger Stress beim Essen oder familiäre Rituale, die nicht berücksichtigt wurden. Die Auftragsklärung blieb zu oberflächlich und technisch.

Ich glaube, dir fallen sofort ein paar weitere „unmögliche" oder unklare Aufträge ein, die du selbst erhalten hast. Wie klar warst du darin, diesen Auftrag mit deinem Klienten offen auszuhandeln? Und welche Emotionen haben die Aufträge in dir ausgelöst? Hast du sie geklärt, bevor du im Behandlungsprozess weitergegangen bist?

Auch ist es wichtig, immer wieder die Freiwilligkeit des Klienten zu überprüfen, nicht nur für das Coaching, sondern auch für das Thema. Häufig werden auch Anliegen vorgebracht, die der Klient aufgrund einer gesellschaftlichen Erwartung o.Ä. formuliert („Meine Chefin hat gesagt, ich soll mich damit auseinandersetzen", „Mein Arzt meint, es wäre gut, wenn ich abnehmen würde"). Nur wenn für den Klienten selbst wirklich eine Sinnhaftigkeit besteht, ist es auch möglich, das Anliegen nachhaltig zu bearbeiten. Manchmal muss erst eine Sinnhaftigkeit mit dem Klienten herausgefunden werden, bevor das Thema angegangen werden kann. Letzten Endes gilt: Wenn jemand keine Lösung für ein Problem haben möchte oder vielleicht sogar zum Coaching „gezwungen" wird, kann er nur schwer gecoacht werden.

Auf den folgenden Seiten stellen wir nun einige Möglichkeiten vor, wie ein Coachingprozess ablaufen kann. Da es auch hier kein „richtig" oder „falsch" gibt, haben wir uns entschieden, unterschiedliche Varianten zur Orientierung vorzustellen.

4.2.3 Ablauf eines Coachings nach Steve de Shazer

Steve des Shazer, der Begründer der Lösungsfokussierten Kurzzeittherapie, hat in einem seiner Bücher [175] ein Ablaufschema für ein Coaching dargestellt, das einen ganz guten Überblick über ein Vorgehen gibt (▶ Abb. 4.12). Gleichzeitig lässt es dem Coach aber den Freiraum, den Prozess individuell auf das Anliegen des Klienten anzupassen.

Im Grunde haben Steve de Shazer und sein Team konsequent darauf geschaut, welche Veränderungen sich in Bezug auf das vom Klienten formulierte Anliegen, vor der Sitzung bereits gezeigt haben. Konnte der Klient Veränderungen beschreiben, zielten die weiteren Fragen darauf ab, mehr darüber zu erfahren, wie diese entstanden sind und was der Klient dazu beigetragen hat. Konnte der Klient keine Veränderungen beschreiben, zielten die weiteren Fragen im Coaching darauf ab, Ausnahmen herauszufinden, also wann das Problem weniger oder nicht aufgetreten ist. Im weiteren Verlauf wurde herausgearbeitet, was zu diesen Ausnahmen geführt hat, um wieder die Strategien dahinter für den Klienten sichtbar zu machen.

Konnte der Klient keine Ausnahmen beschreiben, hat Steve de Shazer mit hypothetischen Fragen gearbeitet, um den Klienten in die Lösungstrance zu bringen. Steve de Shazer beschreibt, dass durch den konsequenten Fokus auf die gelingenden Faktoren die Kooperation zwischen Klient und Therapeut gefördert wird, was es erleichtert, mit Klienten eine für sie angemessene Intervention zu entwickeln. Durch dieses Vorgehen werden Unter-

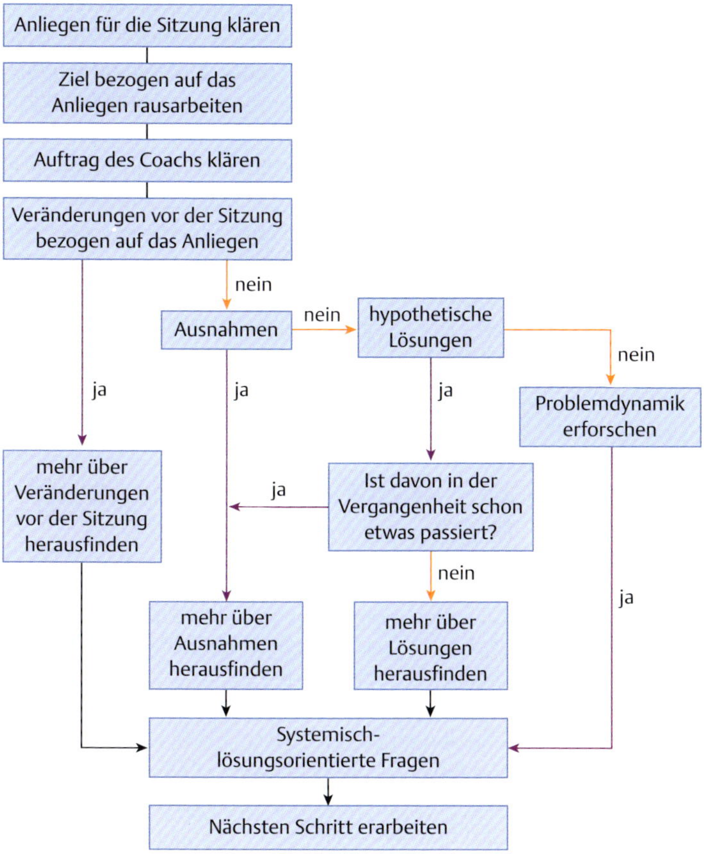

Abb. 4.12 Ablauf eines Coachings in Anlehnung an Steve de Shazer [175].

schiede ins Bewusstsein geholt, die Klienten selbst in der Situation nicht bedeutsam erschienen, die aber letztendlich für die Lösung oder Weiterentwicklung der Situation einen Unterschied machen [175].

4.2.4 Du + Ich-Coachingprozess

Der Coachingprozess im Du + Ich-Konzept [190], (▶ Abb. 4.13) ist auf 45–60 Minuten Behandlungszeit ausgelegt, da das Konzept im Rahmen des ergotherapeutischen Praxis-Settings entstanden ist. Der Prozess lässt sich aber leicht auf andere Interventionssettings und Behandlungszeiten anpassen.

Das Du + Ich-Konzept

Das Du + Ich-Konzept ist ein familienzentrierter ergotherapeutischer Leitfaden zur Förderung der Lernkompetenzen, der von Sara Hiebl zusammen mit Anja Junkers entwickelt wurde. [190].

Das Konzept besteht aus einer fundierten, lösungsfokussierten Befunderhebung, in der Coaching bereits als Technik genutzt wird. Aufbauend auf den Ergebnissen kommen dann 4 Interventionstechniken zum Einsatz:

- Betätigungsbefähigung (hier geht es um Stärkung der Fähigkeiten und Fertigkeiten des Kindes)
- Beziehungsarbeit (zur Stärkung der Beziehung zwischen Eltern und Kind)
- Lernberatung (damit Eltern ihre Kinder bei den Hausaufgaben gut begleiten können)
- Elterncoaching (zur Förderung der Eigenverantwortung der Eltern)

Die Therapeutin entscheidet mit den Eltern gemeinsam, wie der Behandlungsverlauf gestaltet und an welchen Themen gearbeitet wird. Insgesamt geht es bei dem Ansatz darum, die Familien nachhaltig in ihren Kompetenzen zu stärken und den Fokus auf die Potentiale und Ressourcen zu legen.

Mit dem Klienten werden vorab im Behandlungsprozess die Themen besprochen, für die sich ein begleitendes (ergotherapeutisches) Coaching anbietet (Behandlungsauftrag = Coachingvereinbarung). In der Coachingsitzung wird dann auf die Veränderungen geschaut, die bezogen auf das Anliegen in letzter Zeit schon passiert sind. Anschließend wird mit dem Klienten das Best-of-Ziel bezogen auf sein Anliegen herausgearbeitet und, ausgehend vom aktuellen Ist-Zustand, das nächste Etappenziel, also der nächste Schritt auf dem Weg zum Best-of-Ziel. Mit dem Klienten wird dann im Coaching das To-do herausgearbeitet, das notwendig ist, um das Etappenziel umzusetzen. Was kann der Klient selbst tun, um sein Ziel zu erreichen, welche Unterstützung im Umfeld kann aktiviert werden, welche Umfeld- oder Tätigkeitsanpassung ist dafür notwendig?

Die Umsetzung des Plans erfolgt anschließend im Alltag durch den Klienten. In den nachfolgenden Behandlungseinheiten reflektiert der Therapeut mit dem Klienten, was funktioniert hat, was sich verändert hat, oder auch, was zumindest dazu beigetragen hat, dass sich der Zustand nicht weiter verschlechtert hat, und es werden die Strategien bewusst gemacht, mit denen dies gelungen ist. In einer weiteren Coachingsitzung wird dann entweder das nächste Etappenziel auf dem Weg zum Best-of-Ziel formuliert oder der Klient gibt ein neues Anliegen an, für das dann ein Best-of-Ziel formuliert wird. Die Interventionsschleifen lassen sich beliebig oft wiederholen, um den Klienten in seine wünschenswerte Zukunft zu begleiten. Im Rahmen des Du + Ich-Konzepts erfolgt über den Behandlungsverlauf hinweg mindestens ein Elterncoaching, manche Klienten haben jedoch mehr Bedarf oder benötigen engmaschigere Begleitung. Die Coachingsitzungen sollten in der Regel nicht enger als 4–8 Wochen zusammenliegen, damit der Klient auch in die Umsetzung im Alltag kommt.

4.2.5 Ablauf einer Coachingsitzung (Explizites Coaching)

Unserer eigenen Erfahrung nach bewährt es sich, im medizinisch-therapeutischen Kontext zwischen *implizitem* Coaching (Coachingelemente, die in das übliche Therapiesetting eingebaut werden können, s. Kap. 4.2.6) und *explizitem* Coaching zu unterscheiden. Wir sprechen dabei von einem *expliziten* Coaching, wenn mit dem Klienten explizit zu einem bestimmten Anliegen eine Coachingsitzung vereinbart wird, um dieses Thema zu bearbeiten.

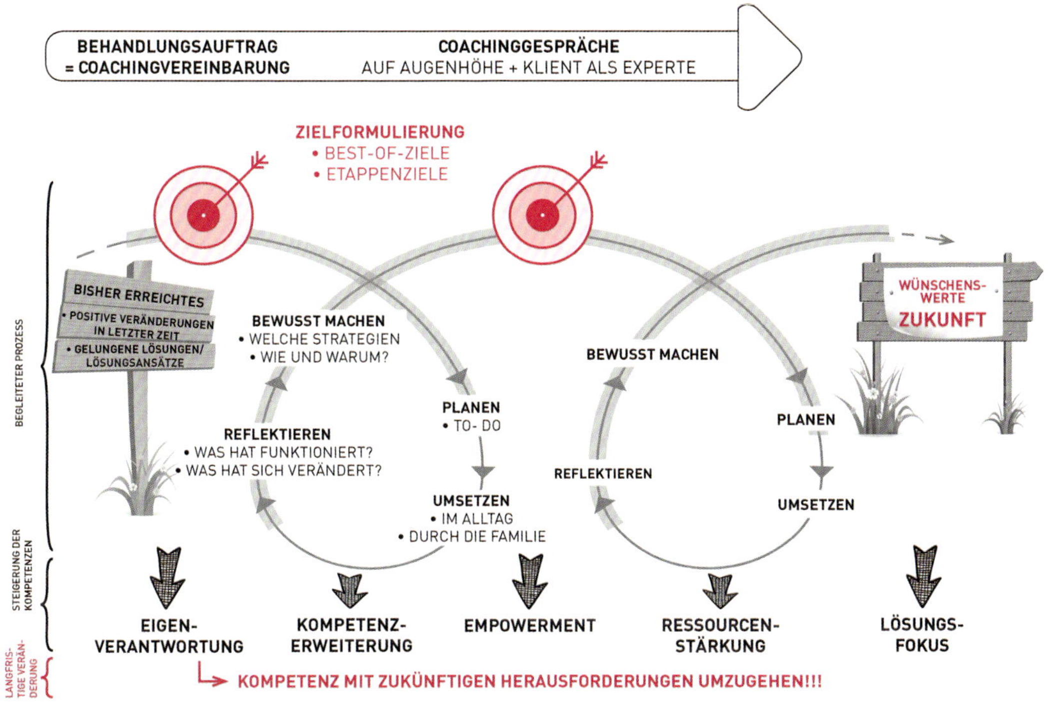

Abb. 4.13 Du + Ich-Coachingprozess. (Quelle: Hiebl S. Junkers A. Du+Ich Konzept. Ein Familienzentrierter ergotherapeutischer Leitfaden zur Förderung der Lernkompetenzen. 1. Auflage. Idstein: Schulz-Kirchner Verlag; 2017)

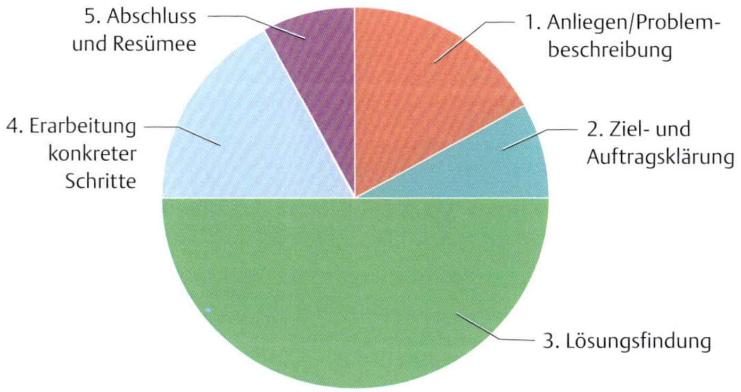

Abb. 4.14 Ablauf einer Coachingssitzung. Die einzelnen Phasen gehen nahtlos ineinander über und lassen sich nicht immer klar voneinander abgrenzen. Sie können auch zeitlich abweichen. Die Grafik gibt eine grobe Orientierung über die Aufteilung.

Im Rahmen unserer Arbeit in der Coachingweiterbildung haben wir den Ablauf einer expliziten Coachingsitzung, wie in ▶ Abb. 4.14 dargestellt, skizziert.

Ausgehend von einer 60-Minuten-Sitzung (bei einer längeren Coachingeinheit ist die Zeit entsprechend auf die einzelnen Bestandteile zu verteilen), entfallen

- ca. 10 Minuten zur Klärung des Anliegens und der Problembeschreibung,
- ca. 5 Minuten für die Ziel- und Auftragsklärung für die jeweilige Coachingsitzung,
- eine halbe Stunde für die Lösungsfindung,
- ca. 10 Minuten für die Erarbeitung konkreter Schritte zur Umsetzung und

- ca. 5 Minuten am Ende, um nochmal auf das ursprüngliche Anliegen/Problem zurückzukommen und zusammenfassend zu fragen, was aus dem Coaching für den Klienten jetzt hilfreich war und was er mit nach Hause nimmt, um das Coaching abzurunden.

Die Minutenangaben sind dabei nicht in Stein gemeißelt, sondern können je nach Prozess des Klienten variieren. Sie geben dem Coach allerdings eine Orientierung für die Prozessgestaltung.

4.2.6 Implizites Coaching während der normalen Behandlung

Wie bereits beschrieben, ergibt sich gerade im Gesundheitsbereich die Möglichkeit, einzelne Aspekte von Coachingansätzen in das normale therapeutische Vorgehen einfließen zu lassen. Wir nennen diese Form des Coachings *implizit*. Hier wird nicht direkt mit dem Klienten eine Coachingsitzung vereinbart und rein nach diesem Vorgehen gearbeitet. Der Therapeut lässt hier die Technik des Coachings und vor allem seine Haltung in den normalen Behandlungsablauf mit einfließen, implementiert die Technik also in sein Vorgehen. Durch die lösungsorientierte Fragetechnik wird der Klient angeregt, in eine andere Richtung zu denken und aktiv an seinem Behandlungsprozess mitzuwirken.

In der Handtherapie lassen sich dadurch z. B. gut kleine aktive und umsetzbare Übungen mit den Klienten erarbeiten, mit Schmerzklienten kann mehr auf die Ausnahmen von Schmerzen und die Bedingungen, die es dafür braucht, eingegangen werden. Des Weiteren lassen sich Behandlungsziele motivierender als Annäherungsziele herausarbeiten, die Sinnhaftigkeit für Betätigungen lässt sich für den Klienten leichter finden und somit Motivation für die Behandlung schaffen, und vieles mehr. Für die Behandlerin ergibt sich dadurch eine erweiterte und leicht anzuwendende Gesprächstechnik, die den Verlauf der Gespräche jedoch gezielt in eine lösungsorientierte Richtung lenkt und mehr Leichtigkeit im Behandlungsprozess schafft.

4.3 Systemisch-lösungsorientierte Fragen

Wenn du bis hierhin gelesen hast, dann hast du sicherlich bemerkt, dass Coaching wohl etwas mit der Kunst zu tun hat, die „richtigen" Fragen zu stellen. Die Frage ist nur: Was sind denn die „richtigen" Fragen? Und kann man eine „richtige" Frage immer auf alle Klienten anwenden?

Im systemisch-lösungsorientierten Coaching versuchen wir, uns von Kategorien wie „richtig" und „falsch" zu lösen und stattdessen eher in Kategorien wie „hilfreich" oder „nützlich" zu denken. So gibt es verschiedene Fragetechniken, die alle eine unterschiedliche Wirkung im Gespräch erzielen. Je nachdem, welche Wirkung im Gespräch gewollt ist, ist die entsprechende Fragetechnik auszuwählen. Bevor wir tiefer in die Kunst des Fragens einsteigen, zunächst ein Überblick über die einzelnen Fragearten. In verschiedenen Quellen zu systemisch-lösungsorientierten Fragen findet man verschiedene Unterteilungen; manchmal werden Überkategorien nochmal unterdifferenziert. Wir fokussieren uns auf die am häufigsten angewandten und in der Literatur gängigsten Begriffe.

4.3.1 Offene und geschlossene Fragen

Offene Fragen sind nicht mit „ja" oder „nein" zu beantworten. Dadurch sind Klienten herausgefordert, weiter nach den Antworten zu forschen und sich mit ihrer Thematik auseinanderzusetzen. Offene Fragen erweitern den Fokus der Klienten. Gleichzeitig ermöglichen sie es, dass Klienten selbstbestimmt entscheiden, welche Prozesse sie teilen oder wie tief sie nach einer Antwort suchen möchten. Dadurch wird Klienten auch die Kontrolle und Verantwortlichkeit für den Prozess übertragen [174]. Dies entspricht auch dem Empowerment-Ansatz (s. Kap. 2.1.2). Wichtig ist, offene lösungsorientierte Fragen zu stellen, um die Lösungssuche anstelle des Problemfokus zu stärken.

Geschlossene Fragen, die sehr knapp oder nur mit „ja" oder „nein" zu beantworten sind, sind im Coachingprozess oft nur bedingt hilfreich. Dadurch kommt der Klient weniger ins Beschreiben seiner Wahrnehmungsrealität und geht weniger tief in die Lösungssuche. Es erfordert dann von Seiten des

Coaches viel mehr Arbeit, um den Prozess zu steuern und den Klienten hin zum Lösungsfokus zu lenken. Wir wagen sogar zu bezweifeln, dass es mit geschlossenen Fragen überhaupt möglich ist, Klienten beim Finden eigener Lösungsmöglichkeiten zu unterstützen.

Praxis

Wenn du folgende Fragen liest, beobachte die Wirkung, die sie in dir entfalten:

1. Wie hast du dich gefühlt, als du zuletzt etwas geschafft hast, was dir zunächst schwergefallen ist?
2. Hast du schon mal etwas geschafft, was dir zunächst schwergefallen ist?

Bei welcher der beiden Fragen war die Antwort in dir ausführlicher? Bei welcher der beiden Fragen hast du mehr Zugang zu deinen Emotionen und deinem Erleben gehabt?

Frage 1 ist eine offene Frage, Frage 2 ist eine geschlossene Frage. Bei Frage 2 müssten wir jetzt weitere Fragen anschließen, um mehr darüber herauszufinden. Bei Frage 1 könnten wir wahrscheinlich sehr leicht an deine Beschreibungen anknüpfen und deinen Erzählfluss verstärken.

4.3.2 Skalenfragen

Der Einsatz von Skalen ist im medizinisch-therapeutischen Bereich nicht neu. Bekannt sind zum Beispiel die Schmerzskala, um die Intensität einzuschätzen [168], oder die Skalen im Canadian Occupation Performance Measure (COPM) hinsichtlich Einschätzung der Wichtigkeit, der Ausführung und der Zufriedenheit einer Betätigung [178]. Skalen helfen, das innere Erleben des Klienten nach außen sichtbar und verständlich zu machen. Im Coaching ist der Einsatz von Skalen eine der am leichtesten anwendbaren und am häufigsten angewandten Techniken [180].

Über den Einsatz von Skalen ist es möglich herauszufinden, wo der Klient jetzt in diesem Moment bezogen auf sein Anliegen steht, was dazu beigetragen hat, dass er das geschafft hat, und um den nächsten Schritt in Richtung seiner wünschenswerten Zukunft zu erarbeiten [190]. Über die Skala ist es sowohl für den Behandler als auch für den Klienten möglich, Unterschiede sichtbar zu machen und zu erkennen [211]. Wichtig ist, die Einschätzung der Klienten nie infrage zu stellen, auch wenn wir in unserer Wahrnehmung und aus unserer Erfahrung zu einer anderen Einschätzung kommen würden. Dies würde Klienten sofort wieder aus ihrer aktiven Rolle ausladen und ihre Selbstwirksamkeit beeinträchtigen. Im Prozess des Coachings ist der Klient automatisch dazu eingeladen, sich mit seiner Einschätzung auf der Skala weiter auseinanderzusetzen und diese ggf. selbst zu verändern.

In den meisten systemisch-lösungsorientierten Schulen wird eine Skala von 1–10 verwendet ▶ Abb. 4.15. Wird eine Skala von 0–10 verwendet, ist zu empfehlen, die 0 nicht als den Punkt zu definieren, an dem die Situation des Klienten am schlimmsten war. Stattdessen sollte die 0 als Ausgangspunkt dafür verwendet werden, was sich verändert hat, seitdem sich der Klient zur Therapie angemeldet hat [176]. Da viele Menschen dazu neigen, die 0 tatsächlich als „nichts" und „absolut" anzusehen, ist es für den Coachingprozess wenig hilfreich, wenn sich der Klient auf die Frage „Wo stehen sie bezogen auf Ihr Ziel jetzt?" bei 0 einschätzt. Auf die Folgefrage „Was machen Sie schon, dass Sie dort stehen, wo Sie stehen, was gelingt schon?" antworten sie nämlich dann oft, nicht selten genervt, mit „Nichts, deshalb habe ich ja 0 angegeben". Das erschwert es jedoch dem Coach, lösungsorientiert zu arbeiten. Startet man auf der Skala mit 1, hebelt man per se von vornherein das absolute Denken mancher Menschen aus.

Praxis

Probiere es mal aus:

Auf einer Skala von 1–10, wobei 10 das Beste ist, was du dir vorstellen kannst, wie hoch ist dein Energielevel jetzt in diesem Moment?

Was macht deinen Wert aus, auf dem du dich eingeordnet hast? Was hilft dir dabei oder hat dich auf diese Stufe gebracht? Und was noch?

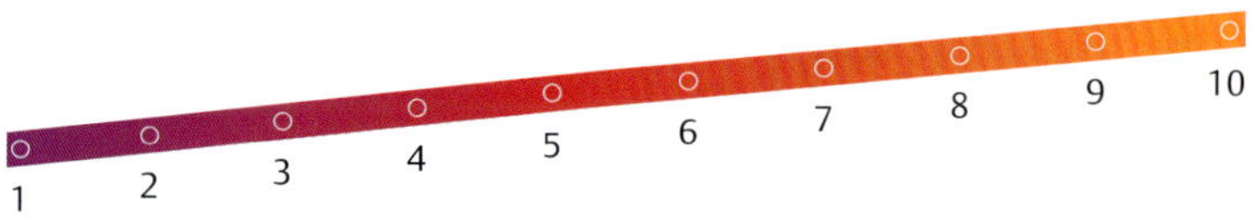

Abb. 4.15 Skala von 1–10. Mit Hilfe der Skala lässt sich das innere Erleben des Klienten abbilden. Die 10 auf der Skala gibt den besten Wert an, den man sich vorstellen kann und 1 das Gegenteil.

4.3.3 Zirkuläre Fragen

Bei zirkulären Fragen geht es darum, Klienten zu einem Perspektivwechsel einzuladen, um so ihren Blickwinkel zu erweitern und möglicherweise ein anderes Verständnis ihrer Situation zu entwickeln. Dafür weitet man den Blick auf das gesamte System aus, innerhalb dessen ein „Problem" entstanden ist, und bezieht die Perspektive von anderen direkt oder indirekt beteiligten Personen hypothetisch mit ein. Dadurch ist der Klient in der Lage, seinen Horizont zu erweitern und seine Empathie für andere Beteiligte zu erhöhen, indem er sich mit der Gefühls- und Gedankenwelt dieser Personen auseinandersetzt. Zirkuläre Fragen können zudem dabei helfen, eine andere Gewichtung von Problemen zu erlangen, festgefahrene Denkmuster zu durchbrechen und letzten Endes zurück zur Handlungsfähigkeit zu gelangen, da durch die verschiedenen Blickwinkel vielschichtige Handlungsspielräume auftauchen [212].

Beispiele für zirkuläre Fragen

- Wie würde sich ... fühlen, wenn er in deiner Situation wäre?
- Was denkst du, wie fühlt sich ... in Bezug auf die aktuelle Situation?
- Was denken die anderen Menschen in deinem Umfeld über die Situation?
- Wie beeinflusst dein Verhalten die andere Person? Wie beeinflusst dich das Verhalten der anderen Person?
- Was würde ... dir an deiner Stelle raten?

4.3.4 Fragen nach Ausnahmen

Wie in Kap. 4.2.3 in ▶ Abb. 4.12 zu sehen, arbeiten Steve de Shazer und sein Team sehr viel mit der Erforschung nach Ausnahmen vom Problem. De Shazer [175] beschreibt die Suche nach Ausnahmen als einen wesentlichen Teil der Lösungstheorie. Dies entspricht auch dem Vorgehen des Potentialfokus (s. Kap. 3.4.2) [198][191], dem die Annahme zugrunde liegt, dass Menschen und Gruppen das Potential für Lösungen bereits in sich tragen und kein Problem dauerhaft gleichbleibend vorhanden ist.

Konnten Ausnahmen vom Problem herausgefunden werden, werden mit dem Klienten Strategien erarbeitet, die dazu beitragen, dass die Ausnahmen öfter wiederholbar sind. In den Ausnahmen liegt, wie bereits erwähnt, schon ein Teil der Lösung. Auch durch diese Fragetechnik wird die Klientin zu einem Perspektivwechsel eingeladen, und zwar um neugierig zu ergründen, was dazu beiträgt, dass ihr Problem nicht oder weniger stark auftritt. Dabei geht es darum, die inneren Einstellungen, Verhaltensweisen und Umweltfaktoren herauszufiltern, die konstruktiv bzw. förderlich sind, und diese nach Möglichkeit zu verstärken. Auch werden durch die Frage nach Ausnahmen Ressourcen beim Klienten und im Umfeld sichtbar [180].

Beispiele für Fragen nach Ausnahmen

- In welcher Situation war das Problem nicht oder nur teilweise da?
- Wann war das Problem auch nur ein kleines bisschen weniger schlimm?
- Gibt es Situationen oder Zeiten, in denen die Schmerzen weniger stark sind? Was ist da anders?
- Kannst du dich an eine Situation in deinem Leben erinnern, in welcher du schon mal ganz gut mit einem ähnlichen Problem umgehen konntest?

Folgefragen zur Erforschung hilfreicher Umweltfaktoren und Verhaltensweisen:

- Was genau war da anders?
- Wie hast du die Situation damals bewertet?
- Was hast du getan? Wie hast du dich verhalten?
- Welche Rahmenbedingungen gab es?
- Was noch?

4.3.5 Hypothetische Fragen

Hypothetische Fragen helfen Klienten dabei, ihre eigenen Grenzen zu überwinden und in völlig neue Richtungen zu denken. Die hypothetische Frage schafft neue Voraussetzungen und neue Szenarien, wodurch neue Gedanken entstehen, die am Ende für die nächsten Handlungsschritte der Klienten nützlich sind und ihr Erleben sowie ihre Situation verändern können. In manchen hypothetischen Fragen versteckt sich die Einladung an Klienten, ein neues Verhalten auszuprobieren und zu sehen, was sich dadurch in der Situation verändert.

Folgendes Zitat, das Albert Einstein zugeschrieben wird, ist in diesem Zusammenhang sehr passend: „Die Definition von Wahnsinn ist, immer wieder das Gleiche zu tun und andere Ergebnisse zu erwarten." Die hypothetische Frage hilft dem Klienten, ein neues Szenario zunächst in Gedanken durchzuspielen, was dann den nächsten Schritt in die tatsächliche Handlung erleichtert [212].

Beispiele für hypothetische Fragen

- Angenommen, du hättest dein Ziel schon erreicht, wie läuft dann ein typischer Tag in deinem Leben ab?
- Wenn du Antworten auf deine Fragen gefunden hast, was ist dann ganz konkret anders in deiner Arbeit?
- Stell dir vor, du könntest aus der Zukunft auf diese Zeit zurückblicken – was würde dir dann am meisten geholfen haben?
- Wenn du eine Zauberformel hättest, die sofort eine Lösung bringt, was würde diese beinhalten?

Wunderfrage

Die Wunderfrage ist eine Sonderform der hypothetischen Frage und weist einen starken Bezug zur Hypnotherapie auf [183]. Der Begriff *Wunder* erlaubt Klienten, groß und ohne Zensur und Einschränkung zu denken. Dies hilft ihnen, den Blick vom gegenwärtigen Problem in eine befriedigendere Zukunft zu lenken.

Um die Wunderfrage einzusetzen, ist es notwendig, viel Zeit auf eine möglichst reale Dramaturgie des Wunders zu verwenden, also zum Geschichtenerzähler zu werden, um dem Klienten bestmöglich die Vorstellung dieses Erlebens zu ermöglichen. Dazu ist es notwendig, dass die Wunderfrage einen konkreten Bezug zur Lebenswelt des Klienten hat und der Klient dazu angehalten ist, eine möglichst detaillierte Beschreibung zu erarbeiten, was dann alles anders wäre. Aus dieser Beschreibung heraus ist es dann möglich, klare Kennzeichen und Ziele sowie kleine realisierbare nächste Schritte für eine befriedigendere Zukunft mit dem Klienten herauszuarbeiten [174]. Damit steigt die Wahrscheinlichkeit, dass der Klient diese Kennzeichen in seinem Alltag erkennt, wenn sie tatsächlich auftreten, auch wenn es nur erste Anzeichen davon sind. Die Wunderfrage braucht etwas Übung, damit sie ihre volle Wirkung entfalten kann [176].

Beispiel für eine Wunderfrage

„Ich werde Ihnen jetzt eine etwas ungewöhnliche Frage stellen. Sie gehen nach unserem Gespräch nach Hause und tun das, was Sie normalerweise an so einem Tag tun. Am Abend essen Sie und tun das, was Sie normalerweise an Ihrem Abend tun. Dann wird es allmählich spät, Sie gehen ins Bett und schlafen ein. In der Nacht, während Sie schlafen, geschieht ein Wunder. Ein Wunder, das das Problem, weshalb Sie hier sind, beseitigt. Aber Sie wissen nicht, dass ein Wunder geschehen ist, wenn Sie aufwachen. Woran merken Sie als Erstes, dass die Situation anders geworden ist? Was fällt Ihnen auf, nachdem Sie aufgewacht sind?“ [176]

4.3.6 Ressourcenfragen

Die meisten von uns sind in einer Gesellschaft sozialisiert, die den Fokus lange auf Schwächen und das, was nicht funktioniert, gelegt hat – und dies häufig immer noch tut. Das macht etwas mit unserem Selbstwert [191], weshalb viele Menschen nicht gut darin sind, ihre eigenen Stärken zu kennen und selbstbewusst zu benennen. Ressourcenfragen helfen, den Fokus auf die Stärken der Klienten zu lenken. Welche Fähigkeiten stecken in Ihnen, auf welche Ressourcen konnten Sie in vergangenen herausfordernden Situationen zurückgreifen? Was haben Sie vielleicht auch erst durch diese schwierigen Erfahrungen gelernt?

Dabei ist es wichtig, ausdauernd und vertrauensvoll alle möglichen Bereiche nach Ressourcen abzusuchen. Die Unterscheidung zwischen inneren (Individual-) und äußeren (Umfeld-) Ressourcen (s. Kap. 3.4.1) kann dabei sehr hilfreich sein. Ressourcenfragen dienen dazu, den Klienten ihre Stärken (wieder) bewusst zu machen, damit sie diese gezielt einsetzen können [212], und bewirken darüber hinaus einen Perspektivwechsel. Zudem gelingt es den Klienten dadurch häufiger, in der Reflexion der Situation eine Metaposition einzunehmen und daraus weitere Lösungsstrategien zu entwickeln [180].

Beispiele für Ressourcenfragen

- Wer steht in dieser schwierigen Situation voll hinter dir? Wer unterstützt dich?
- Gab es in deiner Vergangenheit schon einmal eine ähnlich herausfordernde Situation? Wie hast du diese Situation gelöst? Was bzw. welche Fähigkeiten haben dir dabei geholfen?
- Gibt es bestimmte Rituale, Gewohnheiten oder Strategien, die dir helfen, dich zu stärken?
- Wenn du eine Person in deinem Leben hättest, die dich besonders unterstützt, wer wäre das und was macht diese Person für dich besonders hilfreich?
- Stell dir vor, du könntest eine Ressource aus einem anderen Bereich deines Lebens für deine aktuelle Situation nutzen – was wäre das?

4.3.7 Reframing

Reframing ist tatsächlich eine sprachliche Kunst im Coaching, die sich erst nach guter Übung der grundlegenden Techniken und Strukturen effektiv anwenden lässt. Klienten wird durch das Reframing nahegelegt, das „Problem“ einmal anders und alte Sachverhalte mit neuen Augen zu sehen, und zwar als Herausforderung oder Chance. Reframing ermöglicht, den Blick auf das Positive und die Ressourcen zu lenken. Dabei wird der Klient angeregt, seine Situation differenzierter, umfassender, chancenorientierter zu betrachten. Dem Klienten wird dabei durch den gezielten Einsatz von Sprache ermöglicht, dass er durch die Art und Weise, wie er über sich oder eine Situation denkt, seine Wahrnehmung und damit seine Wirklichkeit aktiv gestalten kann (s. Sprachphilosophie von Wittgenstein, Kap. 1.6.2).

Beim Einsatz von Reframing-Fragen empfiehlt es sich, negative oder abwertende Formulierungen des Klienten ins Positive zu übersetzen und seine Wünsche dahinter zu erfragen. Sie sind besonders wirksam, wenn sie dem Klienten räumlich, zeitlich und emotional eine gesunde Distanz zu seiner Situation verschaffen. Beim Reframing können sowohl einzelne Ausdrücke als auch ganze Geschichten oder Situationen neu „gerahmt“ werden. Letzten Endes geht es um die Umwandlung von Bedeutungen.

Drei Arten von Reframing

Bamberger (2010) unterscheidet 3 Arten von Reframing:

1. Bisherige Bewältigungsversuche werden als eine Möglichkeit gesehen, sich zu verhalten. Im Reframing werden alternative Verhaltensmöglichkeiten in Betracht gezogen, die zum gleichen Ziel führen können.
2. Die Ansichtssache, also der Blickwinkel, von dem aus eine Situation betrachtet wird. Es geht darum, die Subjektivität des Blickwinkels zu relativieren und dadurch die bestehende Diskrepanz zwischen Ist- und Sollzustand zu verringern.
3. Jedes Verhalten resultiert aus einem Sinn heraus, den die betreffende Person in diesem Moment in eine Situation hineingibt. Im Reframing wird eine neue Sinnhaftigkeit von Verhalten erarbeitet, die auf einen attraktiveren Soll-Zustand hinführt. Dadurch ist es dem Klienten möglich, seine Problemlösungsstrategien zu verändern, wodurch sich auch die Problemdynamik verändert. Es geht also darum, den Nutzen einer bestimmten Eigenschaft oder Situation herauszuarbeiten.

Beispiele für Reframing-Fragen

Reframing-Fragen lassen sich mit zahlreichen Fragetypen, z. B. auch mit provokanten Fragen, zirkulärem Herangehen etc., kombinieren.

Bei der Anwendung der Technik ist es hilfreich, auf absolute Formulierungen von Klienten wie „immer“, „nur“, „nie“, „ständig“ etc. zu achten und diese dann zu relativieren. Ein Beispiel:

Klientin: „Ich bin immer zu pessimistisch!“

Coach: „Mit anderen Worten: Sie haben aus Ihren Erfahrungen gelernt – und Sie sehen gelegentlich nicht nur die Chancen, sondern auch die Risiken. In welchen Situationen würden Sie Ihren Blick gerne mehr auf die Chancen lenken?“ [212]

Weitere beispielhafte Formulierungen:

- Glas halb voll, statt halb leer
- Herausforderungen statt Probleme
- Schwächen als Potentiale
- „Vorsichtig“ statt „ängstlich“
- „Feine Antennen“ statt „empfindlich“
- „Verständnisvoll“ statt „nachgiebig“
- „Konsequent“ statt „stur“
- „Zurückhaltend“ statt „verschlossen“
- „Selbstbestimmt“ statt „tut nicht, was ich will“

Reframing kann dabei nicht nur als Frage eingesetzt werden, sondern auch bei Zusammenfassungen des bisher Verstandenen, z. B.:

- Aussage des Klienten: „Ich habe das Gefühl, immer im Kreis zu laufen, und komme keinen Schritt voran.“
- Reframing des Coaches: „Es klingt, als ob Sie in einer Phase sind, in der Sie viel reflektieren und nach neuen Lösungen suchen.“

oder

- Aussage des Klienten: „Ich bin immer derjenige, der Fehler macht.“
- Reframing des Coaches: „Sie sehen sich als jemand, der viel Verantwortung übernimmt und daraus lernen möchte.“

Fallbeispiel

Krebspatienten beispielsweise fühlen sich nach überstandener Erkrankung oftmals nicht mehr so belastbar. Eine 42-jährige Brustkrebspatientin beschrieb ihre Situation folgendermaßen: „Ich bin so zerbrechlich geworden, ich schaffe kaum noch etwas.“ Diese Sicht auf sich selbst verstärkte die bereits vorhandene Resignation und schwächte darüber hinaus das Selbstvertrauen der jungen Frau.

Reframing würde hier bedeuteten, sie zu einer anderen Sichtweise auf den gleichen Sachverhalt einzuladen: „Wie fühlt es sich für dich an, wenn ‚zerbrechlich sein‘ auch bedeuten könnte, besonders achtsam mit sich umzugehen und genau wahrzunehmen, was dein Körper braucht?“

Die Betroffene beginnt, ihre „Zerbrechlichkeit“ nicht nur als Schwäche, sondern als Zeichen von Sensibilität und Selbstfürsorge zu sehen. Dieses neue Verständnis gibt ihr Kraft, sich selbst liebevoller zu begegnen und gleichzeitig dem Wunsch nach mehr Belastbarkeit zu entsprechen, in dem sie im Coaching kleine Schritte zu mehr Kraft und Energie für sich herausarbeitet.

4.3.8 Ziel- und Lösungsfragen

Der wichtigste Aspekt im Coaching, und unseres Erachtens in jedem Behandlungsverlauf, ist eine saubere Zielklärung mit den Klienten (s. auch Kap. 3.4.3). Die Zielklärung muss erfolgen, bevor in den weiteren Prozess eingestiegen wird, um eventuellen Enttäuschungen im Verlauf, Widerständen in der Zusammenarbeit sowie bröckelnder Motivation und Compliance im Therapieverlauf möglichst vorzubeugen. Bei Zielfragen ist es, wie schon beschrieben, wichtig, die Annäherungsziele mit den Klienten herauszuarbeiten (was sie möchten/was erreicht werden soll) anstelle von Vermeidungszielen (was sie nicht mehr möchten) [191].

In der Praxis erleben wir es sehr häufig, dass Ziele negativ formuliert werden, z. B. „ich möchte nicht mehr so schnell ausrasten" oder „ich möchte nicht mehr so streng mit mir selber sein". Hier gilt es hellhörig zu sein und mit einer sehr einfachen Frage zu reagieren: „Was möchtest du denn stattdessen?" oder „Wie sollte es deiner Meinung nach stattdessen sein?". Das Formulieren von Annäherungszielen erleichtert dem Klienten die Orientierung in die gewünschte Richtung. Dabei geht es darum, „ein wünschenswertes Verhalten neu zu erlernen", also auch um neue Strategien in der Problemlösung, und nicht darum, „ein unerwünschtes Verhalten abzustellen" [187].

Resonant-Formel

Um eine tragfähige Zielformulierung mit dem Klienten herauszuarbeiten, hilft die Resonant-Formel [204] (▶ Abb. 4.16).

Diese Formel ist keine Formel, die (ähnlich wie bei SMART-Zielen) als vollständiger Satz formuliert werden und bei der jeder einzelne Aspekt unbedingt erfüllt sein muss. Es hat sich aber bewährt, bei der Zielklärung mit dem Klienten all diese Ebenen zu berücksichtigen, damit das Ziel am Ende die entsprechende Aktivierung und innere Motivation bewirkt, um sich auf den Weg in diese Richtung zu machen.

Der Punkt *Richtungsweisend* beinhaltet zum Beispiel die Frage nach dem Lebenssinn, der eigenen Bestimmung und Aufgabe, der Orientierung. Die Fragen zielen auf den gewünschten Endzustand ab.

> ✔ **Merke**
> „Nur wer sein Ziel kennt, findet den Weg."
> (Laotse)

Erfolgsversprechend heißt, dass die Zielformulierung dem Klienten einerseits die Chance gibt, sein Ziel erreichen zu können, andererseits aber auch Raum lässt für Fehler und Misserfolge.

Bezogen auf die *Selbstverpflichtung* sind Klienten in der Regel sehr schnell darin und es fällt ihnen leicht, Ziele für andere Beteiligte zu entwickeln. Als Coach und Behandler arbeitest du aber mit dem Menschen, der vor dir sitzt. Und nur seinen eigenen Handlungsspielraum kann der Klient selbst beeinflussen. Daher ist es wichtig, in der Zielformulierung darauf zu achten, dass die Ziele selbstverpflichtend für den Klienten sind, in seinem Einflussbereich liegen und somit auf seine Eigenverantwortung hinweisen.

Ziele müssen *objektiv überprüfbar* sein, damit sie evaluierbar sind und sich auch die Behandlungsplanung daran orientieren kann. Dies ist vor allem im Kontext der Gesundheitsberufe wichtig,

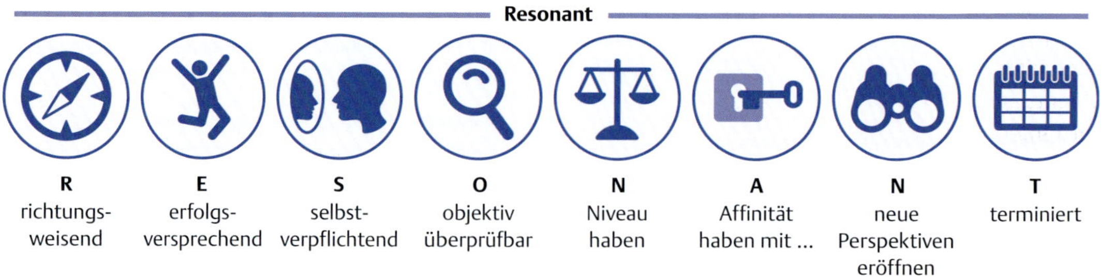

Abb. 4.16 Resonant-Ziele. Die Formel ist in der Zielklärung mit dem Klienten hilfreich, um Aktivierung und innere Motivation für die Veränderung zu schaffen.

da wir im Behandlungsverlauf, auch im Hinblick auf die Wirtschaftlichkeit und Wirksamkeit, nachweispflichtig sind. Dabei geht es nicht darum, ein Produkt (im überspitztesten Sinne „geheilt" oder „nicht geheilt") zur Evaluation in den Fokus zu stellen, sondern den Behandlungsprozess und die kleinen Schritte evaluierbar, also nachvollziehbar zu machen. Und zwar sowohl für den Klienten selbst, für dich als Behandlerin, aber auch für Kostenträger [185]. Gerade wenn es bei den Zielen um innere Zustände oder subjektiv empfundenes Erleben (z. B. Zufriedenheit oder Gelassenheit) geht, bietet sich der Einsatz einer Skala (s. Kap. 4.3.2) zum Objektivieren des Ziels an.

Mit *Niveau haben* ist gemeint, dass Ziele fähigkeitsbasiert (weder über- noch unterfordernd) und motivierend für den Klienten sind [186]. Es geht um eine gute Passung des Anspruchsniveaus des Ziels, was wiederum eine starke Auswirkung auf die Motivation hat.

Die *Affinität* bezogen auf das Ziel des Klienten zu überprüfen ist ein relevanter Aspekt. Oft kollidieren Ziele mit anderen Zielen, Beziehungskontexten (z. B. auch Krankheitsgewinn), Wünschen (oft auch verdeckten), Werten und Vorstellungen. Hier ist es wichtig, das System des Klienten zu berücksichtigen. Oft ist erst durch die Klärung von Affinitäten und entsprechender Anpassung des Ziels tatsächlich eine Veränderung möglich, die ohne diese Klärung oft unbewusst den Antrieb des Klienten blockiert.

Ziele sollten auch immer so formuliert sein, dass sie dem Klienten neue *Perspektiven* eröffnen und eine wachsende Denkweise beinhalten (Growth Mindset, [181]). Dabei steht der eigene Entwicklungsprozess beim Ziel im Fokus anstelle eines Leistungsziels.

Auch die *Terminierung* eines Ziels sollte nicht vergessen werden, da Klienten oft erst dann tatsächlich beginnen, ein Ziel anzugehen, wenn sie über eine Terminierung in die innere Selbstverpflichtung gehen. Wichtig ist, dass der Klient die Terminierung vorgibt und diese für ihn realistisch ist. Von außen vorgegebene Terminierungen können zu Druck und Überforderung führen, was die Umsetzung des Ziels gefährden kann.

Lösungsfragen helfen Klienten dabei zu erforschen, wie sie eine Lösung finden und damit ihr Ziel erreichen können [212]. Sie machen also Strategien sichtbar, die der Klient vielleicht schon gefunden hat, die schon einen Teilerfolg erzielt haben etc. und die es sich lohnt, weiter auszubauen.

Beispiele Ziel- und Lösungsfragen

- Was ist Ihr Best-of-Ziel, bezogen auf dieses Anliegen, wenn Sie auf der Skala auf der 10 stehen? Wie sieht das konkret aus?
- Von allem, was Sie schon probiert haben, um dieses Problem zu lösen – was hat am besten oder am Ehesten funktioniert? Was war hilfreich?
- Was ist das erste kleine Zeichen, das zeigt, dass sich etwas zum Positiven verändert?
- Was ist schon da, das dir hilft, dein Ziel zu erreichen?
- Was könntest du anders machen, um deinem Ziel näher zu kommen?

4.3.9 Worauf es beim Fragen ankommt

Praxis

Folgende Tipps in Anlehnung an Bungay Stanier [170] wollen wir dir mit an die Hand geben (frei übersetzt aus dem Englischen und ergänzt):

- Stelle immer nur eine Frage. (Und dann sei still, während du auf die Antwort wartest.)
- Die Frage „Und was noch?" ist deine Joker-Frage. Sie führt in die Tiefe, hinter das, was schon im Bewusstsein ist, lässt Klienten nachdenken und fördert oft erst die wirklich wichtigen Antworten zu Tage. Stell die Frage mindestens 3-mal, selten öfter als 5-mal.
- Wenn du einen Ratschlag geben willst, stelle zuerst eine Frage. Wenn du eine Idee unterbreiten willst, dann äußere sie mehr als Option und nicht als Frage. Alles andere ist nur ein Ratschlag mit einem Fragezeichen.
- Fokussiere dich auf das wirkliche Problem, nicht auf das erste. Du erkennst, dass ihr noch nicht am Kern der Sache seid, wenn dein Klient nicht den eigenen Anteil beschreibt, sondern mehr bei der Verantwortung einer anderen Person etc., ist. Wichtig ist, den Fokus immer wieder zurück auf denjenigen zu lenken, mit dem du gerade arbeitest. „Was ist die wirkliche Herausforderung für dich daran?"

- Manchmal hilft es, nachzufragen, was der Klient wirklich möchte. Letzten Endes trägt er die Verantwortung für seine eigene Freiheit.
- Stille ist oft ein Maß des Erfolgs deiner Fragen. Der Klient findet neue Wege, erweitert sein Potential und seine Möglichkeiten. Beiß' dir auf die Zunge und fülle nicht die Stille! Atme, bleib offen (dehne deinen Herzensraum aus) und bleib für weitere 3 Sekunden still.

Letzten Endes geht es darum, dass du dich traust, zu fragen, dich auszuprobieren, Fehler zu machen und daraus zu lernen. Nur dann findest du heraus, welche Wirkung deine Fragen erzielen und wie du sie dir im Gespräch zunutze machen kannst.

Setzen Klientinnen sich mit ihrem Erleben und ihrer Situation auseinander, kann es im Prozess immer dazu kommen, dass schwierige oder herausfordernde, manchmal auch überwältigende Emotionen auftauchen. Dies ist vor allem im Kontext des Gesundheitswesens der Fall, da die Klienten meist mit einem gesundheitlichen Anliegen (körperlich oder psychisch) zu uns kommen und eine Krankheitsgeschichte mitbringen. Als Behandler und Therapeut ist es daher notwendig zu wissen, wie man solchen Emotionen begegnet, wie man einen Klienten hindurchbegleitet und vor allem verhindert, dass man selbst durch diese Emotionen getriggert oder angegriffen wird.

Noch ein paar nützliche Hilfestellungen:

- Fragen sind Mittel der Informationserzeugung: Der Klient soll mehr über das wissen, was er bisher gewusst hat. So werden Lösungsansätze sicht- und neue Lösungen machbar. Halte Fragen, die der eigenen Neugierde über Hintergründe oder das Problem entspringen, zurück, wenn sie keinen Mehrwert für den Klienten erzielen [172]. Reflektiere immer, warum und mit welchem Hintergrund du diese Frage stellst [202].
- Deine wichtigste Aufgabe: Achte darauf, dass die gestellte Frage überhaupt beantwortet wird. Manche Klienten sind sehr gut darin, um die Antworten zu kreisen [202].
- Achte auf eine gute Struktur für dich [202].
  - Formuliere klare, prägnante, kurze Fragen.
  - Lasse Pausen zwischen den Fragen. Jede Frage ist ein Denkauftrag an den Klienten. Nur, weil er gerade nichts sagt, heißt es nicht, dass er nicht arbeitet. Lass deine Fragen sich in ihrer Wirkung entfalten.
  - Bring Abwechslung in deine Fragen und nutze alle Varianten der W-Fragen (Was, woran, wie, wodurch, wann, ...). Außer warum! Das ist tabu, weil es den Klienten in eine Rechtfertigung, aber nicht in eine Lösung führt.
  - Achte auf deine Stimme und Körpersprache und auf die des Klienten.
  - Knüpfe mit deinen Fragen an vorhergehende Aussagen im Gespräch an.

Die Kunst des Fragens hat vor allem auch etwas mit dem achtsamen Einsatz von Sprache zu tun. Es geht also als Coach auch darum, deine Sprache nach und nach zu verfeinern. Mit der Zeit und zunehmender praktischer Übung im systemisch-lösungsorientierten Coaching wandern automatisch Begriffe in den „Papierkorb", während man andere bevorzugt zu benutzen beginnt [197].

4.4 Emotionen im Coaching begleiten

✔ Merke

„Everyone knows, what an emotion is – until one is asked to give definition." [184]

Emotionen

Aus Gründen der Einfachheit unterscheiden wir nicht weiter zwischen Emotionen und Gefühlen, sondern verwenden diese Begriffe synonym.

Emotionen sind ein integraler Bestandteil unseres Lebens und beeinflussen unser Verhalten, unsere Entscheidungen und unsere zwischenmenschlichen Beziehungen maßgeblich. Besonders schwierige oder unangenehme Emotionen wie Angst, Wut, Traurigkeit oder Scham können uns im Alltag stark belasten und uns daran hindern, lösungsorientiert und konstruktiv zu handeln. Im Kontext des systemisch-lösungsorientierten Coachings gewinnt der Umgang mit solchen Emotionen eine besondere Bedeutung, da dieser Ansatz

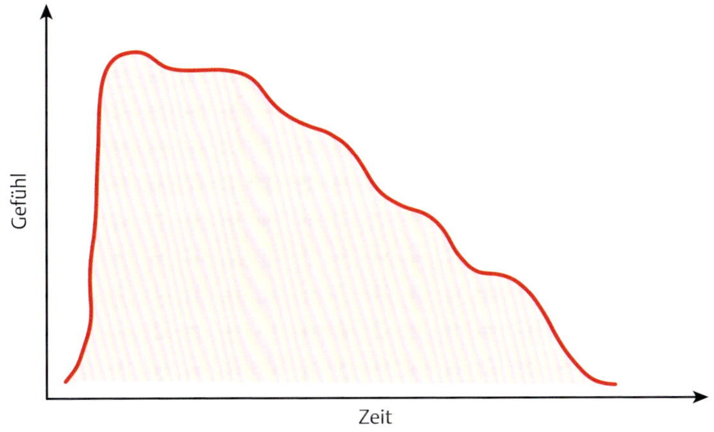

Abb. 4.17 Typischer Gefühlsverlauf [170]: Gefühle kommen meist recht unvermittelt und sind nicht statisch. Sie verändern sich ständig und gehen normalerweise nach einer Weile wieder.

darauf abzielt, Ressourcen zu aktivieren, Stärken zu fördern und positive Veränderungen zu bewirken. Dabei spielen Achtsamkeit und Mitgefühl zentrale Rollen, um einen konstruktiven, selbstfürsorglichen Umgang mit emotionalen Herausforderungen zu ermöglichen.

Steve de Shazer begegnete dem Vorwurf, die Lösungsfokussierte Kurzzeittherapie würde Emotionen ignorieren, mit dem Argument, dass Emotionen/Gefühle nicht ignoriert, sondern nur immer im Zusammenhang mit dem Kontext, in dem sie gerade entstehen, betrachtet würden. Wenn eine Person eine andere anschreit, weil sie wütend ist, interessiert sich die klassische lösungsfokussierte Therapie vor allem für die Interaktion bevor, während und nachdem die Wut kam [177]. Der Fokus auf die Verhaltensweisen im Zusammenhang mit der Emotion verhindert laut de Shazer, dass den Emotionen die Schuld für unser Verhalten zugeschoben wird, und ermöglicht gleichzeitig, nach anderen, konstruktiveren Verhaltensoptionen Ausschau zu halten.

Unter Einbezug achtsamkeits- und mitgefühlsbasierter Ansätze sowie jüngerer Forschungsergebnisse zur Emotionsregulation [170] sind wir jedoch der Überzeugung, dass es gerade bei schwierigen Emotionen wichtig ist, diesen im Coaching Raum zu geben und gemeinsam mit den Klienten einen angemessenen und selbstfürsorglichen Umgang damit zu erlernen.

Schwierige Emotionen sind keine Störungen, sondern natürliche Reaktionen auf herausfordernde Situationen. Sie weisen oft auf Bedürfnisse hin, die erfüllt werden möchten, oder auf Grenzen, die beachtet werden sollten. Im Coaching ist es wichtig, diese Emotionen nicht zu verdrängen oder zu ignorieren, sondern sie als wertvolle Hinweise zu verstehen. Ein konstruktiver Umgang bedeutet, die Emotionen zu akzeptieren, sie zu beobachten und zu verstehen, um daraus Erkenntnisse für den Veränderungsprozess zu gewinnen. ▶ Abb. 4.17 zeigt den natürlichen, unbeeinflussten Verlauf einer Emotion. Berking [170] beschreibt emotionale Reaktionen als Signale, die uns Informationen vermitteln wollen, weshalb es keinen Sinn machen würde, wenn eine Emotion dauerhaft vorhanden wäre. Er betont die Tatsache, dass Emotionen vorübergehende Phänomene sind, die unser Körper automatisch wieder herunterregulieren kann, wenn wir diese nicht vermeiden, verdrängen oder anders aufrechterhalten.

Achtsamkeit gilt als eine sehr effektive Regulierungsstrategie im Umgang mit herausfordernden emotionalen Vorgängen. Sie ermöglicht es den Klienten, ihre Emotionen wahrzunehmen, ohne sofort zu reagieren oder sich von ihnen überwältigen zu lassen. Durch achtsames Beobachten lernen sie, ihre Gefühle zu erkennen, zu benennen und zu akzeptieren. Dies schafft eine Distanz, die es erlaubt, emotionalen Reaktionen mit mehr Gelassenheit zu begegnen.

Die renommierten Psychologen Paul und Eve Ekman haben eine Landkarte der Emotionen entwickelt, mit welcher sie die Erkenntnisse der psychologischen Forschung zu Emotionen übersichtlich darstellen [182]. Die frei zugängliche und interaktiv gestaltete Website *www.atlasofemotions.org* ist sehr hilfreich, um die vielfältigen Facetten sowie die Dynamik unserer Gefühle besser verstehen zu können.

Im Coaching kann ein lösungsorientierter Umgang mit Emotionen auch bedeuten, sich Zeit zu nehmen, wenn schwierige Gefühle auftauchen, und dem Klienten erstmal Raum zu geben, damit er seine Gefühlswelt bewusst erleben und erforschen kann. Diese Haltung erleichtert es, emotionale Herausforderungen konstruktiv anzugehen und neue Bewältigungsstrategien zu entwickeln. Als Coach konfrontieren uns solche Situationen oft mit unseren eigenen schwierigen Gefühlen, weshalb es so wichtig ist, unsere emotionalen Innenwelten selbst möglichst gut zu kennen und damit umgehen zu können.

So ist es möglich, in Achtsamkeit und Mitgefühl für unsere Klienten da zu sein und gleichzeitig im Blick zu haben, welche nächsten Schritte im Coachingprozess hilfreich sein können. Die Auseinandersetzung mit der eigenen Gefühlswelt und die Kultivierung von Mitgefühl sind die besten Resilienzfaktoren, um selbst weniger stark auf die Gefühle unserer Klienten zu reagieren. Zudem erhöht dies die Möglichkeit für den Klienten, emotionalen Schmerz leichter zu verarbeiten (s. auch Kap. 3.2, [189]). Auch Emotionen wie Scham, die vor allem im gesundheitlichen Kontext häufig auftreten, erhalten so einen Raum und geben dem Klienten die Möglichkeit, darüber zu sprechen. Das ist notwendig, damit wir als Behandler nicht unbewusst schamverstärkend wirken und den Klienten in der Aufarbeitung konstruktiv begleiten können [213].

Grundsätzlich stellt die Fähigkeit, seine Emotionen zulassen und regulieren zu können, eine enorm wertvolle Ressource im Umgang mit gesundheitlichen und anderweitigen Herausforderungen des Lebens dar.

4.5 Coaching mit Mehrpersonensystemen

In dem Moment, in dem man nicht nur einen Klienten vor sich hat, sondern ein Klientensystem (z. B. Eltern und Kind, Klientin und Partner etc.), hat man als Behandler, abgesehen von der ohnehin schon höheren Rollenkomplexität im Gesundheitssystem (s. Kap. 2.3.1), noch weitere Rollen inne, die es in der Gesprächsführung im Blick zu behalten gilt. Es empfiehlt sich daher, dass man als Coach in seiner Haltung, seiner Struktur und seinen Coachingfähigkeiten schon gut gefestigt ist und eine gute Rollenklarheit für sich geschaffen hat, bevor man sich an die erhöhte Herausforderung wagt, mehrere Personen gleichzeitig zu coachen [210]. Damit du dieser Herausforderung nicht gänzlich unvorbereitet gegenüberstehst, haben wir hier ein paar Hilfestellungen für dich.

> ✔ **Merke**
>
> „Um effektiv mit Gruppen zu arbeiten, müssen wir diese Veränderungsmacht der Gruppe kanalisieren und gleichzeitig destruktive Elemente auf ein Minimum reduzieren. Im günstigsten Fall bietet die Gruppe eine Chance auf tiefe zwischenmenschliche Begegnungen, die sich förderlich auf die Zusammenarbeit, die Kreativität und die Anpassungsfähigkeit auswirken." [210]

4.5.1 Essenzielle Voraussetzungen

Das Wichtigste in der Arbeit mit Mehrpersonensystemen sind absolute Neutralität und Allparteilichkeit (s. Kap. 3.3). Dies ist immer wieder eine Herausforderung, da manche Klienten vor allem in konflikthaften Situationen versuchen, den Coach auf „ihre Seite" zu ziehen und Bestätigung für ihre Sichtweise zu erfahren. Umso wichtiger ist es, dass der Coach neutral bleibt, damit er die Perspektiven und Ressourcen aller Beteiligten besser wahrnehmen und fördern kann, ohne diese durch seine eigene Meinung oder die anderer zu beeinflussen. Nur dann ist eine vertrauensvolle Atmosphäre für alle Teilnehmer möglich.

Allparteilichkeit bedeutet hier, die Perspektive eines jeden Teilnehmers ernst zu nehmen. Auch, wenn man es persönlich nicht versteht, gilt es sich immer wieder bewusst zu machen, dass jedes Verhalten einem Sinn entspringt. Dazu ist es notwendig, die jeweiligen Bewertungen der Teilnehmer zu verstehen und sichtbar zu machen, um gemeinsam an einer Lösung zu arbeiten. So gelingt es, Raum für Verständigung und Perspektivwechsel zu schaffen.

Es hilft, sich folgende Aspekte zu Systemen noch einmal bewusst zu machen:

- Systeme arbeiten oft gegeneinander, häufig unbewusst
- Systeme sind immer in Bewegung
- eine kleine Bewegung kann eine große Reaktion auslösen
- Bewegung im kleinen System hat immer Auswirkung auf das große System
- die Arbeit mit Systemen erfordert viel Flexibilität
- je schneller die Bewegung in einem System, desto mehr Chaos kann entstehen
- das System bewegt einen selbst
- jeder hat unter Umständen ein anderes Ziel
- Präsenz weitet die Aufmerksamkeit
- niemand ist nicht im System – auch du als Coach bist in diesem Moment Teil des Systems

Die Aufgabe des Coaches ist dabei:

- alle Perspektiven/Meinungen sichtbar machen
- ggf. dahinterstehende Interessen/Bedürfnisse/Wünsche herausfiltern
- Gemeinsamkeiten und Verständnis fördern
- Ziele im Auge behalten
- Erwartungen aller klären
- Vermittler sein
- Prozess strukturieren, Zeitmanagement
- Aufklärung über Prozess, Regeln klären
- Raum für Bedürfnisse geben
- ggf. Erklären von Bedürfnissen und Positionen
- Kontext sichtbar machen
- Möglichkeiten anbieten
- Verständnis schaffen (Klarheit in Kommunikation)
- auf Kommunikation und Interaktion der Teilnehmer untereinander achten
- Fürsprecher für alle Beteiligten sein
- Verantwortungen klären
- Perspektivübernahme fördern
- wertschätzender Beobachter sein
- alle gleichwertig behandeln
- Streitschlichter sein
- gemeinsame Lösungsschritte und Ziele finden
- systemischen Blick einnehmen – was hängt wie zusammen?

4.5.2 Benötigte Fähigkeiten von Coaches

Thornton [210] definiert darüber hinaus noch folgende Fähigkeiten, die Coaches von Teams (Mehrpersonensystemen) benötigen:

- starke Gefühle und Projektionen, auch negativen, aushalten, tolerieren und damit arbeiten können
- Bereitschaft und Offenheit, die Welt der Klienten kennenzulernen und damit zu arbeiten
- Anpassung und Taktgefühl, um mit allen Teilnehmern eine effektive Arbeitsbeziehung einzugehen
- Annahme der vielschichtigen Rollen sowie der Position zwischen den einzelnen Teilnehmern und kreativer Umgang damit

Ziel ist, alle Beteiligten zu neuen Perspektiven einzuladen und sie anzuregen, die Bereitschaft zu entwickeln, dass sie ihren Teil der Verantwortung an der Situation und der Lösung übernehmen.

Der Coach als Moderator

In der Arbeit mit mehreren Klienten hat der Coach gleichzeitig auch die Rolle des Moderators inne. Das heißt, er muss darauf achten, dass alle Teilnehmer ausreichend und gleichberechtigt Gesprächszeit haben, muss die Ergebnisse dokumentieren und einzelne Inhalte gegebenenfalls visualisieren, um sie für die Teilnehmer zu verdeutlichen. Dabei gilt es, sowohl auf den Prozess als auch gleichzeitig auf die Kommunikation aller zu achten, also dafür zu sorgen, dass eine angemessene Gesprächskultur beibehalten wird.

Vor allem in der Arbeit mit Mehrpersonensystemen wird nochmals die Bedeutung von aktiver Achtsamkeitspraxis, bewusstem Mitgefühl und gut ausgebildeter Präsenz deutlich, da sie einem die Arbeit mit mehreren Personen spürbar erleichtert (s. Kap. 3 und Kap. 4.6). Spätestens dann, wenn man mit den Emotionen mehrerer Klienten konfrontiert ist, ist es sehr hilfreich, weniger reaktiv und in seinem persönlichen Fundament gut gefestigt zu sein.

Der Coach als „Gastgeber“

Sehr treffend ist die Beschreibung von Furman [186], dass der Therapeut und Coach „Gastgeber“ ist. Im medizinischen Kontext gibt es meist einen Hauptklienten, der in diesem Fall mitentscheidet, wer bezogen auf sein Anliegen beim Gespräch mit anwesend sein soll. Arbeitet man zum Beispiel familienzentriert, heißt das nicht, dass immer alle Teilnehmer des Familiensystems bei jedem Termin anwesend sein müssen, sondern die Mehrpersonen-Konstellation kann im Prozess bei den einzelnen Terminen wechseln, wenn es gilt, unterschiedliche Aspekte herauszuarbeiten. Auch kann die Arbeit mit Mehrpersonensystemen durch die Arbeit mit einzelnen Teilnehmern ergänzt bzw. kombiniert werden [172]. In der Arbeit mit Gruppen werden wesentliche Aspekte wie Selbstbestimmung, Selbstwirksamkeit, Beziehungsfähigkeit sowie Konfliktkompetenzen erarbeitet [179].

Hilfreiche Methoden

Abschließend noch einige hilfreiche Methoden in der Arbeit mit Mehrpersonensystemen, die sich für uns bewährt haben:

- Skalen
- zirkuläre Fragen
- Reframing
- Kreativarbeit/Visualisierungen
- Rollen- oder Teamspiele, die zum Perspektivwechsel einladen und Teilnehmer zum Nachempfinden anderer Sichtweisen bringen, z. B. Ball Point Game (Boris Gloger) oder Reality Check (Metalog Training Tools)

Weitere Methoden finden sich unter anderem bei Caby und Caby [172]. Auch Holman und Devane [192] bieten einen guten Überblick über verschiedene Ansätze und Formate von Methoden in Gruppen.

Prinzipien des Coachings mit Mehrpersonensystemen

Folgende Prinzipien sollten in der Arbeit mit mehreren Klienten beachtet werden [205]:

Vorrang des Gemeinsamen vor dem Trennenden
Was ist der gemeinsame Nenner (das gemeinsame Ziel), auf den sich alle einigen können?

Fokus auf die Zukunft
Der Blick auf die Vergangenheit dient lediglich dazu, Ressourcen herauszuarbeiten, die für die Lösung des Problems bzw. für zukünftige Schritte hilfreich sind.

Fokus auf Ressourcen und Lösungen
Der Fokus liegt auf vorhandenen Ressourcen und den Möglichkeiten zur Veränderung. Folgende Grundannahme finden wir dabei sehr hilfreich: „In jedem lebenden System steckt etwas, das gut funktioniert – sonst würde es nicht leben“ [206].

Systemischer Blick
Es geht darum, dass alle Teilnehmer des Systems kollektiv eine gemeinsame Wirklichkeit ihres Miteinanders schaffen, als Basis für die Veränderung.

Systemdialog
Zentraler Aspekt für die Veränderung ist die Veränderung der Kommunikation in den Systemen. Es geht darum, neue Muster und neue Regeln der Kommunikation miteinander auszuprobieren und erfahrbar zu machen. „Wenn jede Stimme gehört werden kann, entsteht Dialog und damit eine neue Kultur der Kommunikation“ [205], (S. 107).

Emotionen und Energie
Kultur, Emotionen und die gemeinsame Energie spielen eine wesentliche Rolle in der Veränderung. Mit Kultur ist hier z. B. eine Familienkultur oder eine Arbeitskultur gemeint, also im Prinzip die Systemkultur der Menschen, die miteinander zu tun haben. Wird Emotionen und den dahinterliegenden Bedürfnissen nicht Raum gegeben, können sie sich unserer Ansicht nach nicht nachhaltig lösen (s. auch Kap. 4.4).

Das Feuer am Lodern halten
Machen die Teilnehmer die Erfahrung, was eine veränderte Kommunikation bewirken kann, kommt die Energie für weitere Prozesse viel mehr aus den Teilnehmern selbst heraus. Am Ende der Sitzung ist es wichtig, konkrete Handlungsschritte mit den Teilnehmern erarbeitet zu haben, für deren Umsetzung diese verantwortlich sind.

Kein Event, sondern ein Prozess
Arbeit mit mehreren Personen ist nie eine einmalige Veranstaltung, sondern erfordert eine Prozessbegleitung.

Fallbeispiel

Eine Frau, Ende 30, sucht Unterstützung für ihre gesamte Familie, nachdem ihr 45-jähriger Ehemann nach einem Herzinfarkt aus dem Krankenhaus entlassen wurde. Das Ehepaar lebt mit 2 Kindern im Haus der Eltern des Ehemannes, die als Großeltern ebenfalls im Alltag präsent sind. Die familiäre Situation ist angespannt: Der Ehemann fühlt sich von den Erwartungen und Ratschlägen seiner Eltern und Frau überfordert, seine Frau ist erschöpft und die Großeltern machen sich Sorgen um die Gesundheit ihres Sohnes und die Zukunft der Familie.

Der Ehemann möchte seinen Lebensstil ändern (Ernährung, Bewegung, Stressmanagement), tut sich aber schwer, weil er sich von allen Seiten kontrolliert fühlt. Die Frau fühlt sich allein mit der Betreuung der Kinder und der Sorge um ihren Mann. Die Großeltern möchten helfen, stoßen aber auf Ablehnung und erleben Konflikte mit der Schwiegertochter. Die Kommunikationsmuster sind geprägt von Vorwürfen, Missverständnissen und unausgesprochenen Erwartungen.

Der Coach lädt alle Beteiligten zu einem ersten Gespräch ein, um das Anliegen gemeinsam zu klären. Es wird deutlich, dass es nicht nur um die Gesundheit des Ehemannes geht, sondern um die gesamte Familiendynamik und Rollenverteilung. Der Auftrag wird erweitert: Verbesserung der Kommunikation, Stärkung der familiären Unterstützung und Förderung des Selbstmanagements des Ehemannes.

Als Coach ist es hier hilfreich die einzelnen Familienmitglieder (Elemente), die Familie als System mit ihren Rollen und Mustern sowie das Umfeld (z. B. Wohnsituation, Arbeitsbelastung, soziale Netzwerke) zu betrachten. Dabei werden Ressourcen und Belastungen sichtbar.

Im Coaching werden typische Kommunikationskreisläufe aufgezeigt, z. B. wie der Widerstand des Ehemannes gegen Kontrolle die Sorge seiner Frau verstärkt, die wiederum Druck auf ihn ausübt. Das Verständnis dieser Kreisläufe hilft, Schuldzuweisungen zu vermeiden (s. Zirkularität, Kap. 1.6.1). Im weiteren Verlauf arbeitet die Familie an neuen Kommunikationsformen: aktives Zuhören, Ich-Botschaften, klare Absprachen. So werden Missverständnisse reduziert und ein respektvoller Umgang gefördert.

Statt sofort umfassende Veränderungen zu verlangen, werden kleine, realistische Ziele gesetzt, die der Ehemann selbst auswählt, z. B. täglich ein kurzer Spaziergang. Die Familie wird ermutigt, ihn dabei zu unterstützen, ohne zu kontrollieren. Der Coach hat dabei immer wieder alle Familienmitglieder eingeladen, die Sichtweisen der anderen zu verstehen, z. B. die Großeltern die Belastung der jungen Familie oder der Ehemann die Ängste der Eltern.

Nach mehreren Sitzungen berichten alle Beteiligten von einer entspannteren Atmosphäre, mehr gegenseitigem Verständnis und einer besseren Zusammenarbeit. Der Ehemann fühlt sich weniger kontrolliert und motivierter, seine Gesundheit aktiv zu gestalten. Die Frau erlebt mehr Unterstützung, und die Großeltern finden ihren Platz als liebevolle Begleiter ohne Überforderung.

Dieses Beispiel zeigt, dass gerade die systemische Brille mit ihrem Verständnis für die unterschiedlichen Perspektiven, Bedürfnisse und Rollen im Familiensystem sehr hilfreich war, um konstruktive Interaktionen in der Familie zu ermöglichen. Der Coach war dabei allparteilich für alle Mitglieder der Familie da und hat sich vor allem auf die Wechselwirkungen, die Art und Weise der Kommunikation, aber auch auf die vorhandenen Ressourcen konzentriert.

4.6 Was sich noch bewährt – Tipps & Tricks

Kein Mensch ist gleich, kein Klient ist gleich, kein Coaching wird gleich ablaufen. Systemisch-lösungsorientiertes Coaching ist alles andere als ein starrer Ablauf, an den man sich zu halten hat. Die Form und die Gestaltung eines Coachingprozesses sind völlig offen und so individuell, wie wir Menschen es sind. Deshalb führen wir auf den nächsten Seiten noch einige Möglichkeiten auf, wie man die bisher erwähnten Herangehensweisen einsetzen bzw. ergänzen kann.

4.6.1 Methoden der Achtsamkeit

In den vorangegangenen Kapiteln wurde viel über den Wert der Achtsamkeit als Fundament für die Persönlichkeit des Coaches sowie die Verbindung zu systemischen Herangehensweisen geschrieben. Nun möchten wir an dieser Stelle noch einige Möglichkeiten vorstellen, Achtsamkeit ganz konkret im Coaching einzusetzen.

Stiller Einstieg oder Ausklang

Manchmal bewährt es sich beispielsweise, ein Coaching mit einer kurzen Sequenz der Stille oder Meditation zu beginnen oder auch zu beenden. Das kann ein gemeinsames Innehalten für einige Atemzüge sein, eine Minute der Stille oder aber auch eine kurze, geführte Meditation. All dies kann sowohl dem Klienten als auch dem Coach helfen, sich zu sammeln, in Kontakt mit dem eigenen Körper, den Gefühlen und Gedanken zu kommen und sich auf den gemeinsamen Prozess einzustimmen. Gleichzeitig kann es für den Klienten eine Form der Übung anbahnen, um Achtsamkeit als Ressource im Umgang mit seinen Herausforderungen für sich zu entdecken und zu etablieren. Natürlich ist diese Herangehensweise nicht für jeden Coach, jeden Klienten und jede Situation passend, aber wenn doch, ist es eine gute Möglichkeit, um den Coachingprozess zu entschleunigen und zu vertiefen.

Der innere Beobachter

Aufbauend darauf empfiehlt Kienböck [196] den Aspekt des „inneren Beobachters" als Tool in die (psycho-)therapeutische Arbeit einzubauen. Er beschreibt diesen als die Instanz in uns, die sich dessen bewusst ist, dass wir beobachten. Aus der Forschung ist bekannt, dass sich diese auch als Metakognition bezeichnete Fähigkeit beispielsweise durch regelmäßige Meditationspraxis stärken lässt [193], [209].

Im systemischen Kontext gibt es das Bild der 3 Schwäne, das uns als Metapher immer wieder daran erinnert, dass wir als Coach unweigerlich auf die Gedanken- und Gefühlswelt der Klienten einwirken [205]. Der erste Schwan symbolisiert den Klienten mit seinen Sicht- und Verhaltensweisen. Der zweite Schwan ist der Coach, der den Klienten wiederum durch die Brille seiner eigenen Erklärungsgewohnheiten und Wirklichkeitskonstruktionen beobachtet. Der dritte Schwan hingegen ist sich dessen bewusst, wie diese Gewohnheiten und Wirklichkeitskonstruktionen des Coaches auf den Klienten einwirken.

Das Konzept des „inneren Beobachters" überträgt diese Idee auf die individuelle Ebene [167]. Durch die bewusste Wahrnehmung nicht nur der äußeren Erscheinungen, sondern auch der inneren Reaktion darauf in Form von Gedanken, Gefühlen und körperlichen Empfindungen, entsteht mehr Klarheit in Bezug auf das eigene Erleben und die eigenen Wirklichkeitskonstruktionen. Wie das folgende Zitat von Jon Kabat-Zinn verdeutlicht, kann vor allem das aufmerksame Beobachten der eigenen Gedanken, ohne sich in deren Inhalten und Geschichten zu verstricken, für Klienten sehr wertvoll sein.

„Wenn wir anfangen, auf den Atem zu achten und darauf, was uns vom Atem ablenkt, merken wir gewöhnlich sofort, dass wir praktisch ununterbrochen denken. Wir merken, dass unser Denken größtenteils aus Beurteilungen und Bewertungen unserer Wahrnehmungen besteht, sowie darin, Vorstellungen und Meinungen über Dinge zu entwickeln. Außerdem erkennen wir, dass unser Denken komplex, chaotisch, unvorhersehbar und häufig ungenau, unzusammenhängend und widersprüchlich ist.

Diesen nie versiegenden Strom unseres Denkens nehmen wir die meiste Zeit über nicht einmal bewusst wahr. Unsere Gedanken scheinen eine Art Eigenleben zu führen, sie gleichen Wolken, die kommen und gehen, augenblicklichen Ereignissen im Feld unseres Bewusstseins. Doch kreieren wir aus ihnen ständig neue Modelle der Wirklichkeit in Form von Ideen und Meinungen über uns selbst und andere und die Welt, und diese halten wir dann für wahr, während wir Anzeichen dafür, dass das Gegenteil der Fall ist, häufig leugnen.

Wenn uns nicht klar ist, dass Gedanken nichts weiter sind als Gedanken, können wir in praktisch jedem Bereich unseres Lebens in Schwierigkeiten geraten. Wenn wir dies hingegen wissen, kann uns das helfen, den Fallen auszuweichen, die unser Denken uns stellt. [...]

Wir etikettieren uns selbst in einem fort. Wir urteilen über uns, glauben dann diesem Urteil, und indem wir es glauben, verengen wir die Sicht dessen, was real und was wahr ist. Unsere Sichtweise nimmt den Charakter einer selbst erfüllenden Prophezeiung an. Dadurch schränken wir uns selbst und unsere Mitwelt ein, und wir werden blind für die in uns selbst und in anderen schlummernden Möglichkeiten der Transformation, weil wir eine starre Sicht der Dinge haben, die die vielfältigen Dimensionen, die Komplexität, die Ganzheit und die beständige Veränderung aller Dinge und Menschen nicht wahrnimmt.

Bei der Achtsamkeitsübung geht es darum, dass du lernst, deine Gedanken als Gedanken und nicht schlicht und einfach als ‚die Wahrheit' zu sehen. Mit Gefühlszuständen verhält es sich natürlich genauso. Wenn wir uns unsere Gedanken und Gefühle auf diese Weise anschauen, wird die hartnäckige Herrschaft der Personalpronomen über den Geist zuweilen gelockert werden. In solchen Augenblicken ist das, was wir erfahren, nicht mehr ‚mein' Gedanke, sondern lediglich ‚ein' Gedanke, und nicht mehr ‚mein' Gefühl, sondern ‚ein' Gefühl. Das kann uns vom hartnäckigen Haften an ‚unseren' Gedanken, Meinungen und Gefühlszuständen befreien und uns eine umfassende Perspektive sowie größere Freiheit geben." [194]

Das Bewusstseinsrad

Es geht beim inneren Beobachter also gar nicht so sehr darum, den Inhalt unseres Erlebens, also unsere Gedanken, Gefühle und körperlichen Empfindungen, zu verändern, sondern vielmehr unsere Identifikation damit und unsere Beziehung zu unserem Erleben. Im Coaching kann es beispielsweise hilfreich sein, den Klienten einzuladen, einen Moment innezuhalten und zunächst „nur" sein momentanes Erleben wahrzunehmen. In einem weiteren Schritt können dann gemeinsam die Inhalte des Erlebens mit einer Haltung der Akzeptanz und des Mitgefühls tiefer erforscht, verstanden und differenziert werden. Oftmals ergeben sich für den Klienten alleine dadurch erweiterte Sichtweisen und neuer Spielraum im Hinblick auf mögliche nächste Schritte. Der Psychiater und Neurowissenschaftler Daniel Siegel hat dafür mit dem Bewusstseinsrad ein leicht zugängliches Werkzeug entwickelt (▶ Abb. 4.18), [207].

Dabei nimmt das Gewahrsein, vergleichbar mit dem inneren Beobachter, die Position der Nabe in einem Rad ein, während die Ränder des Rades das widerspiegeln, was wir wahrnehmen. Siegel unterscheidet dabei zwischen folgenden Kategorien:

- die Außenwelt, die wir mittels unserer 5 Sinne wahrnehmen
- die innere Empfindung unseres Körpers (Propriozeption/kinästhetischer Sinn)
- die innere Wahrnehmung unserer mentalen Aktivtäten (Gedanken und Gefühle)
- unser relationaler Sinn, also das innere Gefühl für die Verbundenheit mit anderen Menschen und der Natur

Im systemisch-lösungsorientierten Coaching können wir sowohl die (Meditations-)Praxis der Achtsamkeit als auch darauf aufbauende Konzepte wie den inneren Beobachter oder das Bewusstseinsrad an geeigneter Stelle in die Coachingprozesse einfließen lassen, um so unseren Klienten mehr Perspektivenvielfalt, Handlungsspielraum und innere Freiheit zu ermöglichen.

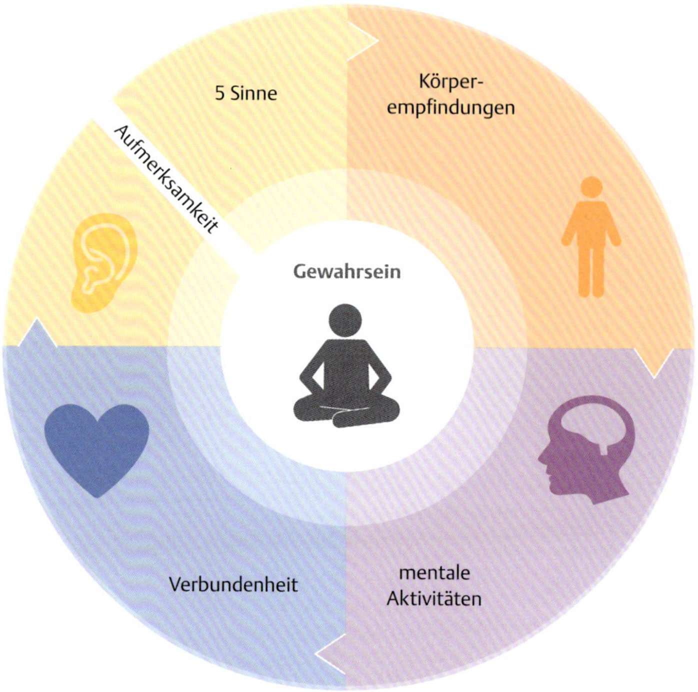

Abb. 4.18 Bewusstseinsrad [207]. In der Mitte das Gewahrsein, in das wir immer wieder zurückkehren können. Außen das, was innerhalb des Gewahrseins auftaucht.

4.6.2 Embodiment und die Arbeit mit Bodenankern

Coaching wird oftmals als ein rationaler Vorgang verstanden, in dem es vor allem darum geht, zu reflektieren und neu zu denken. Wie bereits deutlich wurde, lässt sich menschliches Verhalten jedoch nicht von unseren emotionalen Mustern und unserem Fühlen abkoppeln [170].

Embodiment

So bezieht sich die Idee des Embodiments auf die Tatsache, dass Gedanken, Gefühle oder Konzepte nicht nur im Geist existieren, sondern auch durch den Körper ausgedrückt oder erlebt werden. Meier et al. [200] verweisen dabei auf die gegenseitige Wechselwirkung von Körper und Psyche, in der Form, dass sich beispielswiese unsere Körperhaltung unmittelbar auf unsere inneren Vorgänge wie Gefühle, Selbstwertempfinden oder Handlungsbereitschaft auswirkt. Andererseits verändern sich Körperhaltung, Mimik und Gestik abhängig von unserer psychischen Verfassung.

Somatische Marker

Der portugiesische Neurowissenschaftler Antonio Damasio hat in diesem Zusammenhang die Theorie der Somatischen Marker entwickelt, die insbesondere für Coaching sehr interessant ist [172]. Somatische Marker sind emotionale Reaktionen, die im Körper gespeichert werden und uns dabei helfen, Entscheidungen zu treffen. Sie sind wie eine Art innerer Kompass, der auf vergangenen Erfahrungen basiert. Wenn wir in einer bestimmten Situation sind, lösen diese Marker körperliche Empfindungen aus, die für uns unbewusst beeinflussen, ob wir eine Entscheidung als gut oder schlecht empfinden. Dabei handelt es sich meist um eher diffuse Empfindungen im Bauch- oder Brustraum, welche auch mit unserem emotionalen Erleben verbunden sind und vermutlich im Zusammenhang mit dem vegetativen Nervensystem stehen. Die Wahrnehmung dieser körperlichen Reaktionen kann durch unterschiedliche achtsamkeitsbasierte Methoden (Body Scan, Yoga, Qi Gong) geschult und gestärkt werden [193], [201], [200].

Im Coaching können somatische Marker dabei helfen, verborgene Gefühle und intuitive Reaktionen zu erkennen, die oft eine wichtige Rolle bei Entscheidungen spielen. Als Coach können wir Klienten dabei unterstützen, auf diese körperlichen Signale zu achten, um diese Ebene in Entscheidungsprozesse mit einzubeziehen. So können beispielsweise körperliche Empfindungen wie Anspannung und Enge oder Entspannung und Weite Hinweise darauf geben, ob eine bestimmte Option für den Klienten stimmig ist oder nicht.

Bodenanker

Eine bewährte Möglichkeit, dies praktisch umzusetzen, ist die Arbeit mit sogenannten Bodenankern. Dafür kann man zum Beispiel Moderationskarten verwenden, die man im Raum verteilt oder vom Klienten anordnen lässt, damit dieser sich dann auf diese Karten und die damit verbundenen Themen bzw. Fragen stellen kann (▶ Abb. 4.19). Unter Anleitung des Coaches kann der Klient daraufhin seine körperlichen sowie emotionalen Reaktionen im Hinblick auf ein Thema registrieren und so diese Ebenen in den Prozess mit einbeziehen. Unserer Erfahrung nach erweist sich diese Vorgehensweise in vielen Fällen als sehr hilfreich, weil dadurch oftmals mehr Klarheit über innere Bedürfnisse entsteht und Ambivalenzen, die sich rein kognitiv nicht auflösen lassen, von einer anderen Ebene aus betrachtet werden können.

Auch für die Arbeit mit Skalen kann diese Vorgehensweise genutzt werden. Dafür legt man einfach je eine Karte mit einer 1 und einer 10 in geeignetem Abstand auf den Boden und bittet den Klienten, sich zwischen diesen beiden Punkten einzuordnen. Danach kann man fragen, welchen Wert er mit seiner Positionierung verbindet und wie sich das körperlich anfühlt. Im weiteren Verlauf kann es beispielsweise auch nützlich sein, den Klienten zu bitten, sich auf einen gewünschten Zielwert in der Skala zu stellen und zu fragen, wie sich das nun anfühlt und was er in seinem Körper wahrnimmt, wenn er dort steht.

Bei den hier geschilderten Vorgehensweisen handelt es sich lediglich um Beispiele, wie die Weisheit des Körpers als Ressource in den Coachingprozess mit einbezogen werden kann. Darüber hinaus gibt es eine Vielzahl an weiteren, oftmals auch kreativen Möglichkeiten, Coaching auf diese Weise ganzheitlicher zu gestalten.

4.6.3 Visualisierung

Da es im Coaching oft darum geht, den Klienten zu mehr innerer Klarheit zu verhelfen, empfiehlt es sich, bestimmte Themen, Zusammenhänge oder auch Aussagen zu visualisieren. Dies hilft dabei, Gedanken zu ordnen, Ziele klarer zu sehen und komplexe Zusammenhänge verständlich zu machen. Praktisch stehen dafür viele Möglichkeiten offen und es liegt ganz an den Vorlieben von dir als Coach, ob und welche Visualisierungsmöglichkeiten du nutzen möchtest. Vom DIN-A4-Blatt auf dem Tisch über ein Flipchart im Raum bis hin zu Moderationskarten können alle möglichen Materialien dafür verwendet werden.

Moderationskarten

Moderationskarten eignen sich vor allem deshalb besonders, weil sie auf dem Tisch oder dem Boden ausgelegt, immer wieder verändert, neu angeordnet oder entnommen werden können (▶ Abb. 4.19). So verfügen sowohl Klient als auch Coach über eine dynamische, flexible Dokumentation der Inhalte des Coachings, die es ermöglicht, sich immer wieder darauf zu beziehen und sich zu orientieren. Falls gewünscht, können die Karten nach dem Coaching vom Klienten als Erinnerung bzw. als Ausgangspunkt für die nächste Coachingsitzung mitgenommen werden.

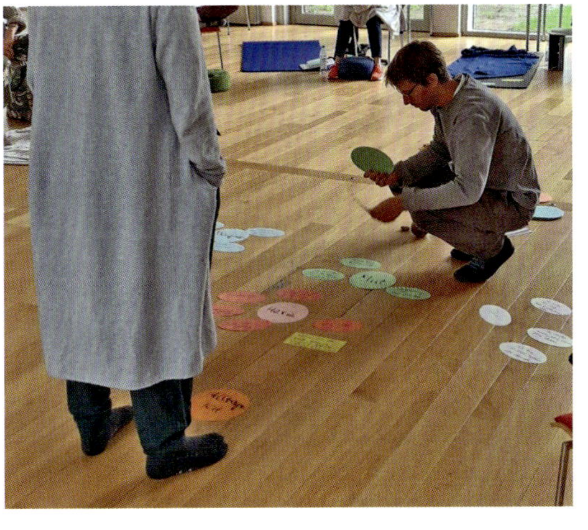

Abb. 4.19 Arbeit mit Bodenankern. Dies ist eine hilfreiche Methode, um der Klientin den Prozess einerseits zu visualisieren und sie andererseits ins Spüren zu bringen.

Skalen und weitere kreative Methoden

Auch die Verwendung von Skalen stellt eine gerade im systemisch-lösungsorientierten Coaching häufig verwendete Form von Visualisierung dar [211], [175].

Weitere kreative Methoden wie Mindmaps, Skizzen oder Zeichnungen können dazu beitragen, Gedanken, Gefühle und Ziele auf eine anschauliche Weise zu verbinden und so den Coachingprozess effektiver sowie nachhaltiger zu gestalten.

Es gibt noch viele weitere Methoden, die sich ergänzend zum systemisch-lösungsorientierten Coaching gut einsetzen lassen. Auf ein paar dieser Methoden, die sich für uns bewährt haben, werden wir im nachfolgenden Kapitel eingehen.

4.6.4 Literatur

[166] Achner C, et al. Die 10 Gebote des systemischen Denkens nach Fritz B. Simon. Ausbildungsunterlagen Systemisches Coaching (C-14). München: istob Management Akademie; 2014

[167] Aguilar-Raab C. Systemische Praxis und Buddhismus. Ein Wegweiser für achtsame Therapie und Beratung. Göttingen: Vandenhoeck & Ruprecht; 2021

[168] Bächle-Helde B. „Wie weh tut es?" JuKiP – Fachmagazin für Gesundheits- und Kinderkrankenpflege 2013; 2: 164–167

[169] Bamberger GG. Lösungsorientierte Beratung. Weinheim: Beltz; 2010

[170] Berking M. Training emotionaler Kompetenzen. Berlin: Springer; 2010

[171] Bungay Stanier M. The Coaching Habit. Say Less, Ask More & Change the Way You Lead Forever. Toronto: Box of Crayons Press; 2016

[172] Caby A, Gaby F. Die kleine Psychotherapeutische Schatzkiste – Teil 2. Weitere systemisch-lösungsorientierte Interventionen für die Arbeit mit Kindern, Jugendlichen, Erwachsenen und Familien. 3. Aufl. Dortmund: Borgmann Media; 2017

[173] Damasio A. Descartes' Irrtum: Fühlen, Denken und das menschliche Gehirn. Berlin: List Taschenbuch; 2004

[174] Jong P de, Berg IK. Lösungen (er-)finden. Das Werkstattbuch der lösungsorientierten Kurzzeittherapie. Dortmund: modernes lernen; 1998

[175] Shazer S de. Der Dreh. Überraschende Wendungen und Lösungen in der Kurzzeittherapie. Heidelberg: Carl-Auer; 2019

[176] Shazer S de, Dolan Y. Mehr als ein Wunder. Lösungsfokussierte Kurztherapie heute. 7. Aufl. Heidelberg: Carl-Auer; 2020

[177] Shazer S de, Dolan Y. Mehr als ein Wunder. Lösungsfokussierte Kurztherapie heute. 9. Aufl. Heidelberg: Carl-Auer; 2024

[178] Denhardt B, et al. COPM – Canadian Occupational Performance Measure. Idstein: Schulz-Kirchner; 2023

[179] Deuchert A, Achner C. „ich schaff's"! für Gruppen und Klassen. Heidelberg: Carl-Auer; 2025

[180] Döringer G. Systemisch-lösungsorientierte Therapie. Ein Handbuch für den ziel- und ressourcenorientierten Einsatz in der Ergotherapie. Idstein: Schulz-Kirchner; 2020

[181] Dweck CS. Mindset. Changing the way you think to fulfil your potential. London: Robinson; 2017

[182] Ekman P, Ekman E. Atlas of Emotions (o. D.). Im Internet: www.atlasofemotions.org; Stand: 05.08.2025

[183] Erickson MH, Rossi EL. Hypnotherapie. Aufbau – Beispiele – Forschungen. Stuttgart: Klett-Cotta; 2016

[184] Fehr L, Russel JA. Concept of Emotion Viewed from a Prototype Perspective. Journal of Experimental Psychology 1984; 113 (3): 464–486

[185] Feiler M. Professionelles und Klinisches Reasoning in der Ergotherapie. Ein Leitfaden für reflektiertes Denken und Handeln. Stuttgart: Thieme; 2019

[186] Furman B. „ich schaff's"! Spielerisch und praktisch Lösungen mit Kindern finden – Das 15-Schritte-Programm für Eltern, Erzieher und Therapeuten. 4. Aufl. Heidelberg: Carl-Auer; 2011

[187] Furman B. Hey, das kannst du! Wie Fähigkeitsdenken Kindern hilft, Herausforderungen zu meistern. Heidelberg: Carl-Auer; 2023

[188] Gerber H. Vergleich des lösungsorientierten Ansatzes mit dem klientenzentrierten Ansatz (Bachelorarbeit). Zusammengefasst in: Rohr D, Hrsg: Systemisch lehren – Lernen begleiten. Ein Lehr- und Praxisbuch für die Erwachsenenbildung. Heidelberg, Carl-Auer; 2011: 62–63

[189] Germer C, Siegel R. Weisheit und Mitgefühl in der Psychotherapie. Achtsame Wege zur Vertiefung der therapeutischen Praxis. Freiburg: Arbor; 2014

[190] Hiebl S, Junkers A. Du + Ich-Konzept. Ein familienzentrierter ergotherapeutischer Leitfaden zur Förderung der Lernkompetenzen. Idstein: Schulz-Kirchner; 2017

[191] Hiebl S, Junkers A. Ich bin stark! Betätigungsbasiertes Gruppenkonzept. 4–17-Jährige im Selbstbild stärken. 2. Aufl. Idstein: Schulz-Kirchner; 2025

[192] Holman P, Devane T. Change Handbook. Zukunftsorientierte Großgruppenmethoden. Heidelberg: Carl-Auer; 2006

[193] Hölzel B, Carmody J, Vangel M, et al. Mindfulness practice leads to increases in regional brain gray matter density. Psychiatry Resarch 2011; 191 (1): 36–43

[194] Kabat-Zinn M, Kabat-Zinn J. Mit Kindern wachsen. Die Praxis der Achtsamkeit in der Familie. Freiburg i. Breisgau: Arbor; 2006

[195] Kersting HJ. Der Zirkel des Talos. Gespräche mit systemischen TherapeutInnen. Aachen: Institut für Beratung und Supervision; 1999

[196] Kienböck M. Der „Innere Beobachter" – ein Tool der Achtsamkeit als Interventionsform in der psychotherapeutischen Arbeit. Systemische Notizen 2021; (01): 20–29

[197] Kindl-Beilfuß C. Fragen können wie Küsse schmecken. Systemische Fragetechniken für Anfänger und Fortgeschrittene. Heidelberg: Carl-Auer; 2008

[198] Lueger G. Potenzialfokussierte Leistungsbewertung in der Schule In: Vogt MH, Hrsg. WOWW in Aktion. Lösungsfokussierte Praxis macht Schule. Dortmund: modernes lernen; 2015

[199] Meier D, Szabò P. Coaching – erfrischend einfach. Luzern: Solutionsurfers; 2008

[200] Meier R, et al. Ressourcen-orientiertes Einzelcoaching nach ZRM. Bern: Hogrefe; 2021

[201] Palmer W, Crawford J. Leadership Embodiment. How the Way We Sit and Stand Can Change the Way We Think and Speak. San Rafael: The Embodiment Foundation; 2013

[202] Patrzek A. Systemisches Fragen. Professionelle Fragekompetenz für Führungskräfte, Berater und Coaches. Wiesbaden: Springer Gabler; 2021

[203] Radatz S. Einführung in das systemische Coaching. Heidelberg: Carl Auer; 2010

[204] Richter L. „Das Ende der SMART-Ziele.“ (2015) Im Internet: https://flowwork.rocks/das-ende-der-smart-ziele; Stand: 01.01.2016

[205] Schmid B, Kannicht A. Einführung in systemische Konzepte der Selbststeuerung. Heidelberg: Carl-Auer; 2015

[206] Seliger R. Einführung in Großgruppen-Methoden. Heidelberg: Carl-Auer; 2008

[207] Siegel D. Gewahr sein – Was es heißt, präsent zu sein. Die Grundlagen einer wissenschaftlich fundierten Meditationspraxis. Freiburg i. Breisgau: Arbor; 2020

[208] Simon F. Einführung in Systemtheorie und Konstruktivismus. Heidelberg: Carl-Auer; 2020

[209] Singer T, Bornemann B. Das ReSource-Modell des Mitgefühls. Eine kognitiv-affektive neurowissenschaftliche Perspektive. In: Singer T, Bolz M, Hrsg. Mitgefühl. In Alltag und Forschung. München: Max-Planck-Gesellschaft; 2013

[210] Thornton C. Gruppen- und Teamcoaching. Paderborn, Junfermann; 2016

[211] Vogt MH, Hrsg. WOWW in Aktion. Lösungsfokussierte Praxis macht Schule. Dortmund: modernes lernen; 2015

[212] Wehrle M. Die 500 besten Coaching-Fragen. Das große Workbook für Einsteiger und Profis zur Entwicklung der eigenen Coaching-Fähigkeiten. Edition Training aktuell. Bonn: managerSeminare; 2018

[213] Marks S. Scham. Die tabuisierte Emotion. Vollständig überarbeitete 8. Aufl. Mannheim: Patmos; 2024

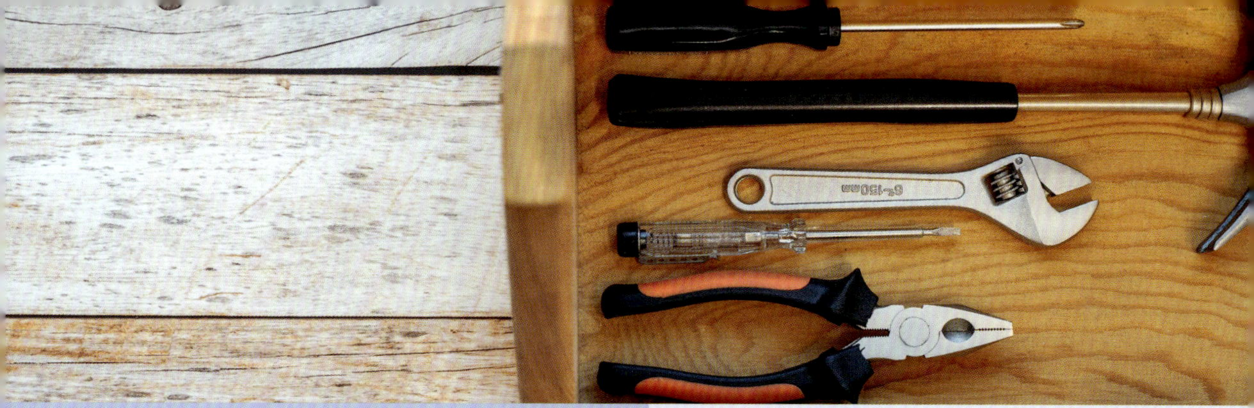

Quelle: © K. Oborny/Thieme

5 Weitere Methoden

5 Weitere Methoden

Systemisch-lösungsorientiertes Coaching im engeren Sinne ist ein methodisch sehr einfacher Ansatz, der sich ausschließlich auf die in Kapitel 4 erwähnten Fragetechniken beschränkt und ansonsten vor allem der inneren Haltung sowie der Atmosphäre während des Coachings Beachtung schenkt. Nichtsdestotrotz ist es möglich, auf das schier unerschöpflich scheinende Repertoire an Coaching-Tools und -Methoden zurückzugreifen, auch wenn diese möglicherweise anderen Quellen entspringen. Unserer Erfahrung nach ist es tatsächlich so, dass es nicht so sehr auf die jeweils angewandte Methode ankommt, sondern vielmehr darauf, in welcher Haltung sich der Coach dabei befindet [224].

Weitere Coaching-Methoden

Anregungen für weitere Methoden, die bei einer guten Verankerung in der lösungsorientierten Haltung je nach Bedarf eingesetzt werden können, finden sich beispielsweise in folgenden Büchern:

„Einführung in das systemische Coaching" von S. Radatz [227]

„Die Coaching Schatzkiste", „Die 500 besten Coaching-Fragen" und „Die 100 besten Coaching Übungen" von M. Wehrle [240], [241], [242]

„Coaching-Tools" von C. Rauen [228]

„Kurz(zeit)-Coaching mit Langzeitwirkung" von P. Szabò und I.K. Berg [236]

Im Folgenden führen wir nur einige ausgewählte Ansätze bzw. Methoden auf, die sich gut ergänzend im systemisch-lösungsorientierten Coaching einsetzen lassen.

5.1 Lebensrad

Das Lebensrad ist ein visuelles Instrument, das verschiedene Lebensbereiche abbildet, um die aktuelle Situation bzw. die Zufriedenheit des Klienten in diesen Bereichen sichtbar zu machen [234]. Typischerweise umfasst es Bereiche wie Beruf, Gesundheit, Familie, Partnerschaft, Finanzen, Freizeit, Persönlichkeitsentwicklung, Spiritualität etc. (▶ Abb. 5.1).

Der Klient bewertet in jedem Bereich auf einer Skala (z. B. 1–10), wie zufrieden er mit diesem Bereich ist. Diese Bewertungen werden auf dem Rad eingetragen, sodass ein Diagramm entsteht, das die Balance oder das Ungleichgewicht im Leben sichtbar macht (die gestrichelten Linien in der Abbildung). Darüber hinaus ist es auch möglich, einen Zwischenschritt einzubauen und die Lebensbereiche als Bodenanker im Raum auszulegen, um sich diesem Bereich, wie in Kap. 4.6.2 geschildert, zunächst auf einer körperlich-gefühlsorientierten Ebene zu nähern und zu schauen, welche Körperempfindungen, Gefühle, Bilder oder Gedanken spontan auftauchen, wenn man sich in die Nähe des entsprechenden Bodenankers stellt. Darauf aufbauend kann der Klient die Vorlage auch kreativ bearbeiten und seine Gedanken oder auch Bilder gestalterisch in das Lebensrad einzeichnen.

Das Lebensrad stellt also eine gute Möglichkeit dar, um eine Standortbestimmung hinsichtlich der aktuellen Lebenssituation zu erhalten und eventuelle Dysbalancen bzw. Handlungsbedarf zu erkennen. Darauf aufbauend können dann gemeinsam Wege zur Veränderung (oder auch Stabilisierung) erarbeitet werden. Die Methode kann aber auch dazu genutzt werden, Stärken und Ressourcen in bestimmten Bereichen zu identifizieren, zu würdigen und gegebenenfalls für andere Bereiche nutzbar zu machen. Insgesamt kann das Lebensrad zu einer Reflexion über die Zusammenhänge zwischen den Lebensbereichen und deren Einfluss auf das Wohlbefinden anregen und somit einen geeigneten Ausgangspunkt vor allem zu Beginn eines Coachingprozesses darstellen.

In abgewandelter Form lässt sich die Gestalt des Rades auch für die Entwicklung gesundheitsförderlicher Lebensweisen nutzen. Als Wheel of Change gibt es beispielsweise eine Form des Rades, die einen Überblick über relevante Lebensstil-Bereiche gibt, um in dieser Hinsicht mehr Wohlbefinden, Balance und Gesundheit zu entwickeln (▶ Abb. 5.2, [223], [235]).

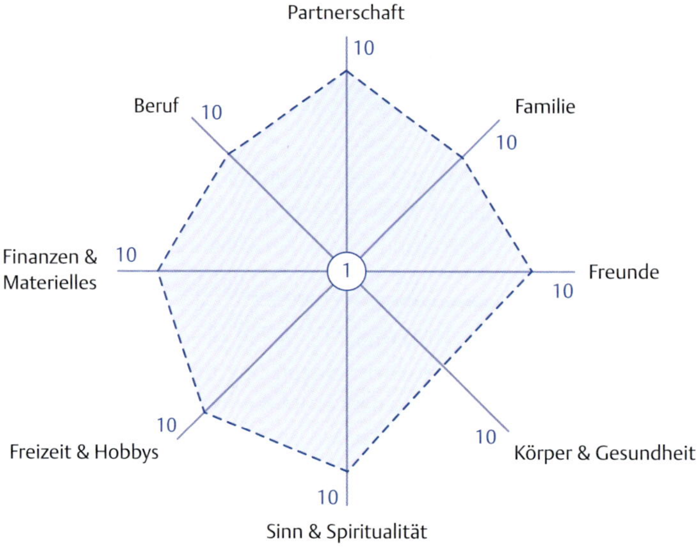

Abb. 5.1 Lebensrad [234]. Visualisierung der Zufriedenheit in unterschiedlichen Lebensbereichen.

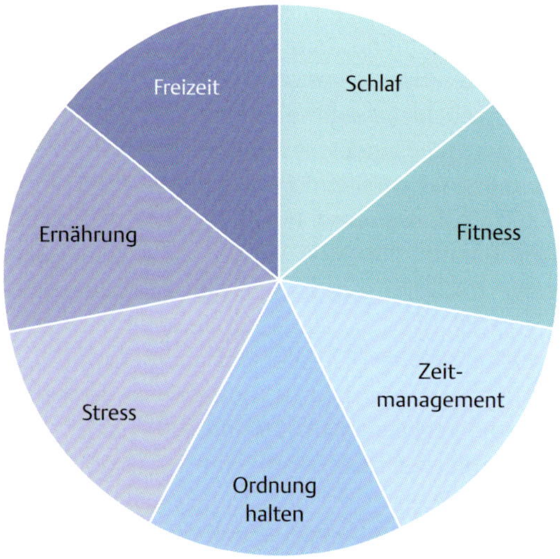

Abb. 5.2 Wheel of Change [223]. Darstellung unterschiedlicher Lebensbereiche, um darauf aufbauend Zufriedenheit und Änderungswünsche herauszuarbeiten.

5.2 Ressourcenorientierte Biografiearbeit

Die eigene Lebensgeschichte zu reflektieren kann in vielen Coaching-Ansätzen Teil des Vorgehens sein. Biografiearbeit kann helfen, Erfahrungen zu verstehen, Ressourcen zu entdecken, Identität und Rollen zu klären, wiederkehrende Muster zu erkennen und konkrete Handlungsabläufe für Veränderungen abzuleiten.

Typische Formen sind Lebenslinien- oder Timeline-Arbeit, bei der zentrale Lebensereignisse skizziert werden, sowie die Erforschung von Schlüsselereignissen wie Erfolge, Krisen und Wendepunkte. Dies kann zunächst auch in Form einer geführten Übung im Sinne eines inneren Rückblicks geschehen. Biografische Metaphern, Geschichten oder Figuren können genutzt werden, um innere Bilder zugänglich zu machen. Mithilfe kreativer Visualisierungsarbeit (Malen, Zeichnen, Gestalten) können Zusammenhänge, Dynamiken oder auch Gefühle sichtbar gemacht werden. Im systemisch-lösungsorientierten Arbeiten geht es dabei vor allem um das Identifizieren von Ressourcen und positiven Ausnahmen [219].

Lösungsorientierte Biografiearbeit bedeutet also vor allem, gemeinsam mit Klienten die Ressourcen-Brille aufzusetzen und so mit neuen Augen auf die Vergangenheit zu schauen. Oftmals gibt es Verbindungen zwischen einschneidenden Lebensereignissen in der Vergangenheit und gegenwärtigen Problemen, die nicht übergangen werden sollten. Achtsamkeitsbasierte Methoden können an dieser Stelle hilfreich sein, um alte Verletzungen, ungestillte Bedürfnisse und damit verbundene Gefühle mitfühlend wahrzunehmen, ohne sie verändern zu müssen [215], [237]. Gleichzeitig zielen aber vor allem lösungsorientierte Ansätze darauf ab, nicht in Ursache-Wirkungs-Erklärungen zu verharren, sondern den Blick auch im Angesicht schwieriger Lebenserfahrungen auf Ressourcen, Stärken und positive Entwicklung zu lenken.

Der finnische Psychiater Ben Furman [220] hat für sein Buch mit dem wunderschönen Titel „Es ist niemals zu spät, eine glückliche Kindheit zu haben" Menschen, die von sich angaben, eine schwierige Kindheit gehabt zu haben, folgende Fragen gestellt:

- Was hat Ihnen persönlich geholfen, diese schwierigen Kindheitserlebnisse zu bewältigen?
- Was haben Sie aus Ihrer schwierigen Kindheit gelernt?
- Wie haben Sie später im Leben die Erfahrungen gesammelt, die Ihnen in der Kindheit gefehlt haben?

Er beschreibt den Eindruck, den die über 100 Antworten bei ihm hinterlassen haben, sehr eindrücklich:

„Ich konnte auch vorher theoretisch erklären, wie eine schwierige Kindheit später im Leben wertvoll erscheinen kann, aber erst nach der Lektüre dieser Briefe wurde ich davon überzeugt, dass der Mensch ein Wesen ist, das prinzipiell alles überstehen kann. Inzwischen glaube ich, dass ein Mensch die Fähigkeit besitzt, seine Vergangenheit – und das darin enthaltene, möglicherweise ungeheure Leid – eher als Quelle der Kraft als einen Ursprung des Schlechten zu begreifen." [220]

5.2.1 Ressourcenteppich

Wir möchten an dieser Stelle mit dem Ressourcenteppich eine Methode vorstellen, die sowohl einfach und vielfältig einsetzbar als auch sehr gut geeignet ist, um die Ressourcen herauszuarbeiten, die sich in schwierigen Lebenssituationen gezeigt haben [216].

Man beginnt, indem man beim Klienten eine schwierige oder herausfordernde Lebenssituation in der Vergangenheit erfragt und diese erstmal beschreiben lässt. Was war das für eine Situation? Welche Anforderungen galt es zu bewältigen?

Danach geht es darum, den Pool an inneren und äußeren Ressourcen zu erforschen, der sich in dieser Situation gezeigt hat. Dazu eignen sich Fragen wie „Welche Ressourcen hast du in dieser Situation als besonders nützlich erlebt?", „Wer oder was hat dir geholfen, das zu bewältigen?", „Was waren deine Kraftquellen?" und „Worauf konntest du dabei bauen?".

Der Coach schreibt all diese Ressourcen einzeln auf Moderationskarten und breitet diese vor dem Klienten aus, sodass allmählich ein ganzer Teppich aus Ressourcen vor seinen Augen entsteht. Besonders wertvoll ist hier die Frage „Was noch?", da sich erfahrungsgemäß viel mehr Ressourcen finden als es zunächst scheint. Außerdem ist es hilfreich, mit einem großen Ressourcen-Ohr genau hinzuhören, denn manchmal benennen Klienten eine Ressource ganz beiläufig, ohne sich dessen bewusst zu sein. Anschließend kann man dann gemeinsam schauen, welche dieser Ressourcen auch in der gegenwärtigen Situation nützlich sein könnten, oder man kann fragen, wo der Klient die Ressourcen jetzt schon nutzt bzw. wo er sie noch einsetzen könnte.

So kann der Umgang mit herausfordernden Situationen in der nahegelegenen Zukunft mithilfe des vorher erarbeiteten Ressourcenteppichs positiv unterstützt und einer einseitigen, schicksalhaften Bewertung von schwierigen Lebenserfahrungen begegnet werden.

5.3 Arbeit mit dem Inner Family System (IFS)

Mit dem Inner Family System (IFS) möchten wir noch eine Methode vorstellen, die systemische und achtsamkeitsbasierte Ideen auf sehr tiefgründige Weise miteinander verknüpft [231], [232], [233]. IFS ist ein therapeutisch-psychologischer Ansatz, der von dem amerikanischen Familientherapeuten Richard C. Schwartz entwickelt wurde und der davon ausgeht, dass das Innenleben eines Menschen aus einer Vielzahl von Anteilen oder Subpersönlichkeiten besteht, die jeweils unterschiedliche Rollen, Überzeugungen, Emotionen und Erinnerungen tragen. Diese Annahme steht im Zusammenhang mit der systemischen Vorstellung, dass es sich bei unserer Persönlichkeit mehr um einen dynamischen Prozess als um eine feststehende Einheit handelt (vgl. Kap. 1.6.2).

Anders als in der klassischen lösungsfokussierten Kurzzeittherapie, die sich in erster Linie mit den Beziehungen zwischen den Menschen befasst, legt IFS den Schwerpunkt auf die Dynamiken, die sich im Inneren einer Person abspielen – eben das innere Familiensystem und dessen unterschiedliche Teile. Diese Anteile können blockierend oder schützend wirken, je nachdem, welche inneren Konflikte oder Belastungen gerade präsent sind. Zentral für IFS ist die Annahme, dass kein Anteil grundsätzlich „schlecht" oder „pathologisch" ist; vielmehr handelt es sich um gut gemeinte Versuche des Systems, mit Belastungen umzugehen. Schwartz [231] betont vor allem die Bedeutung eines besonders wichtigen Teils, den er als „Selbst" bezeichnet, womit ein ruhiger, mitfühlender, weiser Kern gemeint ist, der in der Lage ist, alle anderen Anteile zu hören, zu verstehen und zu führen.

Ziel ist es, innere Harmonie zu schaffen, indem das Selbst die Beziehungen zu den Anteilen neu ordnet: Empathie statt Urteil, Verständnis statt Abwehr. Der Therapeut oder Coach fungiert dabei als Moderator, der dem Selbst hilft, die Anteile zu identifizieren, sie mitfühlend wahrzunehmen und ihnen zuzuhören, sie zu entlasten und neu zu strukturieren.

Der Prozess beinhaltet typischerweise ein behutsames Abbilden der Funktionen, Gefühle sowie der Auslöser von Anteilen, z. B. durch das Zeichnen einer Teile-Landkarte [231], gefolgt von Dialogen zwischen dem Selbst und den Anteilen, um Verletzungen zu verarbeiten, Schuldgefühle zu mildern und den Zugang zu Ressourcen wie Selbstmitgefühl, Klarheit oder Mut zu aktivieren [233]. Dabei können auch geführte Meditationen, Körperwahrnehmungsübungen und Embodiment-Methoden zum Einsatz kommen, um die unterschiedlichen Teile besser spüren, näher kennenlernen und voneinander unterscheiden zu können.

IFS versteht diese inneren Prozesse als Teil eines größeren Systems aus Verhalten, Beziehungen und Kontexten. Jeder Anteil hat seine Funktion im System des Individuums. Coaching zielt darauf ab, dysfunktionale Dynamiken zu erkennen und in hilfreiche, konstruktive Muster umzuwandeln. Das Selbst fungiert dabei als natürlicher Führer, der bereits über die inneren Ressourcen verfügt, die notwendig sind, um angemessen mit den vorhandenen Problemen umzugehen.

Anstatt Probleme minutiös zu analysieren, konzentriert sich IFS auf die Bedürfnisse belasteter Teile, um ihnen zu helfen, wieder mehr Vertrauen zu finden. Der Fokus liegt darauf, wie Anteile besser kooperieren können, um gewünschte Zukunftsbilder umzusetzen.

Zur Einführung und Vertiefung empfehlen wir die Bücher von Richard Schwartz ([231], [232], [233]) sowie entsprechende Weiterbildungs-Kurse, beispielsweise unter *www.ifsgermany.de*.

5.4 Die Theorie U als Leitfaden für Coaching

Zuletzt möchten wir mit der Theorie U von Claus Otto Scharmer noch einen interessanten Ansatz vorstellen, der weniger eine konkrete Methode darstellt als vielmehr ein Rahmenkonzept oder einen Leitfaden, welchen man auch für Coachingprozesse einsetzen kann. Zentrale Idee der Theorie U ist, dass wirkliche Innovation nicht nur aus rationalem Denken entsteht, sondern aus einer inneren Öffnung: Man öffnet den Blick, lauscht aufmerksam und handelt aus einem zukünftigen Sinn heraus. Eine Kernthese dieses Konzepts lautet: „Form folgt Bewusstsein" [230], weshalb auf innere Vorgänge ein besonderes Augenmerk gelegt wird.

Die Theorie U entstand in den 2000er Jahren am Massachusetts Institute of Technology (MIT) in einer Gruppe um den deutschen Aktionsforscher Claus Otto Scharmer. Sie entwickelte sich aus der Beobachtung, dass rein technisches Problemlösen oft zu kurzzeitigen, oberflächlichen Lösungen führt, während nachhaltiger Wandel eine Veränderung von Haltung und Bewusstsein voraussetzt. Dabei bezieht sich die Theorie auf systemische Grundlagen, vor allem auf die Kognitionstheorien von Francisco Varela [226], [238]. Grundsätzlich handelt es sich bei der Theorie U um eine Management-Methode, deren Ziel es ist, organisationale und gesellschaftliche Veränderungsprozesse zu ermöglichen.

Als Rahmenmodell lässt sich diese Methode jedoch auch gut im Coaching einsetzen. Gerade die Annahme, dass nachhaltige Veränderungen oftmals erst dann entstehen, wenn Menschen ihr gewohntes Denken, Gewohnheiten und Muster durchbrechen und sich aus dem automatisch ablaufenden Reaktionsmodus in einen beobachtenden, offenen Zustand versetzen, verbindet sich sehr gut mit systemisch-lösungsorientierten Herangehensweisen. In Anlehnung an Varela bezeichnet Scharmer [230] den inneren Ort, welchem unser Handeln entspringt, als wesentlich für alle Veränderungsprozesse und gleichzeitig als blinden Fleck, dessen wir uns in der Regel nicht bewusst sind:

„Die Qualität unserer Aufmerksamkeit ist eine weitgehend unsichtbare Dimension unseres alltäglichen sozialen Erlebens – ob in Organisationen, Institutionen oder auch im persönlichen Leben. In unserem alltäglichen Handeln wissen wir meistens sehr wohl, *was* wir tun und *wie* wir es tun – d. h., wir kennen den Prozess. Stellt man uns aber die Frage, *woher* unser Handeln kommt, könnten die meisten von uns keine klare Antwort geben. [...] Aus welchen Quellen entsteht das Handeln [...]? Zum Beispiel: Welche Qualität des Zuhörens, welche Qualität der Aufmerksamkeit bringe ich in eine Situation ein und wie verändert diese Qualität die Muster der Interaktion?"

5.4.1 Prozess der Theorie U

Um eine solche innere Öffnung zu ermöglichen, hat Scharmer [229] auf Basis seiner Beobachtungsstudien einen Prozess entwickelt, der die Form des namensgebenden U hat (▸ Abb. 5.3).

Scharmer [230] unterscheidet dabei zwischen „7 Arten des Aufmerksamseins und In-die-Welt-Bringens" (in der Abbildung fett ausgezeichnete Begriffe) und inneren Bewegungen (in der Abbildung kursiv).

Herunterladen

Herunterladen meint das unbewusste Abspulen unserer gewohnheitsmäßigen Denkmuster auf Basis früherer Erfahrungen. Watzlawick [239] nennt das „mehr desselben" und meint damit die erfolglosen Versuche, Probleme immer wieder mit den gleichen alten Mitteln zu lösen, auch wenn diese Mittel gar nicht mehr funktionieren. Dies geschieht meist automatisch, weshalb es einen Moment der Achtsamkeit bzw. des Bewusstwerdens braucht, um sich davon lösen zu können.

Innehalten

Innehalten beschreibt das Beenden dieser Gewohnheitsmuster durch achtsames Beobachten und Einnehmen einer übergeordneten Beobachter-Perspektive.

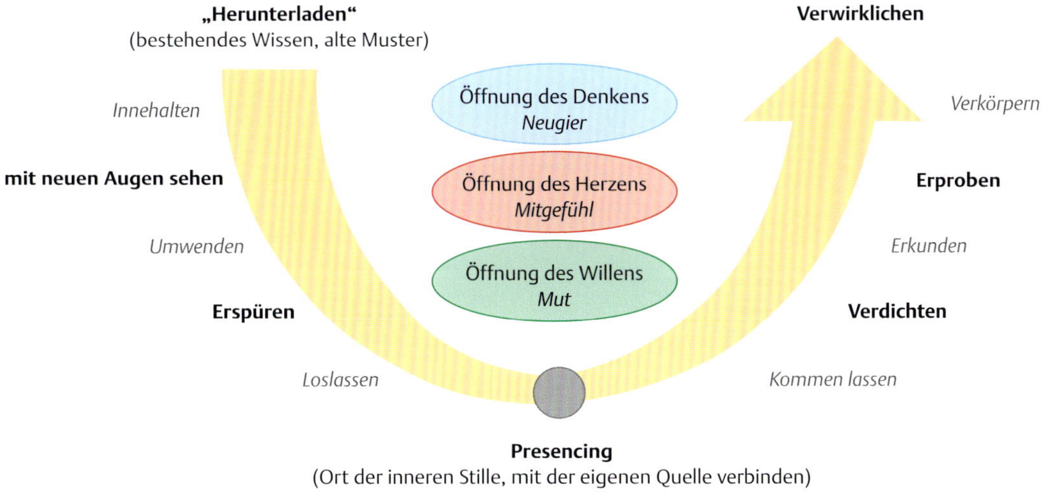

Abb. 5.3 Theorie U [230]. Der Theorie U Prozess besteht aus 3 Phasen: dem absteigenden Ast, in dem es darum geht, das bisher Geschehene möglichst vielschichtig wahrzunehmen. Den tiefsten Punkt, an dem die Verbindung mit der höchsten Zukunftsmöglichkeit erfolgt. Dem aufsteigenden Ast, in dem das Neue nach und nach konkretisiert und in die Welt gebracht werden kann.

Mit neuen Augen sehen

Danach ist es möglich, mit frischem Blick auf die Dinge zu sehen und gegebenenfalls Zusammenhänge neu oder anders erkennen zu können. Dieser Aspekt fügt sich gut in Konzepte ein wie Anfänger-Geist [225] oder die Haltung des Nicht-Wissens [217] aus der Achtsamkeitslehre bzw. den lösungsfokussierten Ansätzen ein.

Umwenden

Umwenden bedeutet die Umlenkung der Aufmerksamkeit von außen nach innen – vom äußeren Geschehen zum Ursprungsort der inneren Prozesse. Diese Bewegung geht auf die Erkenntnis von Varela und Thompson [238] zurück, dass die Wirklichkeit nicht unabhängig von uns im Äußeren vorhanden ist, sondern durch einen aktiven inneren Prozess mitgestaltet wird. Unsere eigene Rolle im Geschehen wird wahrnehmbar.

Erspüren

Mit der Umlenkung der Aufmerksamkeit eröffnen sich weitere Perspektiven, z. B.: „Welche inneren Erwartungshaltungen, Bedürfnisse oder Gefühle beeinflussen meine Wahrnehmung?" Gleichzeitig beginnen sich die Grenzen zwischen Beobachter und Beobachtetem zu öffnen, was beispielsweise zu der Frage einladen kann, wie andere meine Situation erleben, welche Bedürfnisse, Erwartungen, Gefühle bei anderen Beteiligten vorhanden sind.

Loslassen

Danach braucht es den Mut, all das, was ist, loszulassen, sich von alten Zielen und Identitäten zu verabschieden. Durch dieses innere Leerwerden kann Raum für Neues entstehen. Loslassen bedeutet auch, unsere Erfahrung zu akzeptieren und so, wie sie ist, annehmen zu können [229].

Presencing

Nach dem Annehmen und Loslassen der alten Vorstellungen und Ziele ist der Prozess am tiefsten Punkt angelangt, den Scharmer in einer Wortneuschöpfung als *Presencing* (zusammengesetzt aus *Presence* und *Sensing*) bezeichnet. Jetzt geht es darum, an einen Ort der Stille zu gehen (innerlich und/oder äußerlich), anwesend zu werden und sich mit der eigenen Quelle zu verbinden. Scharmer [230] beschreibt dies folgendermaßen: „Presencing [...] bedeutet, dass man sich mit der Quelle der höchsten Zukunftsmöglichkeit verbindet und sie ins ‚Jetzt' bringt. Von der Aufmerksamkeitsstruktur des Presencings aus findet Wahrnehmung von der entstehenden Zukunftsmöglichkeit her statt. In dieser Phase setzen wir uns mit unserem werdenden oder authentischen Selbst auseinander und fragen uns, was wir wahrhaftig sein wollen und sind. Presencing ist eine Bewegung, in der wir unserem Selbst aus einer entstehenden Zukunft heraus begegnen." Es geht also darum, präsent zu sein, zu spüren, wie sich diese entstehende Zukunft anfühlt, und sich damit zu verbinden.

Kommenlassen

Kommenlassen ist in gewisser Weise die andere Seite des Loslassens. Es geht nicht darum, sofort eine neue Idee zu haben oder etwas wissen zu müssen, sondern dem Prozess aufmerksam seinen Lauf zu lassen. Manchmal gibt es innere Impulse, manchmal sind es Ideen oder Anregungen, die von außen kommen, zu denen wir Resonanz haben und die uns den Weg weisen. So kann das Neue langsam und in seiner Zeit entstehen.

Verdichten

Der nächste Schritt ist das Verdichten, im Englischen *Crystallizing*. Dies bedeutet, mit der Quelle und der offenen Haltung verbunden zu bleiben, gleichzeitig aber die Intention und Vision, nach vorne zu gehen, langsam zu klären. Das Bild der Zukunft kann sich dabei immer wieder verändern. Mit der Zeit verdichtet sich allerdings das Bild, sodass sich der Fokus allmählich wieder nach außen und ins aktive Tun verlagern kann.

Erkunden

Erkunden verbindet sich im Prinzip mit dem Umwenden auf dem linken, absteigenden Ast des U. Während das Umwenden eine Bewegung nach innen bedeutet, geht das Erkunden, manchmal auch als Hervorbringen bezeichnet, mit einer Bewegung nach außen einher. Dies führt zum nächsten

Schritt, in dem es darum geht, ins praktische Handeln zu kommen.

Erproben

Das Erproben wird auch als *Prototyping* bezeichnet, was im Gegensatz zum gewohnten Vorgehen in unserer vor allem in Deutschland stark ausgeprägten Kultur der Vorsicht steht. Erproben meint, das Neue einfach auszuprobieren, noch bevor es vollkommen klar oder perfekt ist. Es geht vielmehr um ein neugieriges Forschen, aus Erkenntnissen und Fehlern lernen, um so das Neue immer weiter entwickeln zu können. Die Zukunft wird im praktischen Handeln erkundet.

Verkörpern

Im Verkörpern wird das Neue immer selbstverständlicher, nimmt konkretere Formen an und es beginnen sich neue Infrastrukturen zu bilden. Es ist die ergänzende Bewegung zum Innehalten auf dem absteigenden Ast.

Verwirklichen

Verwirklichen oder *Performing* bedeutet dann, das Neue praktisch anzuwenden und in feste Formen zu bringen.

Wie bereits erwähnt, stellen diese Bewegungen und Schritte keine Methode dar, sondern eher einen Rahmen oder Leitfaden, der sehr gut auch für Coaching verwendet werden kann. Je nach Kontext lassen sich viele unterschiedliche Methoden an den jeweiligen Stationen des U einsetzen. Anregungen dafür gibt es beispielsweise auf der Website des Presencing-Instituts (www.u-school.org/resources).

In welcher Form die Theorie U als Leitfaden eingesetzt wird, ist ebenfalls offen. Klar ist jedoch, dass ein solcher Prozess Zeit benötigt und sich in der Regel nicht in ein 60-minütiges Coaching quetschen lassen wird. Daher gilt es zu erkunden und mit den Klienten auszuhandeln, welche Möglichkeiten sich anbieten – vielleicht ein halb-, ganz- oder 2-tägiges Coaching, in der Natur, in den Bergen – was auch immer hilfreich ist. Manchmal bieten sich auch mehrere, vielleicht 2 oder 3 kürzere Coaching-Sitzungen an. Die Phase des Presencings, in welcher der Klient sich eigenständig Zeit nimmt, in die Stille oder in die Natur geht, vielleicht mit entsprechenden Reflexionsfragen im Gepäck, und sich so mit seinen eigenen Quellen verbinden kann, kann dann beispielsweise zwischen den Sitzungen stattfinden.

Manchmal bringt ein Vorgehen entlang des U ganz neue, tiefere, nachhaltigere Lösungen hervor als herkömmliche Wege, auf denen wir eher linear vom Ist zum Soll gehen. Manchmal sind es auch die gleichen Lösungen, aber Klienten berichten davon, dass sie nun mit mehr innerer Gewissheit und Klarheit auf ihrem Weg sind.

5.5 „ich schaff's"-Konzept für lösungsfokussiertes Arbeiten

Das „ich schaff's"-Konzept wurde Anfang der 1990er Jahre vom finnischen Psychiater Ben Furman unter dem Namen Kid's Skills entwickelt. Ursprünglich war es für Kinder konzipiert, die mit psychischen oder sozialen Herausforderungen kämpfen. Ziel war es, ihnen zu helfen, ihre eigenen Fähigkeiten zu entdecken und kleine, machbare Schritte zur Lösung ihrer Probleme zu finden [221]. Der deutsche Arzt und Psychotherapeut Thomas Hegemann hat das „Kid's Skills"-Konzept kurz darauf gemeinsam mit Christiane Bauer unter dem Namen „ich schaff's" ins Deutsche übertragen und für die Arbeit mit Jugendlichen weiterentwickelt [214]. Viele Elemente davon lassen sich aber auch wunderbar für die Arbeit mit Erwachsenen einsetzen, insbesondere im Gesundheitsbereich.

Im Kern basiert die Methode auf denselben Säulen, wie sie in diesem Buch beschrieben wurden, insbesondere der lösungsfokussierten Kurzzeittherapie nach Steve de Shazer sowie dem hypnotherapeutischen Ansatz von Milton Erickson. Eine wesentliche Annahme dabei ist, dass jeder Mensch Ressourcen besitzt, die ihm helfen, schwierige Situationen zu bewältigen. Statt sich auf Defizite oder Probleme zu konzentrieren, richtet die Methode den Blick auf Erfolge, Stärken und bereits funktionierende Verhaltensweisen. Dies fördert die Selbstwirksamkeit, also das Vertrauen in die eigene Fähigkeit, Veränderungen herbeizuführen.

Deuchert und Achner [218] führen die folgenden grundlegenden Prinzipien für die Arbeit mit „ich schaff's" auf:

- Probleme von Kindern und Jugendlichen sind Ausdruck der Fähigkeiten, die sie noch nicht gelernt haben.
- Wenn Kinder und Jugendliche sich darauf einlassen, neue Fähigkeiten zu lernen, brauchen sie das Gefühl, dass der damit verbundene Aufwand sich für sie lohnt. Es muss fühlbar positive Auswirkungen auf ihr Leben haben.
- Sie brauchen die Zuversicht, dass sie das angestrebte Ziel erreichen können.
- Um das angestrebte Ziel längerfristig zu verfolgen, ist es notwendig, dass sie auf ihrem Weg Fortschritte machen und diese erkennen.
- Für etwaige Rückschläge auf diesem Weg müssen hilfreiche Strategien und/oder Personen zur Verfügung stehen.
- Das Lernen neuer Fähigkeiten gelingt Kindern und Jugendlichen am besten in einer ermutigenden und respektvollen Beziehung, die zur Kooperation einlädt.

► Abb. 5.4 illustriert die Grundidee des „ich schaff's"-Konzepts und zeigt sehr schön, dass es nicht darum geht, Probleme zu negieren und sich stattdessen ausschließlich auf Stärken zu konzentrieren. Vielmehr bedeutet das Fähigkeitsdenken [222], einfach aus einer anderen Perspektive auf das Problem zu schauen und beispielsweise zu fragen: „Welche Fähigkeit möchtest du denn lernen, um mit dem Problem besser umgehen zu können?" Dieser Perspektivwechsel ermöglicht es, dass sich auch bei Klienten mit vielen Negativerfahrungen mehr Zuversicht, Optimismus und Freude einstellen können, die für gelingende Lern- und Veränderungsprozesse so wichtig sind.

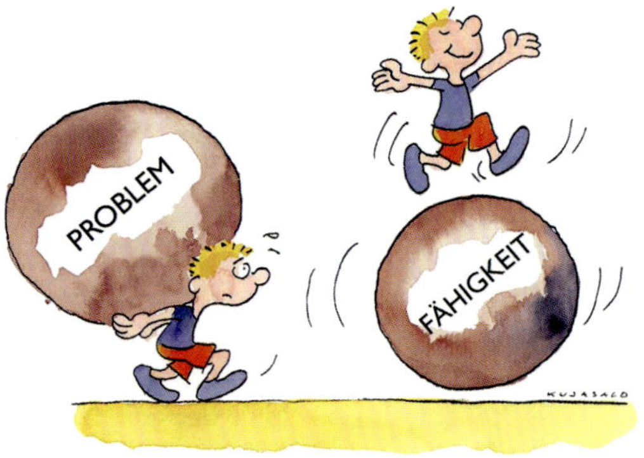

Abb. 5.4 Fähigkeitsdenken im Konzept „ich schaff's". Die Abbildung zeigt eindrücklich, dass Probleme eine Last sind. Sprechen wir über Fähigkeiten, entsteht Leichtigkeit und Handlungsspielraum, was ein Angehen der Veränderung ermöglicht. (Quelle: Furman B. „ich schaff's"! Spielerisch und praktisch Lösungen mit Kindern finden – Das 15-Schritte Programm für Eltern, Erzieher und Therapeuten. 4. Auflage. Heidelberg: Carl-Auer Verlag; 2011)

5.5.1 In 15 Schritten zum Ziel

Der „ich schaff's"-Ansatz zeichnet sich durch seine Einfachheit und praktische Anwendbarkeit aus. Ursprünglich wurde die Methode in 15 kleine, klar strukturierte Schritte gegliedert, die systematisch zur Problemlösung oder Zielerreichung führen. Die Schritte können in der Praxis flexibel angepasst bzw. eingesetzt werden. Viele dieser Schritte lassen sich in ganz ähnlicher Form auch in der Arbeit mit Erwachsenen einsetzen, manche richten sich möglicherweise ausschließlich an Kinder bzw. Jugendliche [214].

Schritt 1: Das Leben als Zeitreise betrachten

Hier geht es darum, die Klienten erstmal in ihrer Lebenswelt abzuholen, mögliche Veränderungswünsche zu definieren und nach einer tragenden Vision für ihre Zukunft zu suchen (wenn auch im ganz Kleinen).

Schritt 2: Sich Ziele setzen

Dieser Schritt soll dabei helfen, von einer Problemsituation ausgehend eine möglichst konkrete Zielformulierung zu finden.

Schritt 3: Nach dem Nutzen schauen

Je klarer der Nutzen einer Veränderung ist, desto stärker die Motivation, das Ziel zu erreichen.

Schritt 4: Fähigkeiten lernen

Im nächsten Schritt kann mit dem Klienten herausgefunden werden, welche Fähigkeiten er braucht, um sein Ziel erreichen zu können.

Schritt 5: Helfer suchen

Aufbauend auf der Idee, dass Lernen gemeinsam mit anderen leichter gelingt, geht es im nächsten Schritt darum, ein Unterstützer-Netzwerk im Sinne externer Ressourcen aufzubauen.

Schritt 6: Motto und Symbol finden

Ein starkes Motto und/oder Symbol stärkt die Motivation weiter und kann immer wieder an das Ziel erinnern.

Schritt 7: Gründe für Optimismus suchen

Das Bewusstmachen bereits erlernter Fähigkeiten oder bereits bewältigter Herausforderungen stärkt das Selbstvertrauen und die Zuversicht, auch diesmal erfolgreich sein zu können.

Schritt 8: Zuversicht fördern

Dieser Schritt schließt sich an den vorhergehenden an, indem nun die Helfer befragt werden können, welche Gründe für Erfolg sie sehen.

Schritt 9: Stufenplan erstellen

Manchmal ist es sinnvoll, nicht alles auf einmal zu wollen, sondern einen Schritt nach dem anderen zu machen oder erstmal kleinere Teilziele anzustreben.

Schritt 10: Los geht's

Ganz gleich, ob hier oder an anderer Stelle: Irgendwann ist der Zeitpunkt gekommen, an dem es darum geht, erste, vielleicht auch ganz kleine, praktische Schritte in Richtung des Ziels zu tun.

Schritt 11: Logbuch führen

Einfache Protokollierungs- oder Dokumentationssysteme, ob analog oder digital, können die Verbindlichkeit des Vorhabens erhöhen. Für die Gestaltung dieser Systeme kann auch die Kreativität der Klienten genutzt werden, was zusätzlich Motivation schaffen kann.

Schritt 12: Sich auf Rückschläge vorbereiten

Lern- oder Veränderungsprozesse verlaufen nie linear. Umwege, Hindernisse und Schwierigkeiten sind normal und erwartbar. Diese zu antizipieren und hilfreiche Strategien für den Umgang damit zu finden, ist einer der wichtigsten Schritte des Programms.

Schritt 13: Feier und Dank vorbereiten

Das Erreichte, auch Teilerfolge, gemeinsam mit den Helfern zu würdigen, ist ein wichtiger Bestandteil des lösungsfokussierten Vorgehens. Das frühzeitige Planen kleiner Feiern (z. B. Eis essen, Ausflüge o. Ä.) steigert die Vorfreude und Motivation und stärkt gleichzeitig das Gemeinschaftsgefühl.

Schritt 14: Neu erlernte Fähigkeiten weitergeben

Lernen funktioniert am besten im Kreislauf. So kann das selbst Erlernte gleich wieder weitergegeben werden. Das festigt nicht nur die eigenen Kompetenzen und schafft Selbstvertrauen, sondern kann gleichzeitig Anstoß dafür sein, dass auch im Umfeld positive Entwicklungen angestoßen werden.

Schritt 15: An die Zukunft denken

Aufbauend auf der positiven Erfahrung dieses Lernprozesses können weitere Ziele ins Auge gefasst werden. Vielleicht aber auch erst nach einer verdienten Ruhepause.

Diese Schritte schaffen eine klare Struktur, die im Coachingprozess Orientierung gibt und gleichzeitig Raum für individuelle Anpassungen lässt. Grundsätzlich ist es nämlich nicht so, dass die 15 Schritte immer konsequent in der gleichen Reihenfolge durchgeführt werden müssen, sondern ganz individuell angewendet werden können. So haben Deuchert und Achner [218] diesen Prozess aufbauend auf praktischen Erfahrungen nochmals vereinfacht und in 5 übergeordneten Phasen zusammengefasst, die einen roten Faden für Coachingsprozesse geben können, die sich am „ich schaff's"-Konzept orientieren:

1. Gemeinsamer Blick in die Zukunft – finde deinen Leitstern und lass ihn leuchten!
2. Los geht's – Mach dich auf den Weg!
3. Innere und äußere Energielieferanten – Erkunde Kraftquellen auf deiner Reise!
4. Mut und Zuversicht – Fang nie an aufzuhören! Höre nie auf anzufangen!
5. Anerkennung und Wertschätzung – Verschenke Anerkennung an dich und andere! [218]

Das „ich schaff's"-Konzept ist ein eleganter, praxisnaher Ansatz für die Begleitung von Kindern und Jugendlichen, der prinzipiell auch auf die Arbeit mit Erwachsenen gut übertragbar ist. Er fördert die Selbstwirksamkeit, baut auf vorhandenen Ressourcen auf und unterstützt Betroffene dabei, kleine, machbare Schritte zu gehen. So entsteht eine positive Dynamik, die Heilungs- und Bewältigungsprozesse nachhaltig stärkt. Für Fachkräfte im Gesundheitsbereich bietet die Methode eine strukturierte, flexible und einfache Herangehensweise, die die Zusammenarbeit mit den Klienten für beide Seiten verbessern und so auch zu nachhaltigeren Ergebnissen führen kann. Nähere Informationen dazu findest du unter *www.ichschaffs.de.*

5.5.2 Literatur

[214] Bauer C, Hegemann T. „ich schaff's"! – Cool ans Ziel. Das lösungsorientierte Programm für die Arbeit mit Jugendlichen. 7. Aufl. Heidelberg: Carl-Auer; 2021

[215] Briere J. Arbeit mit Trauma. Achtsamkeit und Mitgefühl. In: Germer C, Siegel R, Hrsg. Weisheit und Mitgefühl in der Psychotherapie. Achtsame Wege zur Vertiefung der therapeutischen Praxis. Freiburg i. Breisgau: Arbor; 2014

[216] Caby A, Gaby F. Die kleine Psychotherapeutische Schatzkiste – Teil 2. Weitere systemisch-lösungsorientierte Interventionen für die Arbeit mit Kindern, Jugendlichen, Erwachsenen und Familien. 3. Aufl. Dortmund: Borgmann Media; 2017

[217] Jong P de, Berg IK. Lösungen (er-)finden. Das Werkstattbuch der lösungsorientierten Kurzzeittherapie. Dortmund: modernes lernen; 1998

[218] Deuchert A, Achner C. „ich schaff's"! für Gruppen und Klassen. Heidelberg: Carl-Auer; 2025

[219] Döringer G. Systemisch-lösungsorientierte Therapie. Ein Leitfaden für den ziel- und ressourcenorientierten Einsatz in der Ergotherapie. Idstein: Schulz-Kirchner; 2020

[220] Furman B. Es ist nie zu spät, ein glückliche Kindheit zu haben. Dortmund: Borgmann Publishing; 1999

[221] Furman B. „ich schaff's"! Spielerisch und praktisch Lösungen mit Kindern finden – Das 15-Schritte-Programm für Eltern, Erzieher und Therapeuten. 4. Aufl. Heidelberg: Carl-Auer; 2011

[222] Furman B. Hey, das kannst du! Wie Fähigkeitsdenken Kindern hilft, Herausforderungen zu meistern. Heidelberg: Carl-Auer; 2023

[223] Hiebl S, Junkers A. Vortrag: Du + Ich Konzept. Zürich; 2019

[224] Hiebl S, Wiedemann F. Raus aus der Helferfalle – Lösungsorientiertes Mindset. ergopraxis 2022; 10 (22): 30–35

[225] Kabat-Zinn J. Gesund durch Meditation. Das große Buch der Selbstheilung mit MBSR. München: Knaur; 2019

[226] Maturana H, Varela F. Der Baum der Erkenntnis. Die biologischen Wurzeln menschlichen Erkennens. 5. Aufl. Frankfurt a. Main: Fischer Taschenbuch; 2012

[227] Radatz S. Einführung in das systemische Coaching. 4. Aufl. Heidelberg: Carl Auer; 2010

[228] Rauen C. Coaching-Tools. Erfolgreiche Coaches präsentieren 60 Interventionstechniken aus ihrer Coaching-Praxis. 13. Aufl. Bonn: managerSeminare; 2024

[229] Scharmer CO. Theorie U. Von der Zukunft her führen. 4. Aufl. Heidelberg: Carl-Auer; 2015

[230] Scharmer CO. Essentials der Theorie U. Grundprinzipien und Anwendungen. Heidelberg: Carl-Auer; 2019

[231] Schwartz R. Kein Teil von mir ist schlecht. Mit dem Modell des inneren Familiensystems (IFS) Trauma heilen und zur Ganzheit zurückfinden. 3. Aufl. Freiburg i. Breisgau: Arbor; 2023

[232] Schwartz R. Das System der Inneren Familie. Einführung in die IFS-Therapie – Ein Weg zu mehr Selbstführung. 2. Aufl. München: Kösel; 2024

[233] Schwartz R. The internal family systems workbook. A guide to discover yourself and heal your parts. Boulder, CO: Sounds True; 2024

[234] Stöger J. Lebensrad. In: Rauen C, Hrsg. Coaching-Tools. Erfolgreiche Coaches präsentieren 60 Interventionstechniken aus ihrer Coaching-Praxis. Bonn: managerSeminare; 2024: 153–155

[235] Stoltzfus T. Coaching Questions. A Coach's Guide to Powerful Asking Skills. Redding, CA: Coach22 Bookstore; 2008

[236] Szabò P, Berg IK. Kurz(zeit)coaching mit Langzeitwirkung. Dortmund: Borgmann Media; 2019

[237] Treleaven D. Traumasensitive Achtsamkeit. Freiburg: Arbor; 2019

[238] Varela F, Thompson E. Der Mittlere Weg der Erkenntnis. Der Brückenschlag zwischen wissenschaftlicher Theorie und menschlicher Erfahrung. Bern: Scherz; 1992

[239] Watzlawick P. Anleitung zum Unglücklichsein. 16. Aufl. München, Zürich; Piper; 1998

[240] Wehrle M. Die Coaching-Schatzkiste: 150 kostbare Impulse für Entdecker – darunter 50 Methoden, 30 Checklisten, 20 Storys und über 850 Coaching-Fragen. Edition Training aktuell. Bonn: managerSeminare; 2017

[241] Wehrle M. Die 500 besten Coaching-Fragen. Das große Workbook für Einsteiger und Profis zur Entwicklung der eigenen Coaching-Fähigkeiten. Edition Training aktuell. Bonn: managerSeminare; 2018

[242] Wehrle M. Die 100 besten Coaching-Übungen. Das große Workbook für Einsteiger und Profis zur Entwicklung der eigenen Coaching-Fähigkeiten. Edition Training aktuell. Bonn managerSeminare; 2023

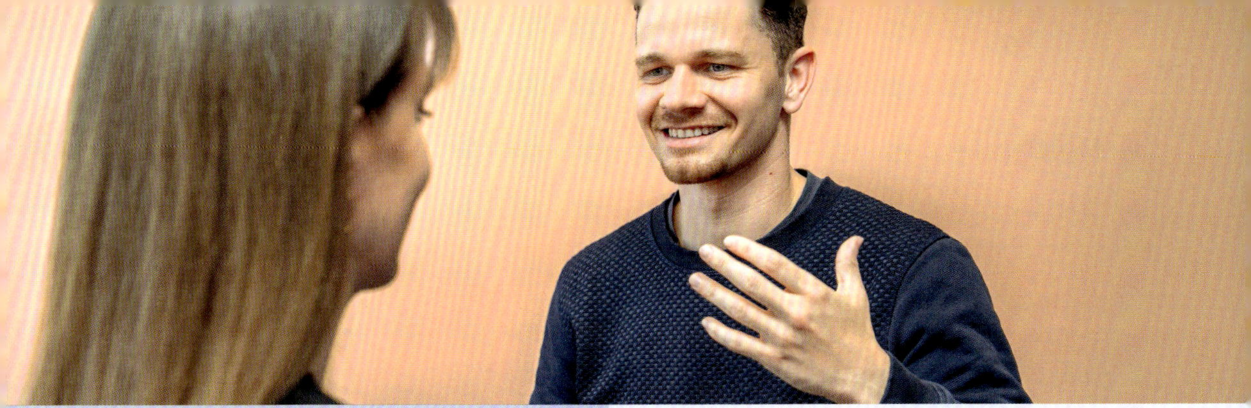

Quelle: © K. Oborny/Thieme

6 Beispiele aus der Praxis

6 Beispiele aus der Praxis

Für das nachfolgende Kapitel haben wir Teilnehmer unserer Kurse aus verschiedenen Berufssparten im Gesundheitswesen daraufhin interviewt, was der Einsatz von Coaching in ihrem Berufsalltag und auch für sie persönlich verändert hat. Diese wertvollen Erkenntnisse möchten wir in diesem Kapitel gerne zusammengefasst mit dir teilen.

6.1 Coaching in der Ergotherapie

6.1.1 Therapeutinnenperspektive: Isabel

Isabel Dintner, 34 Jahre, ist Teilnehmerin des allerersten Jahrgangs unserer Weiterbildung. Sie ist Ergotherapeutin, die auch tiergestützt arbeitet, Yoga-Lehrerin, Klangtherapeutin und Ayurveda-Lifestyle-Coach.

Isabel gab uns einen tiefen und reflektierten Einblick in ihre Entwicklung durch unsere Coaching-Weiterbildung und deren Wirkung auf ihre therapeutische Arbeit wie auch auf ihr persönliches Leben.

Berufliche Tätigkeit und Setting

Seit 2013 arbeitet Isabel als Ergotherapeutin, überwiegend im pädiatrischen Bereich in einer Praxis, die eng mit einer Frühförderstelle kooperiert. Sie ist daher auch häufig in Kindergärten tätig. Zudem begleitet sie orthopädische, neurologische und geriatrische Klienten. Ihr therapeutisches Profil geht deutlich über die klassische Ergotherapie hinaus: Sie arbeitet tiergestützt – mit einem Therapiehund und Alpakas – und integriert zudem Yoga, Klangarbeit und ayurvedische Lebensstilberatung. Diese Vielfalt eröffnet ihr Beziehungs-, Interventions- und Wahrnehmungsräume, in denen Coaching zu einem zentralen verbindenden Element wurde.

Intention für eine Coaching-Weiterbildung

Während einer Fortbildung bei Sara zum Du + Ich-Konzept [65] hatte sie zum ersten Mal Berührungspunkte mit Coaching – und sie war fasziniert von ihrer Art zu coachen, wie sie sagt. In einem kurzen Einblick hat sie gesehen, was alles dadurch möglich ist und wie sich der eigene Horizont bereits in den kurzen Übungen erweitert hat. Ohne genau zu wissen, was sie erwarte, spürte sie eine klare innere Gewissheit: „Das möchte ich machen!“ Ihre Entscheidung entsprang weniger einer rationalen Abwägung, sondern vielmehr einem tiefen inneren Impuls, getragen von Neugier, Resonanz und der Ahnung, dass sich hier ein besonderer Zugang zu einer neuen Ebene in der therapeutischen Arbeit eröffnen könnte.

Warum die Weiterbildung spezifisch im Gesundheitskontext?

Inhaltlich wie persönlich war insbesondere der kurze Einblick in die Coaching-Haltung für Isabel ausschlaggebend. Sie beschreibt eine unmittelbare Faszination: Schon in wenigen Übungen nahm sie wahr, wie sich ihr Blickwinkel erweiterte und wie viel Potential im systemisch-lösungsorientierten Arbeiten liegt. Ein zentraler Aspekt war die Entlastung, die sie in diesem Ansatz spürte.

> ✔ **Merke**
> Der Druck, als Therapeutin „alles wissen zu müssen“ und jederzeit die perfekte Lösung bereitzuhalten, löste sich. Stattdessen erlebte sie, dass Coaching einen Raum eröffnet, in dem Klientinnen ihre eigene Expertise entdecken – und die Therapeutin Prozessbegleiterin ist.

Die unmittelbar erfahrbare Leichtigkeit und die persönliche Resonanz machten die Entscheidung für eine Coaching-Weiterbildung mit Gesundheitsbezug eindeutig.

Ansatzpunkte für den Paradigmenwechsel im Gesundheitssystem

✔ Merke
Expertise bleibt im Gesundheitskontext immer wichtig – jedoch nicht, um Lösungen vorzuschreiben, sondern um Orientierung zu ermöglichen.

Isabel hat sich intensiv mit dem Wandel im Gesundheitssystem und dem sich verändernden Verständnis im Umgang mit Klienten beschäftigt. Für sie beruht ein gelingender Paradigmenwechsel auf mehreren, eng miteinander verknüpften Komponenten:

- Eine tragfähige therapeutische Beziehung: Eine vertrauensvolle Verbindung bildet das Fundament. Erst auf dieser Basis kann echte Kooperation entstehen.
- Expertenwissen der Behandler: Klientinnen benötigen ausreichend Hintergrundwissen, um Entscheidungen einordnen und Verantwortung übernehmen zu können.
- Echte Zielfokussierung auf die Anliegen der Klienten: Damit ein Therapieprozess wirksam wird, benötigen Klienten eigene Ziele, die Sinn stiften. Dies erfordert eine hohe Präsenz und Wertfreiheit seitens der Therapeutin.
- Ressourcenorientierung und Erleben von Selbstwirksamkeit: Coaching stärkt die Fähigkeit der Klientinnen, ihre vorhandenen Fähigkeiten zu erkennen und (neu) zu nutzen.
- Eine klare Rollenverteilung und Haltung: Therapeutinnen sind für den Prozess verantwortlich – jedoch nicht für das Ergebnis. Diese Haltung ermöglicht Freiheit, Authentizität und aktive Teilnahme.

✔ Merke
Aus Isabels Sicht gelingt der Paradigmenwechsel nur, wenn Therapeutinnen lernen, achtsam, präsent und wertfrei zu begleiten – und ihren Klienten zutiefst zutrauen, die eigenen Lösungen zu finden.

Resilienz durch systemisch-lösungsorientierte Arbeit

Isabels Erleben bestätigt, was Studien beschreiben: Systemisch-lösungsorientiertes Arbeiten wirkt entlastend und stärkt die Resilienz der Therapeuten. Vor der Weiterbildung hatte sie häufig das Gefühl, Verantwortung für die Klienten und ihre Emotionen übernehmen zu müssen. Sie beschreibt, wie sich ihre Haltung verändert hat: Früher fühlte es sich an, als müsse sie „einen Rucksack tragen und gleichzeitig den Klienten hinter sich herziehen“. Heute ist es für sie selbstverständlich, dass Klient und Therapeut den Weg gemeinsam gehen – jeder mit eigenen Ressourcen. Dies hat ihre emotionale Erschöpfung deutlich reduziert und zu einer neuen Leichtigkeit geführt. Auch im Team spürt sie durch ihre veränderte Haltung mehr Gelassenheit, Präsenz und wertschätzende Kommunikation.

Neue Handlungsansätze und -methoden

Durch die Coaching-Weiterbildung hat sich Isabels therapeutisches Handeln in mehreren Dimensionen gewandelt:

- Veränderung des therapeutischen Selbstverständnisses:
  - Sie kann Verantwortung an den Klienten zurückgeben.
  - Sie arbeitet radikal ressourcenorientiert, auch bei degenerativen Erkrankungen.
  - Die Arbeit fühlt sich für sie „heller“ und leichter an.
- Stärkung ihres persönlichen Fundaments:
  - Sie erkennt und respektiert eigene Grenzen klarer.
  - Ihre Fähigkeit zur Selbstwahrnehmung und Selbstfürsorge hat sich intensiviert.
  - Sie praktiziert aktives Mitgefühl – sowohl mit Klienten als auch mit sich selbst.
- Veränderte Arbeit in der Pädiatrie:
  - Der Fokus liegt stärker auf der Zusammenarbeit mit den Eltern.
  - Es geht weniger um Ratschläge, sondern mehr um Begleitung der eigenen Wege der Klienten. Dadurch entstehen oft deutliche, nachhaltige Veränderungen im gesamten System.

- Mehr Sicherheit und eine positive Fehlerkultur:
  - Sie hat gelernt, Fehler als Lernimpulse zu betrachten.
  - Die Angst, „nicht Expertin genug“ zu sein, hat sich erheblich reduziert.
  - Sie beginnt mit Klienten, ohne erst „alles wissen zu müssen“ – Wissen kann gezielt bedarfsorientiert erworben werden.

Die Folgen dieser Entwicklungen sind eine spürbar größere berufliche Freude, mehr Kraft und das Gefühl, Therapieprozesse auf einer viel tieferen Ebene begleiten zu können.

Erhoffte und unerwartete Erkenntnisse

Was sich für Isabel bestätigt hat, ist der „Weitblick“, der sie bereits beim ersten Kontakt mit Coaching im Rahmen der Du + Ich-Fortbildung berührt hatte – die Erweiterung der Perspektiven, das Erleben von Möglichkeiten und Leichtigkeit in der therapeutischen Arbeit. Unerwartet hingegen war die Tiefe des persönlichen Prozesses. Die Coaching-Weiterbildung wirkt weit über das Berufliche hinaus und beeinflusst Isabels gesamtes Leben.

> ✔ **Merke**
>
> Isabel entdeckte eine neue Verbindung zu sich selbst, eine neue Art von Vertrauen und die Erkenntnis, dass Ergotherapie viel mehr sein kann als eine funktionell ausgerichtete Intervention, wie sie es noch in ihrer Ausbildung gelernt hat. Besonders bedeutsam wurde für sie das Verständnis, dass echte Veränderung nicht aus Expertenwissen entsteht, sondern aus einer Haltung von Präsenz, Verbindung und wertschätzender Dialogkompetenz.

Beste Hoffnung für die Zukunft des Gesundheitssystems

Isabels beste Hoffnung ist eine Ausbreitung der gegenseitigen Wertschätzung – sowohl zwischen Therapeutinnen und Klientinnen als auch im therapeutischen Team und im System insgesamt. Sie wünscht sich einen Wandel vom defizitorientierten Denken hin zu einem menschlichen, ressourcenorientierten Umgang miteinander. Für die Ergotherapie bedeutet dies für sie eine Rückkehr zum Kern des Berufs: ein Miteinander, das von Präsenz, Verbundenheit, Achtsamkeit und dem Vertrauen getragen wird, dass jeder Mensch bereits viele Lösungen in sich trägt.

Wünsche für das Berufsfeld der Ergotherapie

Isabel wünscht sich für die Ergotherapie – und für alle, die in diesem Berufsfeld tätig sind – Leichtigkeit und Freude. Die Freude daran, Menschen begleiten zu dürfen, und die Leichtigkeit, die entsteht, wenn man nicht versucht, alles zu wissen oder alles tragen zu müssen. Sie hofft auf ein Arbeitsumfeld, in dem diese Art von Haltung selbstverständlich wird und in dem ressourcenorientiertes Arbeiten nicht nur ein theoretisches Konzept bleibt, sondern gelebte Praxis ist.

6.1.2 Klientenperspektive: Alexander

Ausgangssituation

Alexander, 23 Jahre, Student, ADHS und depressive Verstimmung, war als Kind schon in der Ergotherapie. Er hat sich nach einem gescheiterten Studium wieder zur Ergotherapie angemeldet und wünschte sich Unterstützung bezüglich Tagesstrukturierung, Lernstruktur, emotionaler Stabilisierung, und das alles vor allem bezogen auf sein großes Thema Prokrastination.

Methoden und Techniken im Coachingprozess

Im Rahmen der Ergotherapie erfolgten die klientenzentrierte Befunderhebung nach dem COPM und, darauf aufbauend, die Behandlungsplanung. Aufgrund der Entfernung durch den Studienort fand die Therapie hauptsächlich online statt. Zur Motivationsdiagnostik wurde das Diagnoseschema von Rheinberg [245] angewandt. Anhand dieser Erkenntnisse erfolgte mit Alexander coachingbasiert die Auseinandersetzung mit seiner Motivation für das Studium.

Embodiment und Bodenanker

Durch das Verständnis darüber konnte er für sich Lösungsstrategien zur Eigenmotivation und Strukturierungshilfen erarbeiten. Anhand von Vision-Boards arbeitete er seine Ziele und die einzelnen Schritte dahin konkret auf den Studiumskontext bezogen heraus. Ein wichtiger Aspekt in der Arbeit mit Alexander zeigte sich in der Technik des Embodiment (S. 104) (Embodiment beschreibt die enge Verbindung und gegenseitige Beeinflussung von Körper und Geist, die untrennbar miteinander verbunden sind). Mit Alexander wurden hierfür die einzelnen Schritte bis zu seinem nächsten Ziel auf Moderationskarten geschrieben und diese wie ein Weg auf dem Boden ausgelegt (Bodenanker (S. 105)). Nacheinander hat sich Alexander daraufgestellt, um innerlich in Verbindung mit dem jeweiligen Schritt zu gehen und in sich erlebbar zu machen, wie sich dieser Schritt anfühlt.

Die Sinnhaftigkeit und Anwendbarkeit der erarbeiteten Lösungen wurden so nicht nur auf der kognitiven Ebene erfasst, sondern direkt mit der körperlichen Erfahrung verknüpft, was die Umsetzung positiv beeinflusst. Alexander konnte sehr gut beschreiben, bei welchen Schritten er sich schon wohlfühlt und bei welchen Schritten in ihm noch negative körperliche Empfindungen auftauchten. So konnte im Coaching gezielt an Lösungen für die Umsetzung in diesen Bereichen gearbeitet werden.

Inner Family System (IFS)

Zudem wurde mit der Technik des IFS (S. 111) an der Balance zwischen inneren Anteilen gearbeitet, die zunächst oft gegeneinander arbeiteten, um auch seine inneren Bedürfnisse sichtbar zu machen und ihnen gerecht zu werden. Alexander hat in sich den „Chef" beschrieben, der Teil in ihm, der immer zu viel fordert, einen sehr hohen Anspruch hat, die Bedürfnisse hintenanstellt etc. Und den „Mitarbeiter", der bei Überforderung in die Verweigerung geht, der Aufgaben gerne vor sich herschiebt, der sehr motivationsgesteuert handelt etc. Beide Anteile stehen für Bedürfnisse, die Alexander in sich trägt, die aber nicht immer miteinander vereinbar sind. Im Coaching mit dem IFS konnte ein Dialog zwischen den beiden Anteilen entstehen, die Bedürfnisse konnten geklärt und ein Kompromiss im Umgang damit erarbeitet werden. In der praktischen Umsetzung beschreibt Alexander, dass ihm das sehr geholfen hat, vor allem auch zu verstehen, warum er manchmal etwas strenger mit sich sein musste, aber auch seine Bedürfnisse ausreichend Raum benötigen. Er sagt, dass ihm seither die Selbstfürsorge deutlich besser gelingt.

Ressourcenteppich

Bezogen auf den eigenen Selbstwert war die Ressourcenarbeit ein wichtiges Element, damit Alexander auch seine Stärken erkennen und aktiver für sich nutzen konnte. Hierfür wurde mit der Technik des Ressourcenteppichs (S. 111) gearbeitet. Konkret wurde in der Therapie darauf geschaut, auf welche Ressourcen Alexander in früheren Lern- und Prüfungsphasen zurückgreifen konnte und welche er auch inzwischen hinzugewonnen hat, die ihm auch in bevorstehenden Prüfungsphasen helfen.

Weitere Methoden

Weiterhin wurde die Lernberatung nach dem Du + Ich-Konzept (S. 86) [244] angewandt. Hier wurden bezogen auf Alexanders bevorzugten Lernkanal konkrete Lernstrategien und Lernstrukturen herausgearbeitet. Dazu gehörte auch die Beobachtung der Tagesleistungskurve, um die Lernzeiten in die entsprechenden Hochzeiten zu legen und so effektiver arbeiten zu können.

In der Ergonomieberatung wurden praktische Hilfen wie eine Handauflage bei der iPad-Nutzung angebahnt, da durch die übermäßige Belastung eine Sehnenscheidenentzündung entstanden war.

In der Psychoedukation ging es sehr viel darum, auch die Vorteile seiner ADHS-Diagnose zu erkennen und sich diese zunutze machen zu können.

Alexanders Erkenntnisse

Folgenden Mehrwert beschreibt Alexander aus der Kombination von Coaching und klassischer Ergotherapie für sich:

Die Auseinandersetzung mit sich selbst weiß er mehr und mehr zu schätzen und zu nutzen, regelmäßiges Journaling hat ihm geholfen, den Fokus auf die gelingenden Dinge zu richten und sich besser zu reflektieren, um auch sein Handeln im Alltag anzupassen. Die Auseinandersetzung mit seinen inneren Anteilen bewirkte, dass Alexander konsequenter mit sich selbst ist. Zudem hat er sein gewünschtes Unterstützernetzwerk aktiviert. Dadurch gelingt die Betätigung „Studium" für ihn zufriedenstellend. Die gewonnene psychische Stabilität beschreibt er als seinen größten Erfolg.

Mehrwert aus therapeutischer Sicht

Folgender Mehrwert ist auf therapeutischer Seite entstanden:

Die Verantwortung für die Zielerreichung lag durchgängig bei Alexander, bei Rückschritten oder Stagnation konnte ihm der Prozess leichter gespiegelt werden und Alexander konnte für sich seinen Handlungsspielraum erkennen und Entscheidungen treffen. Er hat durchgängig aktiv im Prozess mitgearbeitet. Vor allem das Reflektieren am Ende der Stunde, was er für sich mitnimmt, hat den Transfer in den Alltag maßgeblich verankert. Ob die Betätigung „Studium" am Ende für Alexander gelingt und zu einem erfolgreichen Abschluss führt, ist therapeutisch irrelevant und liegt in seiner Verantwortung. Dies entlastet in der gemeinsamen Arbeit ungemein und es ist möglich, sich ganz auf die therapeutisch-inhaltliche Arbeit im Prozess zu konzentrieren, um das Möglich-Machen seines Ziels mit ihm zu begleiten.

6.2 Coaching in der Geburtshilfe und Pflege

6.2.1 Perspektive einer Hebamme: Gerlinde

Gerlinde von Stengel, 54 Jahre, Hebamme und Pflegefachkraft, hat „einige Jahre im Gesundheitswesen auf dem Buckel", wie sie selbst lachend sagt – zunächst als Krankenschwester, später als Hebamme im zweiten Berufsweg. Ihr Weg führte sie von der freiberuflichen Hebammenpraxis über eine leitende Position in einer großen Klinik hin zu einer schweren Erkrankung, die alles stoppte – und schließlich in unsere Coaching-Weiterbildung. Heute steht sie einmal mehr vor einem beruflichen Neubeginn: zurück in die eigene Praxis, aber mit einer grundlegend veränderten Haltung sich selbst, ihren Grenzen und ihren Klientinnen gegenüber.

Berufliche Tätigkeit und Setting

Seit 1988 ist Gerlinde examinierte Krankenschwester, 2005 folgte das Hebammenexamen. Die Geburt ihrer 3 Kinder brachte den alten Wunsch, Hebamme zu werden, erneut an die Oberfläche – es war „wie ein ferner Ruf", der sie nicht mehr losließ. Nach der Ausbildung stürzte sie sich mit „Vollgas" in die freiberufliche Arbeit: Sie baute alleine eine Praxis auf, bot ein umfassendes Betreuungspaket an – von der Schwangerenvorsorge über Geburtsvorbereitungskurse, Begleitung der Geburten (zu Hause und in der Klinik) bis hin zum Wochenbett. Ihre Arbeit war intensiv, eng begleitend und zutiefst zugewandt. Mit der Zeit kippte diese Hingabe jedoch in Überforderung. Sie war 24/7 erreichbar, Nachbarn klingelten wegen „kurz mal gucken", Themen aller Lebensbereiche landeten auf ihrem Tisch. Abgrenzung gelang kaum. Schließlich kam der Punkt, an dem sie merkte: „Ich schaffe das nicht mehr" – Burn-out. Der einzige Weg schien damals, die Praxis zu schließen.

Zur selben Zeit ergab sich die Möglichkeit, in eine große Klinik zu wechseln – als Beleghebamme in einem Team, das von einer freiberuflichen in eine angestellte Struktur übergegangen war. Dort betreute sie über 10 Jahre in einem Setting mit rund 2500 Geburten im Jahr, teilweise bis zu 3 pro Schicht. Sie übernahm eine Sprecherinnenleitungsrolle mit Verantwortung für 32 Hebammen, inklusive Organisation, Teamführung und der „tausend Befindlichkeiten", wie sie es beschreibt. Die Klinikarbeit brachte ihr zunächst die erhoffte Entlastung: Sie konnte in ihre Hebammenkleidung schlüpfen, ihren Dienst machen – und am Ende der Schicht die Station wieder verlassen. Gleichzeitig jedoch blieb sie „die, die ich bin", und erschöpfte sich erneut – diesmal innerhalb der Strukturen eines großen Hauses.

Existenzielle Zäsur

Die Brustkrebserkrankung, die gut ein Jahr vor unserem Interview diagnostiziert wurde, markiert für Gerlinde eine existenzielle Zäsur. Rückblickend bezeichnet sie sie als „Geschenk" – als große Bremse, die sie zum Anhalten zwang. Statt vieler kleiner Baustellen gab es plötzlich nur noch ein großes Thema: überleben. Diese Reduktion erlebte sie – bei aller Schwere – als entlastend. Zum ersten

Mal konnte sie sich auf eine Sache konzentrieren, fokussiert Kraft schöpfen und erfahren, wie viel entsteht, wenn Aufmerksamkeit gebündelt ist.

Im Rückblick wird ihr deutlich, welche Hauptthemen sie zuvor an ihre Grenze gebracht hatten:

- Abgrenzung und Eigenfürsorge: Gerlinde beschreibt sich als Mensch, der aus biografischen Gründen „geben, beschützen, nähren" besonders gut kann und sich genau deshalb den Hebammenberuf gewählt hat. In der klassischen Ausbildung lernte sie, wie sie hilft, aber nicht, wie sie sich schützt. „Ich lerne, wie ich gebe – aber nicht, wie ich meine Resilienz wahre."
- Dauerhafte Überverantwortung: Aus dem Bedürfnis, für andere da zu sein, entwickelte sich eine Rolle als „Problemlösungsmaschine". Anfangs waren es die Schwangeren und Wöchnerinnen, später kamen familiäre Themen, Lebenskrisen und Alltagsprobleme hinzu – weit über die Hebammenarbeit hinaus.
- Multifokus statt Klarheit: Leitungsaufgaben, hohe Geburtenzahlen, Teamverantwortung, Privatleben und der eigene Anspruch, allem gerecht zu werden, ließen kaum Raum für innere Ruhe. Die Erkrankung zeigte ihr drastisch, welchen Preis diese Mischung forderte – körperlich wie seelisch.

Nach der Akutbehandlung konnte Gerlinde eine Kur in Bad Tölz antreten. Dort traf sie auf ein Setting, das vieles in Bewegung brachte: tägliche Achtsamkeitsarbeit, Körperarbeit (Yoga, Qigong), Meditation und intensive Coaching- und Gruppencoachingsitzungen. Diese 3 Wochen wurden zu einem Schlüsselmoment. Gerlinde begann, ihr bisheriges Leben und ihre berufliche Herangehensweise grundlegend zu hinterfragen. Sehr klar spürte sie: „In dieses alte Leben möchte ich nicht zurück. Dieses Leben hat mich auch krank gemacht."

Intention für eine Coaching-Weiterbildung

Coaching war ihr bereits vertraut – durch ihren Mann, der in diesem Bereich arbeitet, durch eine eigene NLP-Weiterbildung und eigene Coachingprozesse. Umso stärker fiel ihr Blick auf einen Flyer von uns, den sie im Seminarhaus in die Hände bekam: eine Weiterbildung zum Thema „systemisch-lösungsorientiertes Coaching für Gesundheitsberufe".

Warum die Weiterbildung spezifisch im Gesundheitskontext?

Die Kombination aus systemisch-lösungsorientiertem Ansatz und explizitem Fokus auf Gesundheitsberufe löste eine unmittelbare Resonanz aus. Sie beschreibt es so, dass ihr Herz „vorausgesprungen" sei und sie wusste: „Das ist meins." Die Entscheidung für unsere Weiterbildung war damit nicht das Ergebnis eines Plans oder einer Auseinandersetzung mit verschiedenen Angeboten, sondern Ausdruck eines inneren, klaren Impulses – und gleichzeitig ein bewusstes Nein zur Rückkehr in alte Muster.

Ansatzpunkte für den Paradigmenwechsel im Gesundheitssystem

Aus Gerlindes Sicht steckt das Gesundheitswesen noch tief in einem fest verankerten Rollenverständnis:

- Patientinnen sehen Gesundheitsberufler als Dienstleister, die Lösungen präsentieren.
- Gesundheitsberufler erleben sich als diejenigen, die „helfen müssen" – mit der impliziten Erlaubnis, sich im Dienst am anderen aufzubrauchen.
- Gerlinde beschreibt diese Dynamik als „Symbiose", die beiden Seiten zunächst vertraut erscheint, langfristig aber beide schwächt: Die Klientinnen bleiben in einer passiven Rolle, die Behandlerinnen laufen in die Erschöpfung.

Für einen gelingenden Paradigmenwechsel sieht sie 2 zentrale Ansatzpunkte:

1. Erfahrbare Selbstwirksamkeit bei Klientinnen

Menschen müssen mindestens einmal die Erfahrung machen, dass Lösungen in ihnen selbst liegen. Wenn Klientinnen erleben, dass sie mithilfe guter Fragen, Selbstreflexion und Begleitung selbst auf tragfähige Antworten kommen, entsteht ein tiefes Verständnis von Selbstwirksamkeit. Sie kommen aus der Hilflosigkeit heraus und sind weniger darauf angewiesen, bei jedem Problem eine externe „Rettung" zu suchen.

2. Lösungsorientierte Haltung in der Ausbildung

Gerlinde wünscht sich, dass lösungsorientiertes Arbeiten nicht als Zusatzqualifikation verstanden wird, sondern als integraler Bestandteil der Ausbildung aller Gesundheitsberufe. Im Vordergrund steht für sie weniger ein umfangreicher Methodenkoffer als eine innere Haltung:

- Vertrauen in die Kompetenz des Gegenübers
- Fokus auf Ressourcen statt Defizite
- Begleitung statt Problemlösung für andere

Wenn Studierende früh verstehen, welche Wirkungen ihre Haltung in Gesprächen und Interventionen hat, verändern sich automatisch Kommunikation, Verantwortungsverteilung und Belastungserleben – unabhängig davon, ob es sich um eine Ärztin, einen Pfleger, eine Hebamme oder eine Ergotherapeutin handelt.

> ✔ **Merke**
> Menschen müssen mindestens einmal die Erfahrung machen, dass Lösungen in ihnen selbst liegen. Dann kommen sie aus der Hilflosigkeit heraus und sind weniger darauf angewiesen, bei jedem Problem eine externe „Rettung“ zu suchen.

Resilienz durch systemisch-lösungsorientierte Arbeit

Gerlinde erlebt durch die Coaching-Weiterbildung eine fundamentale Veränderung in sich selbst. Früher war ihr Maßstab, allen gerecht zu werden, möglichst jede Frage zu beantworten, jedes Problem zu lösen. Heute wird ihr zunehmend klar: Sie ist Expertin für einen bestimmten Bereich – und gleichzeitig nicht verantwortlich für das gesamte Leben der Klientinnen.

Die systemisch-lösungsorientierte Haltung wirkt für sie in mehrfacher Hinsicht Resilienz-stärkend:

Neudefinition von Verantwortung

Gerlinde gibt Verantwortung dorthin zurück, wo sie hingehört – zu den Klientinnen und Klienten. Sie stellt ihre Expertise, ihre Erfahrung und ihre Präsenz zur Verfügung, weiß aber: „Was die Person macht, entscheidet diese Person.“

Bewusste Grenzziehung

Gerlinde erlebt sich nicht mehr als „freigegeben zum Aussaugen-Lassen“, sondern als jemand, der über die eigenen Grenzen entscheidet. Nach einem anstrengenden Tag kann sie nach Hause kommen, hinspüren: Wo bin ich? Was brauche ich? – und dann für sich sorgen, statt in einer inneren Leere anzukommen.

Verankern in Körperwahrnehmung und Meditation

Ein wichtiger Baustein von Gerlindes Resilienz-Praxis ist die meditative und körperorientierte Arbeit. Körpersignale – ein Druck in der Brust, Unruhe im Bauch, ein diffuses Unwohlsein – versteht sie heute als Hinweise, nicht als Störung. Sie nimmt sich bewusst Zeit, die Augen zu schließen, in den Körper hineinzulauschen und zu fragen: „Was willst du mir sagen?“. Diese Praxis verbindet sich für sie mit einem wachsenden Gefühl von Selbstliebe.

Bewusstsein für alte Muster und externe Spiegel

Gerlinde weiß um ihre lang eingeübten Muster und rechnet damit, dass das Leben sie „testen“ wird – durch neue Situationen, in denen sie sich wieder verausgaben könnte. Gleichzeitig hat sie sehr konkrete Marker: ihren Blutdruck, die Tendenz zu depressiven Verstimmungen, die Rückmeldungen ihres Mannes, der ihr gelegentlich den Spiegel vorhält. All dies sind für sie heute Signale, frühzeitig gegenzusteuern.

Neue Handlungsansätze und -methoden

Die Coaching-Weiterbildung beeinflusst Gerlindes berufliches Handeln auf mehreren Ebenen:

Neues berufliches Setting

Gerlinde hat entschieden, ihre Tätigkeit in der Klinik zu beenden und in die freiberufliche Arbeit zurückzukehren – jedoch nicht in die alte Form. Gemeinsam mit einer Kollegin baut sie eine neue Praxis auf. Wichtig sind ihr dabei:

- kollegialer Austausch und gegenseitige Reflexion
- eine Art Alltags-Supervision, bei der sie Fälle und Situationen besprechen kann
- strukturelle Rahmenbedingungen, die nicht automatisch wieder zur Überforderung führen

Verändertes professionelles Selbstverständnis

Ihr Selbstverständnis als Hebamme verschiebt sich weg von der „bedienenden" Versorgerin hin zur Prozessbegleiterin: Sie möchte bewusst eine Klientel ansprechen, die offen für lösungsorientiertes Arbeiten ist. In einem Vorgespräch erklärt sie ihre Arbeitsweise und macht transparent, was sie anbietet – und was nicht. Wenn jemand „nur eine Hebamme zum Wiegen" sucht, sieht sie es heute nicht mehr als persönliches Scheitern, sondern als Ausdruck einer fehlenden Passung. Diese Klarheit in der Auswahl der Klientinnen ist für sie ein zentraler Schutzfaktor – und gleichzeitig Ausdruck von Professionalität.

Neue Kurskonzepte

Besonders leidenschaftlich spricht Gerlinde von ihren Visionen für Gruppenangebote. Der klassische Geburtsvorbereitungskurs – ein bisschen Theorie, Atemübungen, Technik – erscheint ihr nicht mehr ausreichend. Stattdessen plant sie:

- Paarkurse als Standard, nicht nur Mutterkurse: Aus ihrer Sicht werden aus Frauen und Männern nicht nur Mütter und Väter, sondern „Eltern". In einer Zeit ohne Großfamilienstrukturen benötigen junge Paare Orientierung für den Übergang in die Elternschaft.
- Eine Art „Elternschule": Vorbereitung nicht nur auf den Geburtsmoment, sondern auf das, was danach kommt – 24/7-Fürsorge, veränderte Lebensrhythmen, gesellschaftliche Erwartungen („Wenn du ein Kind hast, musst du glücklich sein"), Umgang mit eigenen Bedürfnissen und Grenzen.
- Integration von Selbstwahrnehmung und Kommunikation: Themen wie „eigene Bedürfnisse spüren", „Grenzen wahrnehmen und kommunizieren", „als Paar in Verbindung bleiben" sollen ebenso Raum bekommen wie medizinische Informationen.

Die Coaching-Haltung bildet dabei den Rahmen: weniger Belehrung, mehr Begleitung; weniger „Wir sagen euch, wie es geht", mehr Unterstützung darin, als Paar den eigenen Weg zu finden.

Eigene Entwicklung

> **✔ Merke**
> Ein wesentlicher Lernschritt für Gerlinde ist die Frage: Wovon nähre ich mich? Früher erhielt sie Bestätigung, Liebe und Anerkennung vor allem dadurch, dass sie „unendlich viel gab". Heute stellt sie diese Mechanik infrage: Muss sie so handeln, um das zu bekommen, was sie braucht, oder kann sie sich einen Teil davon nicht auch selbst geben?

Gerlinde entwickelt sich zunehmend in Richtung Selbstanerkennung. Je mehr sie Wertschätzung und „Ich bin gut, wie ich bin" in sich selbst findet, desto weniger muss sie sich im Außen aufreiben. Die Folge ist eine natürlichere, professionellere Abgrenzung: Sie kann sich mit Empathie und ganzer Präsenz auf die Frau oder das Paar einlassen – und danach wieder klar aussteigen.

Interessanterweise war diese Fähigkeit in Extremsituationen – etwa bei Totgeburten – schon immer vorhanden: Sie konnte mitfühlen, weinen, begleiten und dennoch innerlich wieder in ihre eigene Mitte zurückfinden. Heute wird ihr bewusst, dass diese Kompetenz bereits da war und nun auf den gesamten Berufsalltag ausgeweitet werden darf.

Erhoffte und unerwartete Erkenntnisse

Wenn Gerlinde auf ihre anfängliche Intention zurückblickt, sieht sie 2 große Linien, die sich bestätigt haben:

- Tiefe persönliche Entwicklung: Die Erwartung, durch die Weiterbildung mehr an die Hand zu bekommen, um mit sich selbst zu arbeiten, hat sich „vollumfänglich" erfüllt. Sie erlebt sich heute bewusster, verbundener mit sich und klarer in ihren inneren Prozessen.

- Unerwartete berufliche Zuversicht: Was sie überrascht hat, ist die Geschwindigkeit, mit der sich ihre berufliche Perspektive gewandelt hat. Zu Beginn der Weiterbildung war sie noch in der Logik: Ich muss mich erholen, damit ich wieder in die Klinik zurück kann. Praxis – das ist zu anstrengend. Heute hört sie sich selbst sagen: „Die Praxis, das kann ich! Jetzt bin ich so weit." Sie spürt Ressourcen, Fähigkeiten und Vertrauen in sich, die sie in dieser Form nicht erwartet hätte. Die Entscheidung für den Weg zurück in die Praxis schreibt sie maßgeblich der Coaching-Weiterbildung zu.

Beste Hoffnung für die Zukunft des Gesundheitssystems

Auf die „Wunderfrage" hin – was wäre, wenn die Coaching-Haltung im Gesundheitssystem flächendeckend gelehrt und gelebt würde – entwirft Gerlinde ein Bild, das sie als „fast paradiesisch" beschreibt. Ihre größte Hoffnung:

Für Gesundheitsberufler

Sie könnten ressourcenschonend arbeiten, hätten seltener Burn-out, mehr Erfolgserlebnisse und Freude an ihrem Beruf. Der aktuelle Fachkräftemangel, der auch mit Überlastung und dem Ruf des Berufes zusammenhängt, könnte sich deutlich verändern. Gesundheitsberufe würden wieder attraktiver – auch für junge Menschen, die sich heute kaum noch für Pflege, Geburtshilfe oder andere therapeutische Berufe entscheiden.

Für Patientinnen und Klientinnen

Sie würden in ihre Verantwortung gebracht werden – im besten Sinne.

> ✔ **Merke**
> Gerlinde betont: kein Arzt, keine Therapeutin kann „heil machen"; Genesung ist immer auch Eigenverantwortung. Wenn Patientinnen dies nicht nur kognitiv verstehen, sondern existenziell erfahren, verändert sich ihre Haltung zu Krankheit, Gesundheit und Behandlung.

Für die Gesellschaft

Gerlinde denkt über das Gesundheitswesen hinaus. Aus ihrer Sicht sollte eine lösungsorientierte, wertschätzende Kommunikationshaltung am besten bereits im Kindergarten beginnen. Kinder könnten so früh lernen, wie man mit Herausforderungen umgeht, wie man Fragen stellt, statt nur Antworten zu erwartet. Sie ist überzeugt: Wenn diese Haltung von klein auf selbstverständlich wäre, hätten wir eine spürbar andere Gesellschaft.

Wünsche für das Berufsfeld der Hebamme

Gerlinde wünscht sich, dass jede angehende Hebamme – und im erweiterten Sinne jede Person in Gesundheitsberufen – mindestens einmal eine Erfahrung wie sie in ihrer jetzigen Weiterbildung machen kann: ein Seminar, ein Retreat, eine Ausbildungsphase, in der sie am eigenen Leib spürt, wie wohltuend und kraftvoll diese Haltung ist. Langfristig sieht sie sich selbst als jemand, die genau diese Inhalte an Hochschulen und in Hebammenkursen weitergeben kann. Die Vision, vor Studierenden zu stehen und von Resilienz, lösungsorientierter Haltung und Coaching in der Geburtshilfe zu erzählen, ist für sie gut vorstellbar.

Ihre Botschaft an Kolleginnen und Kollegen im Gesundheitswesen fasst sie so zusammen: neugierig bleiben, Lust auf Entwicklung bewahren – und sich erlauben, Begleitung in Anspruch zu nehmen.

> ✔ **Merke**
> Wenn etwas „schräg läuft" im Leben, ist das kein Beweis dafür, dass es keinen Weg gibt. Im Gegenteil: „Es gibt immer einen Weg – und es ist total okay, sich begleiten zu lassen."

6.2.2 Klientinnenperspektive: Anna

Ausgangssituation

Anna, 31, befindet sich in ihrer zweiten Schwangerschaft. Diese ist medizinisch unauffällig. Allerdings hatte Anna bei ihrem ersten Kind eine schwere Geburt und die Erinnerung daran wirkt offensichtlich nach. Subjektiv fühlt Anna sich

„überrollt", erlebt einen Mangel an Orientierung, Kontrollverlust und die Sorge, im entscheidenden Moment nicht handlungsfähig zu sein. Seit der 24. Schwangerschaftswoche bemerkt ihre Hebamme zunehmende Anspannung im Gespräch und eine stark problemfokussierte Erzählweise.

Im Rahmen der regulären Vorsorge bietet sie Anna ein kurzes systemisch-lösungsorientiertes Coaching an, um die emotionale Vorbereitung auf die bevorstehende Geburt zu unterstützen. Anna nimmt dieses Angebot dankbar an.

Annas Coachingprozess

Die Hebamme lenkt den Blick durch gezielte Fragen auf das gewünschte Ziel: Wie möchte Anna die Geburt erleben? Anna möchte ruhig bleiben und mitentscheiden können. Die Hebamme fragt weiter nach Ressourcen, auf die sie in der ersten Geburt zurückgreifen konnte. Und trotz der damals problematischen Situation erkennt Anna jetzt, dass es wichtige Anteile gab, die ihr geholfen haben. Zum Beispiel: Momente der kontrollierten Atmung, die Unterstützung ihres Partners, ein Punkt, an dem sie eine Entscheidung selbst traf. Diese kleinen Spielräume von Handlungskompetenz werden sichtbar – und sie verändern spürbar Annas Körperhaltung. Zum ersten Mal spricht sie nicht nur über Belastung, sondern auch über ihre eigene Kompetenz.

Im weiteren Coaching geht es darum, den nächsten Schritt zu entwickeln: Anna möchte in stressigen Momenten klarer kommunizieren können. Als Hilfestellung für die Umsetzung entwickelt sie eine Fokus-Frage auf ihre Bedürfnisse (Was fühle ich gerade? Was brauche ich jetzt?) und ein hilfreiches Kommunikationssignal mit ihrem Partner und dem Geburtsteam (Hochhalten der flachen Hand als Signal, dass etwas nicht stimmt). Anna beschließt, die Fokus-Frage schon im Vorfeld der Geburt im Alltag zu üben, besonders in stressigen Situationen.

Mehrwert für die werdende Mutter

Für Anna entsteht nicht nur eine andere Vorbereitung auf die Geburt, sondern auch eine andere Beziehung zu sich selbst und ihren Bedürfnissen. Sie fühlt sich handlungsfähiger, traut ihrer eigenen Wahrnehmung wieder mehr und versteht die Geburt nicht primär als Ereignis, das ihr widerfährt, sondern als Prozess, an dem sie selbst aktiv beteiligt ist.

Mehrwert für die Hebamme

Durch Annas verbesserte innere Stabilität und Selbstwirksamkeit kann das interaktive Miteinander zwischen Geburtshilfeteam und den werdenden Eltern bewusster gestaltet werden. Dadurch ist eine bessere Begleitung in der Geburt möglich, da Anna Zugang zu ihren eigenen Bedürfnissen hat und diese aktiver kommunizieren kann. Auch die Entspannung der Mutter wirkt sich aktiv auf den Geburtsprozess aus, da zusätzliche Stressfaktoren durch Vorerfahrungen oder unbewusste Einstellungen reduziert werden.

6.3 Coaching in der Medizin

6.3.1 Ärztliche Perspektive: Oliver

Dr. Oliver Bunz ist 42 Jahre alt, Orthopäde, Unfallchirurg und Schmerztherapeut. Er leitet eine orthopädische Praxis, in der er mit einem angestellten Arzt und einem kleinen, langjährig gewachsenen Team arbeitet. Seine Tätigkeit bewegt sich in einem Spannungsfeld, das viele Ärztinnen und Ärzte heute erleben: hoher Patientendurchlauf, zunehmende Komplexität, chronische Krankheitsverläufe – und gleichzeitig der Anspruch, dem einzelnen Menschen gerecht zu werden.

Vor dem Hintergrund dieser Bedingungen begann er die systemisch-lösungsorientierte Coaching-Weiterbildung mit Achtsamkeitsschwerpunkt. Was zunächst als Suche nach einem „Handwerkszeug" zur besseren Führung von Schmerzpatienten startete, entwickelte sich für ihn zu einem grundlegenden Haltungswandel – mit direkten Auswirkungen auf seine Resilienz, seine Arzt-Patienten-Beziehung und seine Rolle als Praxisinhaber.

Berufliche Tätigkeit und Setting

Oliver arbeitet in einer gut ausgelasteten orthopädisch-unfallchirurgischen Praxis mit angeschlossener Schmerztherapie. Neben der konservativen Frakturversorgung und klassischen Orthopädie widmet er rund 3 halbe Tage pro Woche der

Behandlung von Patientinnen und Patienten mit chronischen Schmerzen.

Das Setting ist hochverdichtet: Pro Quartal versorgt die Praxis etwa 1950 Kassenpatienten – deutlich mehr als der Durchschnitt – sowie weitere Privatpatienten. Pro Woche summiert sich dies auf etwa 320 Arztkontakte. Unterstützt wird Oliver von einem angestellten Arzt und 4 medizinischen Fachangestellten in Vollzeit sowie weiteren Mitarbeitenden im Hintergrund. Das Team ist über viele Jahre stabil geblieben, was er selbst als zentralen Anker in einem sonst stark belastenden System erlebt.

Schmerztherapie

In der Schmerztherapie arbeitet Oliver überwiegend mit Patientinnen und Patienten mit chronischen orthopädischen Beschwerden. Seine Sprechstunden hier sind anders angelegt als in der Akutorthopädie und weisen die folgende Struktur auf:

- Ein 40-minütiges Erstgespräch, in dem Oliver nicht nur Diagnosen, Befunde und Behandlungen erhebt, sondern auch biografische und psychosoziale Aspekte aufnimmt.
- Weitere 20-minütige Folgetermine, in denen er gemeinsam mit den Patientinnen und Patienten an realistischen Zielen, kleinen Veränderungsschritten und Behandlungskonzepten arbeitet.

Gerade die frühen Stadien der Chronifizierung erlebt Oliver als fruchtbares Feld: Hier kann er eingreifen, bevor sich Schmerz, Medikation und Hilflosigkeit gegenseitig verstärken und in komplexe Abhängigkeiten münden. Am schwierigsten empfindet er Fälle, in denen Prozesse bereits weit fortgeschritten und stark chronifiziert sind. Auch dort kann er Angebote machen – aber die Erfolgswahrscheinlichkeit ist eine andere.

Intention für eine Coaching-Weiterbildung

Der Ausgangspunkt für seine Suche nach einer Coaching-Weiterbildung lag in der täglichen Erfahrung mit chronischen Schmerzpatienten. Über die Jahre bemerkte Oliver ein Muster:

Viele Patientinnen und Patienten begegneten ihm sehr passiv, suchten Lösungen ausschließlich beim Arzt und versuchten, ihm die Verantwortung für ihre Schmerzen zu übertragen. Wenn Therapien nicht griffen, wurde dies nicht selten als „Fehler des Arztes" erlebt. Obwohl sich Oliver seiner fachlichen Kompetenz sehr wohl bewusst war, bemerkte er, dass seine eigene Motivation allmählich zu sinken begann. Die innere Freude an der Schmerztherapie nahm ab – und damit die Frage, ob und wie er diese Arbeit über Jahrzehnte weiterführen könne.

Gespräche mit seiner Mutter, die als Psychologin selbst Coaching-Ausbildungen leitet, lenkten seinen Blick auf systemisches Coaching. Er recherchierte intensiv und stellte fest, dass es zwar zahlreiche Coachingangebote „für Ärzte" gab – meist mit Fokus auf persönliche Belastungen und Praxisführung –, aber kaum etwas, das Coaching strukturiert in die Arbeit mit Patientinnen und Patienten integrierte.

Warum die Weiterbildung spezifisch im Gesundheitskontext?

Folgende Erwartungen knüpfte Oliver an die Weiterbildung. Er suchte

- nach einem handwerklichen Instrumentarium, um Patientinnen aktiver in die Verantwortung zu bringen,
- einer Haltung, die ihn selbst langfristig vor Überforderung schützt, und
- nach einem Ansatz, der sich mit seinem medizinischen Alltag vereinbaren lässt.

Die Entscheidung für die systemisch-lösungsorientierte Weiterbildung fiel, nachdem er das Curriculum geprüft und mit dem Ausbildungsleiter gesprochen hatte. Entscheidend waren für ihn die klare Zielorientierung, der explizite Bezug zum Gesundheitsbereich, der Präsenzcharakter der Ausbildung – und die Offenheit, dass es dabei ausdrücklich auch um die eigene Person geht.

Ansatzpunkte für den Paradigmenwechsel im Gesundheitssystem

In seiner täglichen Praxis erlebt Oliver 2 Ebenen, auf denen ein Paradigmenwechsel notwendig ist: die Haltung der Patientinnen und die Haltung der Behandelnden.

Auf Patientenseite beschreibt er ein verbreitetes „All-inclusive-Verständnis“:

Viele Menschen gehen stillschweigend davon aus, dass die Krankenkasse „alles übernimmt“ – unabhängig davon, wie sie leben, sich ernähren, bewegen oder mit ihrem Körper umgehen. Symptome werden häufig früh und intensiv medizinisch abgeklärt, teils getrieben von Internetrecherchen und einer hohen Angst davor, „etwas zu übersehen“. Das eigene Körpergefühl, die Fähigkeit zu unterscheiden, wann etwas bedenklich ist und wann nicht, geht dabei aus seiner Sicht zunehmend verloren.

> ✔ **Merke**
> Für Oliver wäre ein System hilfreich, das gesundheitsförderliches Verhalten nicht nur fordert, sondern auch aktiv unterstützt – etwa durch Anreizsysteme von Krankenkassen oder durch Kostenbeteiligungen bei Coaching- oder Präventionsleistungen, die die Eigenverantwortung sichtbar machen.

Auf Seiten der Behandelnden sieht er einen ebenso dringenden Änderungsbedarf:

- mehr Bewusstsein dafür, dass Patientinnen Spezialistinnen für ihr eigenes Leben sind
- Gesprächsführung auf Augenhöhe
- strukturelle Möglichkeiten, Coachingelemente abrechenbar in den Praxisalltag zu integrieren

Besonders in der Schmerztherapie sieht er eine große Lücke: Psychologische Angebote sind etabliert – Coaching jedoch kaum. Eine systematische Verankerung in Weiterbildungsordnungen und Abrechnungsziffern wäre für ihn ein notwendiger Schritt.

Coaching im Praxisalltag

Oliver beginnt, Coachingelemente behutsam in seine Arbeit zu integrieren.

> ✔ **Merke**
> Bereits kleine Interventionen zeigen Wirkung: Rückfragen, Perspektivwechsel und positive Verstärkung verändern den Verlauf vieler Gespräche spürbar.

Ein Beispiel ist eine Patientin mit Fibromyalgie, die trotz umfangreicher Diagnostik hilflos wirkte. Durch gezielte Rückmeldungen dessen, was sie bereits gut machte, veränderte sich ihr Selbstbild – und damit ihr Umgang mit der Diagnose. Solche Situationen zeigen ihm, wie mächtig selbst kurze Coachingmomente sein können.

Resilienz durch systemisch-lösungsorientierte Arbeit

Ein wesentlicher Effekt der Weiterbildung liegt für Oliver in der Veränderung der eigenen Belastbarkeit. Früher war er nach schweren Sprechtagen oft völlig erschöpft. Heute erlebt er

- weniger Grübeln über schwierige Verläufe,
- mehr Distanz zwischen seiner Verantwortung und der Verantwortung des Patienten sowie
- ein klareres Gefühl von Selbstwirksamkeit.

Diese Veränderung spürt auch sein Umfeld. Seine Familie erlebt ihn ausgeglichener, er treibt wieder mehr Sport und kann Grenzen besser halten.

Neue Handlungsansätze und -methoden

Für sein professionelles Handeln erkennt Oliver mehrere Effekte:

- Patienten werden stärker aktiviert.
- Kleine Schritte ersetzen überhöhte Veränderungserwartungen.
- Eine individualisierte Gesprächsführung statt starrer Abläufe.
- Coaching wirkt entlastend, auch im Führungsverhalten gegenüber Mitarbeitenden.
- Die Freude im Arbeitsalltag steigt, weil wieder Raum für echte Begegnung entsteht.

Die Weiterbildung hat sein praktisches Arbeiten spürbar verändert. Zunächst wurde die Gesprächsführung für Oliver leichter, weil er sich nicht mehr automatisch mit der Rolle des „Problemlösers“ identifiziert, sondern den Patienten aktiv in seinen Prozess einbindet. Rückfragen, die früher kaum Platz hatten, sind heute ein selbstverständlicher Bestandteil seiner Konsultationen. Er nutzt sie gezielt, um Patienten aus der passiven Haltung zu holen und in eine mehr aktive Rolle zu führen. Damit verändert sich der gesamte Verlauf der therapeutischen Beziehung: Statt einem Einbahnstraßenmodell entsteht ein dialogischer Prozess, der mehr Verantwortung auf die Seite des Patienten legt.

Auch seine Zielsetzung im Verlauf hat sich in kleinen, aber bedeutsamen Schritten verändert. Durch die Weiterbildung wurde ihm bewusst, wie viel Kraft in Mini-Schritten liegt – und wie nachhaltig diese wirken können. Damit stieg auch seine Gelassenheit. Die Erwartung, Patienten in kurzer Zeit weitreichend verändern zu müssen, ist einem realistischeren Blick gewichen, der den Prozess würdigt anstatt sich ausschließlich auf das Ergebnis zu fixieren.

✔ Merke
Oliver musste sich von der Idee verabschieden, dass nur große Veränderungen sichtbar sind.

Parallel dazu hat sich seine therapeutische Planung flexibilisiert. Oliver hat gelernt, nicht mehr in starren Wiederbestellungsintervallen zu denken, sondern adaptiver vorzugehen. Er gibt Patienten heute bewusst mehr Zeiträume zwischen den Terminen, um eigene Erfahrungen zu sammeln, zu reflektieren und Verantwortung zu übernehmen. Er versteht seinen Job weniger als permanentes „Nachjustieren", sondern zunehmend als Begleiter, der die Impulse gibt und die Entwicklung beobachtet.

Ein wesentlicher Unterschied zeigt sich zudem im Umgang mit Komplexität. Früher erlebte Oliver schwierige Patienten oder unklare Verläufe schnell als Belastung – heute kann er diesen mit einer anderen inneren Haltung begegnen. Indem er seinen Patienten die Möglichkeit gibt, selbst Lösungen zu erkennen, steigt deren therapeutische Eigenaktivität, was gleichzeitig seine eigene Belastung reduziert. Dadurch bleibt er klarer, empathischer und präsenter – auch an Tagen mit höherer Intensität.

Nicht zuletzt spürt man die Veränderung in seiner Rolle als Führungskraft. Auch dort braucht Oliver weniger „Anstrengung", um freundlich, klar und zugewandt zu bleiben.

✔ Merke
Olivers Mitarbeiter erleben ihn als stabiler, weniger reaktiv und insgesamt ruhiger – ein Effekt, der aus der gleichen inneren Haltung resultiert, die er auch in der Patientenarbeit kultiviert hat: mehr Augenhöhe, mehr Reflexion, weniger Automatismen.

Erhoffte und unerwartete Erkenntnisse

Neben den erwarteten Effekten – bessere Gesprächsführung, aktivere Patientinnen, klarere Prozesse – überraschte Oliver besonders

- die starke persönliche Wirkung,
- die Rückkehr von echtem Interesse an seinem Beruf und
- die Resonanz seiner Patientinnen, die ihn als „besser gelaunt" wahrnehmen.

Beste Hoffnung für die Zukunft des Gesundheitssystems

Für Patientinnen wünscht sich Oliver

- mehr Selbstvertrauen im Umgang mit dem eigenen Körper,
- reduziertes Angstverhalten und
- ein aktives Mitgestalten des eigenen Gesundheitsprozesses.

Für Ärztinnen und Ärzte hofft er auf

- Coaching-Elemente bereits in der Ausbildung,
- mehr Resilienz,
- bessere Arbeitsbedingungen durch weniger unnötige Arztbesuche,
- ein System, das menschliche Begegnung wieder ermöglicht, und
- mehr interdisziplinäre Zusammenarbeit.

Oliver wünscht sich, dass Ärzte perspektivisch mehr Zugang zu Coaching bekommen – sowohl für sich selbst als auch für ihre therapeutische Arbeit, und dass dies ein wichtiger Beitrag auch für strukturelle Veränderungen im Gesundheitssystem sein könnte.

6.3.2 Patientenperspektive: Felix

Ausgangssituation

Felix, ein 48-jähriger Patient, kommt wegen chronischer Rückenschmerzen in die Sprechstunde. Die Beschwerden bestehen seit über einem Jahr, MRT ohne Befund, Physiotherapie half nur kurzfristig. Er meint resigniert: „Ich kann kaum noch etwas machen, der Schmerz bestimmt mein ganzes Leben." Parallel zur konventionellen Therapie wurden bewusst Coaching-Elemente eingesetzt.

Felix' Coachingprozess

Eine erste Frage war: „Wenn Ihr Schmerz um nur 30 Prozent weniger wäre – was wäre dann wieder möglich?" Felix denkt kurz nach und sagt: „Ich würde gern wieder mit meinen Kindern im Garten spielen." Damit ist ein persönlicher Anker gesetzt, kein abstraktes Therapieziel, sondern ein emotional greifbares Szenario.

Im weiteren Verlauf wurde die Intensität der Schmerzen genauer differenziert und untersucht, welche Faktoren offensichtlich zu kleinen Verbesserungen beitragen: „Wann ist der Schmerz am schlimmsten? Und gibt es Momente, in denen er erträglicher ist?" Felix beschreibt, dass langes Sitzen ihn auffrisst, kurze Spaziergänge jedoch manchmal guttun – er vermeidet sie nur aus Angst, etwas zu verschlimmern. Nach einer kurzen Erklärung des biopsychosozialen Schmerzmodells und dem Hinweis, dass Schmerzen nicht automatisch auf eine Schädigung hindeuten, verlagert sich der Fokus des Gesprächs wieder auf die Erfahrungen von Felix: „Welche kleine Aktivität würden Sie sich diese Woche zutrauen, selbst wenn der Schmerz da ist?"

Gemeinsam entwickeln sie ein realistisches Ziel: 3-mal pro Woche 10 Minuten spazieren. Kein Fitnessprogramm, kein „Sie müssen …", sondern ein machbarer Schritt. Wichtig ist auch die Frage nach der konkreten Umsetzung – wann, wo und wie genau sollen die Bewegungseinheiten erfolgen? Die Beantwortung dieser Fragen ist dabei natürlich Sache von Felix. Er legt fest, dass er am besten morgens nach dem Frühstück, an festen Tagen und zu einer festen Uhrzeit etwas tun möchte. Das wirkt vielleicht simpel, schafft aber Selbstverbindlichkeit und Motivation.

Mehrwert für den Patient

Zwei Wochen später kommen sie wieder zusammen. Felix berichtet ehrlich: „Zweimal habe ich es geschafft, einmal nicht. Aber es tat gut. Ich hatte weniger Angst vor Bewegung, und meine Stimmung war besser." Statt die Umsetzungsergebnisse zu bewerten wurde der Fokus gleich wieder auf Ressourcen und konkrete Schlussfolgerungen gelenkt: „Was hat funktioniert? Was hat Sie unterstützt? Worauf könnten wir nächste Woche den Fokus setzen?" Felix merkt, dass Wärme vor dem Spaziergang hilft, und möchte nun zwölf Minuten gehen – noch immer moderat, aber ein selbstgewählter Fortschritt.

Mit der Zeit wächst seine Zuversicht. Er erlebt, dass er Handlungsspielraum hat, dass der Schmerz nicht diktiert, was möglich ist. Medikamente spielen weiter eine Rolle, aber nicht mehr die Hauptrolle. Entscheidend ist das Gefühl: „Ich kann etwas tun" – Selbstwirksamkeit. Coaching wird so zur Methode, die nicht Lösungen vorgibt, sondern sie gemeinsam entwickelt.

6.4 Coaching in der Praxenbegleitung

6.4.1 Perspektive eines Unternehmensbegleiters: Michael

Michael Atzmüller, 42 Jahre, begleitet therapeutische Praxen darin, sich in der professionellen Praxisführung u. a. hinsichtlich Unternehmertums, Organisation, Digitalisierung und Personalführung weiterzuentwickeln. Er ist Wirtschaftsfachwirt, Praxismanager, Coach und Unternehmensberater – und bewegt sich damit in einem Bereich des Gesundheitssystems, der selten thematisiert wird: Er arbeitet nicht mit Patientinnen und Patienten, sondern mit den Menschen, die im Gesundheitswesen arbeiten. Seine Perspektive ist dadurch einerseits sehr nah am System und gleichzeitig hat er einen neutralen Blick von außen, mit dem er die Dynamiken beobachtet.

Dass Coaching für Michael zu einem zentralen beruflichen Werkzeug wurde, war ursprünglich nicht geplant. Doch die systemisch-lösungsorientierte Weiterbildung, die er 2021 begann, erwies sich für ihn als Schlüssel – sowohl für seine berufliche Rolle als auch für seine eigene innere Haltung.

Berufliche Tätigkeit und Setting

Der berufliche Alltag von Michael ist vielschichtig: Er führt seine eigene Unternehmensberatung für therapeutische Praxen zu Themen wie Praxis- und Mitarbeiterführung, IT, Digitalisierung oder betriebswirtschaftlichen Grundlagen. Hier ist er beratend und prozessbegleitend tätig, mit wachsenden Coaching-Anteilen. Er arbeitet parallel als IT- und Praxismanager in einer großen Ergotherapie-Praxis, betreut interne Prozesse, begleitet Teams und moderiert Konflikte. Darüber hinaus ist er gemeinsam mit Sara Hiebl als Referent auf Messen, Kongressen und in eigenen Seminaren zu Themen rund um Praxisführung, Digitalisierung und wirtschaftliche Grundlagen vor Praxisinhabern und Therapeutinnen tätig, die sich unternehmerisch weiterentwickeln wollen.

Diese 3 Bereiche greifen stark ineinander: Die Arbeit von Michael ist ein dauernder Wechsel zwischen strategischer Beratung, Prozessmoderation und persönlicher Begleitung – ein Kontext, in dem Coaching überraschend wirksam wurde.

Intention für eine Coaching-Weiterbildung

Interessanterweise hat Michael die Coaching-Weiterbildung nicht aktiv gesucht. Er erlebte sie zunächst von außen: durch seine Frau, die die Weiterbildung leitet, durch Gespräche über Inhalte, durch Videomaterial, das er technisch für die Weiterbildung aufbereitete, und durch das Miterleben des Gruppenprozesses über 2 Jahrgänge hinweg.

Warum die Weiterbildung spezifisch im Gesundheitskontext?

Drei Impulse führten schließlich zu seiner Entscheidung:

1. Neugier auf das „Innenleben" der Ausbildung

Michael wollte verstehen, was in dieser Ausbildung passiert – warum Menschen sie als transformierend erleben und warum sie die therapeutische und berufliche Haltung spürbar verändert.

2. Nähe zu seiner eigenen Klientel

Da seine Beratungstätigkeit primär auf therapeutische Praxen ausgerichtet ist, interessierte ihn, wie die Menschen „ticken", die später seine Kundinnen und Kunden sind. Coaching als Haltung schien ihm dazu ein sinnvoller Zugang.

3. Abgrenzung zu oberflächlichen Coachingformaten

Aus früheren Berührungspunkten kannte er kurze Onlinekurse, schnelle Zertifikate und kommerzialisierte Coaching-Weiterbildungsangebote. Die systemisch-lösungsorientierte Weiterbildung, die Sara und Florian anbieten, überzeugte ihn durch die Tiefe, Dauer und Ernsthaftigkeit.

Er begann die Weiterbildung ohne konkrete berufliche Erwartung – eher als Erkundungsprozess. Dass der Nutzen später weit über diesen anfänglichen Rahmen hinausgehen würde, hätte er selbst nicht vermutet.

Ansatzpunkte für den Paradigmenwechsel im Gesundheitssystem

Michael ist in einer besonderen Beobachterrolle: Er arbeitet nicht mit Patientinnen oder Patienten, sondern mit denjenigen, die mit Patienten arbeiten. Dadurch erlebt er, welche Veränderungen im therapeutischen Selbstverständnis stattfinden – und welche Spannungsfelder bestehen bleiben.

Er beschreibt 3 Entwicklungen, die ihm in Praxen, auf Fachtagungen und im Austausch mit Therapeutinnen auffallen:

1. Vom „Ich heile dich" zum „Ich befähige dich"

Michael beobachtet, dass sich das professionelle Selbstverständnis zunehmend in Richtung Selbstwirksamkeit der Klientinnen verschiebt. Eine Entwicklung, die er besonders prägnant wahrnahm: Die neue Definition der Ergotherapie, die auf dem DVE-Kongress vorgestellt wurde, betont ausdrücklich, dass Therapeutinnen Menschen dabei unterstützen, selbst Lösungen zu finden, um den Alltag zu bewältigen. Diese Haltung deckt sich mit Coaching-Prinzipien – auch wenn sie im therapeutischen Diskurs unabhängig entstanden ist.

2. Entlastung durch Rollenklärung

Viele Therapeutinnen tragen unbewusst die Erwartung in sich, Probleme lösen zu müssen – fachlich, emotional und strukturell. Michael erlebt diese Überverantwortung auch in seiner Arbeit mit Praxisinhaberinnen: Er sieht autoritäre Führungsstile, die alles steuern, und hochengagierte Inhaberinnen, die alles auffangen wollen.

Coaching schafft hier eine Entlastung: die Verantwortung bleibt dort, wo sie hingehört.

3. Veränderter Blick auf Beratung

In seiner eigenen Beratungstätigkeit erlebt Michael denselben Wandel:

> ✔ **Merke**
> Nicht jeder Auftrag ist ein Ratschlagsauftrag.
> Nicht jede Frage verlangt Expertise.

Gerade in Personalfragen, Konflikten und Teamprozessen ist die Lösung im Gegenüber – nicht in ihm. Jede Praxis ist so unterschiedlich, dass Lösungsansätze für den einen hilfreich und für den anderen völlig falsch sein können. Welche Lösung passt, kann nur der Inhaber selbst für sich herausfinden.

Durch Coaching entstand für Michael eine neue Art von Professionalität: weniger übergriffig, mehr lösungsfokussiert, nicht im Sinne von „anleiten“, sondern mehr im Sinne von „befähigen“.

Resilienz durch systemisch-lösungsorientierte Arbeit

Michael beschreibt sehr klar, wie sich seine Resilienz durch das Coaching verändert hat – insbesondere durch den Wegfall des inneren Drucks, Lösungen geben zu müssen.

1. Entlastung der Ergebnisverantwortung

In zwischenmenschlichen Themen, die Michael früher als Berater lösen wollte, erkennt er heute: Er kann die Lösung gar nicht kennen, weil er die inneren Systeme, die Beziehungen, die persönlichen Muster der Beteiligten nicht kennt. Coaching erlaubt ihm, Verantwortung dorthin zurückzugeben, wo sie hingehört – zur Person, die das Thema einbringt.

2. Umgang mit Komplexität

Gerade bei Personalführung, Teamkonflikten oder Organisationsprozessen gibt es selten den „einen richtigen Weg“. Michael beschreibt Coaching als mentale Landkarte, die ihm hilft, in komplexen Situationen nicht steckenzubleiben, sondern Orientierung zu behalten.

3. Überraschende Wirkung auf sich selbst

Ein für Michael unerwarteter Effekt war sein eigener innerer Wandel:

- Coachingfragen tauchten plötzlich als innere Stimme auf.
- Reflexion geschah automatisch.
- Perspektivwechsel wurden spontan.
- Worst-/Best-Case-Szenarien wurden zu alltäglichen Sortierungshilfen.

> ✔ **Merke**
> Michael wählt folgende Formulierung für seinen eigenen inneren Wandel:
> „Man kann nicht nicht coachen.“
> Die Haltung wurde Teil seiner Identität – und wirkt in seinem Berufsalltag stabilisierend.

Neue Handlungsansätze und -methoden

Die Coaching-Weiterbildung hat die berufliche Praxis von Michael auf mehreren Ebenen verändert:

1. Professionelle Distanz ohne Rückzug

Michael kann heute auch komplexe, emotionale oder konfliktreiche Themen begleiten, ohne sich verantwortlich zu fühlen, sie lösen zu müssen. Das erlaubt Nähe ohne Überforderung.

2. Prozessbegleitung statt Expertenmodus

Während Michael in technischen oder betriebswirtschaftlichen Fragen weiterhin Experte ist, hat er seinen Ansatz in den sozialen und organisationalen Fragen stark verändert. Nicht er trägt die Lösung – er gestaltet den Prozess, in dem sie entsteht.

3. Struktur statt Aktionismus

Auftragsklärung, Verortung, Zielklärung – Dinge, die Michael vorher nicht bewusst einsetzte – prägen heute jede Beratung. Er beginnt Prozesse nicht mehr im „Tun", sondern im Verstehen.

4. Kein „übergriffiges Beraten" mehr

Michael beobachtet häufig, wie stark klassische Beratung dazu tendiert, Lösungen vorzuschreiben. Für komplexe menschliche Konstellationen hält er das für riskant oder sogar kontraproduktiv. Coaching ermöglicht es ihm, nicht in diese Falle zu tappen.

5. Eigencoaching als permanente Kompetenz

Die Techniken wirken in Michael weiter: Er reflektiert anders, denkt anders, entscheidet anders. Dieses Eigencoaching sieht er als großen persönlichen Gewinn – und als entscheidenden beruflichen Vorteil.

Erhoffte und unerwartete Erkenntnisse

Was sich bestätigt hat:

- Michael lernte fundierte Techniken, Prozesslogiken und Fragetechniken.
- Er erhielt handwerkliche Mittel für seine Beratungstätigkeit.

Was Michael nicht erwartet hatte:

- die Tiefe der persönlichen Veränderung
- die innere Haltung, die sich verankerte
- den Wegfall des Drucks, Lösungen liefern zu müssen
- dass Coaching automatisch mitläuft – im Außen wie im Inneren
- dass er Kundenbeziehungen nicht nur lösungsorientierter, sondern nachhaltiger gestalten kann

Besonders eindrücklich war für Michael die Erkenntnis, dass Eigencoaching möglich wird:

Die Fragen, die er anderen stellt, entstehen zunehmend auch in ihm selbst – eine Art innere Prozessbegleitung, die sein Denken dauerhaft beeinflusst.

Beste Hoffnung für die Zukunft des Gesundheitssystems

Michael sieht 3 große Potentiale, wenn Coachinghaltungen sich im Gesundheitswesen stärker verankern:

1. Mehr Leichtigkeit für diejenigen, die helfen

Therapeutinnen und Praxisinhaber müssen nicht alles lösen. Die Vorstellung, Verantwortung teilen zu dürfen, kann helfen, Erschöpfung zu reduzieren und Professionalität zu stärken.

2. Weniger Übergriffigkeit – mehr Autonomie

Michael plädiert für einen Umgang, der Menschen befähigt, ihren eigenen Weg zu finden – statt ihnen vorzuschreiben, wie sie zu handeln haben. Dies gilt für Patientinnen ebenso wie für Mitarbeitende, Praxisinhaberinnen oder Kolleginnen.

3. Mehr Lösungsfokus, weniger Problemspiralen

Ein Anliegen, das Michael häufig betont: Probleme durch ständiges Wiederholen nicht größer zu machen, sondern den Blick systematisch auf das zu richten, was funktioniert und woraus sich Entwicklung ableiten lässt. Diese Perspektive versteht er als Haltung – nicht als Technik. Und als eine, die sowohl in Praxen als auch gesellschaftlich entlastend wirken würde.

Wünsche für sein Berufsfeld

Für seine Rolle als „Therapeut für Praxen“, wie ihn eine Kundin einmal nannte, wünscht sich Michael:

- mehr pragmatische Lösungsorientierung
- weniger Ratschläge, mehr Befähigung
- weniger Übergriffigkeit in der Beratung
- mehr Akzeptanz dafür, dass Menschen eigene Wege gehen
- eine Kultur, in der andere Meinungen nicht als Bedrohung, sondern als Ausdruck von Vielfalt verstanden werden

✔ Merke

Michaels Kernanliegen lässt sich wie folgt zusammenfassen:

„Wenn die Lösung für den anderen passt, ist es egal, ob ich diese Lösung auch genommen hätte.“

Diese Haltung betrachtet er als professionellen Standard – und als Grundlage guter Führung, guter Beratung und guter Zusammenarbeit im Gesundheitswesen.

6.4.2 Klientinnenperspektive: Charlotte

Ausgangsposition

Charlotte, 40 Jahre, hat sich zur Unternehmensberatung angemeldet, weil ihre Praxis nicht gut laufe und sie gar nicht wisse, wie sie wirtschaftlich arbeiten könne. Sie wünschte sich vor allem eine Beratung bezüglich der Optimierung ihrer Umsatzzahlen und der Praxisprozesse.

Der Unternehmensbegleiter hörte sich im Erstkontakt zunächst an, welche Anliegen Charlotte formulierte, und gab ihr einen Überblick darüber, in welchem Umfang er sie diesbezüglich unterstützen könnte. Nachdem Charlotte sich für die Zusammenarbeit entschieden hatte, fand der erste Beratungstermin statt.

Charlottes Coachingprozess

Der Unternehmensbegleiter stellte coachingbasierte Fragen, um konkret mit Charlotte herauszuarbeiten, welche Lösungsansätze für sie hilfreich sein können. Nachfolgende Frage führte zu einer sehr viel tieferen Ebene: Was ist die wirkliche Herausforderung für dich in der Praxisführung?

Charlotte formulierte, dass sie sich mit der Führung der Praxis komplett überfordert fühle, sie keine Lust mehr auf ihre Patienten hätte und ihr alles über den Kopf wachsen würde. Sie hätte eigentlich nie eine eigene Praxis haben wollen, habe sie aber übernommen, als ihre Chefin sie abgeben wollte. Das wäre aber eher der Wunsch ihrer ehemaligen Chefin gewesen.

Im weiteren Verlauf des Coachings änderte sich Charlottes Anliegen: Sie wollte sich von der Praxis trennen und ihre Führungsrolle abgeben. Zudem wurde deutlich, dass es hilfreich für Charlotte war, sich therapeutische Unterstützung zu suchen, um Themen, die im Coaching aufbrachen, aber außerhalb des Kompetenzbereiches der Unternehmensbegleitung lagen, entsprechend zu bearbeiten.

Der Unternehmensbegleiter führte Charlotte durch den Prozess der Abwicklung der Praxisschließung und des Inventarverkaufs, da sich kein passender Käufer für die Praxis finden ließ. Von sich aus hätte Charlotte am liebsten alles verschenkt, um die Last schnellstmöglich loszuwerden.

Mehrwert für die Praxisinhaberin

Charlotte formulierte am Ende der Zusammenarbeit, wie wertvoll die Unternehmensbegleitung für sie gewesen war. Nicht nur, weil sie am Ende ihre Praxis ohne Verlust schließen konnte und so eine finanzielle Absicherung bis zur nächsten Anstellung hatte. Sondern auch, weil sie durch die Begleitung im Coaching für sich herausfinden konnte, was sie wirklich wollte, und keine vorgefertigte Lösung zur „Optimierung“ übergestülpt bekommen hatte, in der sie sich persönlich nicht hätte wiederfinden können. Vor allem bemerkte sie aber die Wertfreiheit, in der sie sich durchgängig gesehen und getragen gefühlt hatte. Sie konnte den Prozess immer aktiv mitgestalten und war frei in ihrer Entscheidung für den nächsten Schritt. Die Beratungsinhalte waren wichtig für sie, damit sie darauf basierend ihre Entscheidungen treffen konnte.

6.5 Coaching im Rahmen einer Brustkrebs-Kur

6.5.1 Kursleiterperspektive: Florian

Florian, Co-Autor dieses Buchs, hat nach seinem Studium der Sportwissenschaft (Schwerpunkt Prävention/Rehabilitation) unter anderem Ausbildungen zum Lehrer für MBSR (Mindfulness-based Stress Reduction) und zum Systemischen Coach absolviert. Da er sich schon seit längerer Zeit persönlich mit Achtsamkeit und Meditation beschäftigte, war die MBSR-Ausbildung ein wesentlicher Schritt nach dem Studium. Die Haltung und Praxis der Achtsamkeit ist für ihn die Grundlage für sein berufliches Handeln. Gleichzeitig suchte er aber zusätzlich nach Möglichkeiten, Menschen auch individuell und nicht nur in Gruppen begleiten zu können, was einer der Gründe war, sich für eine Coaching-Weiterbildung zu entscheiden. Die systemisch-lösungsorientierte Herangehensweise, verbunden mit einer Haltung des Nicht-Wissens und der Ressourcenorientierung, war für ihn eine sinnvolle und passende Ergänzung zum achtsamkeitsbasierten Ansatz.

2016 hat Florian *mammaLIFE* gegründet, eine ressourcenorientierte Kur für Frauen mit Brustkrebs. In dieser 3-wöchigen Kur bekommen die Teilnehmerinnen Zeit, um sich von der oft anstrengenden Therapie zu erholen, die gemachten Erfahrungen zu integrieren und Möglichkeiten der Selbstfürsorge zu entdecken. Laut Florian erhielt die Kur durch die systemisch-lösungsorientierte Weiterbildung mehr Tiefe und innere Logik. Er beschreibt es so: Ohne Coaching wäre die Kur eher eine „Aneinanderreihung gesundheitsfördernder Maßnahmen" geblieben. Durch das systemisch-lösungsorientierte Verständnis und die entsprechende Haltung wurde sie zu einem Konzept, das die Gestaltung von Veränderungsprozessen im Blick hat und deshalb die vielen unterschiedlichen Bausteine entsprechend miteinander verbindet und abstimmt. Im Folgenden werden einige Punkte aufgezählt, in welcher Hinsicht sich das Kurkonzept durch den Coaching-Ansatz verändert hat.

Die mammaLIFE-Kur

mammaLIFE ist eine 3-wöchige, ganzheitliche und wissenschaftlich fundierte Kompaktkur für Frauen mit Brustkrebs. Ziel ist es, die Gesundheit und Lebensqualität nachhaltig zu verbessern, Selbstwirksamkeit zu stärken und den Übergang von der oft anstrengenden und langwierigen Therapiephase in den Alltag zu unterstützen.

Das Angebot findet bewusst in einem nicht-klinischen Setting in einem eigenen Seminarhaus in Bad Tölz statt. In Gruppen mit 10–15 Teilnehmerinnen werden Körper, Geist und Lebenskontext gleichermaßen eingebunden. Dafür werden Aspekte der Gesundheitsförderung (z. B. Bewegung, Yoga, Achtsamkeitsmeditation, Ernährungsberatung) mit Coachingelementen kombiniert. Die Kur ist eine Regelleistung der gesetzlichen Krankenkassen. Ergänzt wird das Präsenzangebot durch digitale Unterstützung (App, Online-Nachbetreuung). Der Ansatz richtet sich an Frauen, die nach der Akutbehandlung aktiv Verantwortung für ihren Weg übernehmen wollen und eine ressourcenorientierte Begleitung suchen. Infos unter *www.mammalife.de.*

Integration von Coaching in das Kur-Konzept

Zusammenfassend kann man sagen, dass der Weg zu mehr Selbstwirksamkeit, Beziehung und echter Gesundheitsförderung nicht primär über neue Interventionen stattfindet, sondern über die Gestaltung von Rahmenbedingungen, in denen Menschen wieder in Kontakt mit sich selbst und ihren eigenen Ressourcen kommen können. Im Interview mit Florian stachen folgende Faktoren besonders hervor:

1. Ein Setting, das wohltuend und nicht-klinisch wirkt

Ein zentrales Element ist die bewusste Abkehr vom Klinikgefühl. Räume, Materialien, Abläufe – alles ist darauf ausgelegt, Ruhe, Ästhetik und Reduktion auf das Wesentliche zu vermitteln.

Warum das wichtig ist:

Wenn sich das Umfeld, in dem die Kur stattfindet, nicht wieder nach „Therapie" oder „Krankheit" anfühlt, wird der Blick frei für das, was gesund ist – nicht nur für das, was krank ist oder war. Dieser Umgebungswechsel wirkt psychologisch wie physiologisch und stützt die Identität der Frauen als aktive Gestalterinnen statt als Patientinnen.

✔ Merke
Wenn sich das Umfeld nicht nach „Therapie" oder „Krankheit" anfühlt, wird der Blick frei für das, was gesund ist.

2. Zeit als Wirkfaktor

Zeit ist in der klassischen Versorgung das knappste Gut.

In der Kur kann Zeit bewusst als Wirkfaktor eingesetzt werden. Und damit ist ganz bewusst Zeit gemeint, in der scheinbar nichts geschieht, Zeit, die nicht wieder für irgendetwas „genutzt" werden muss:

- Zeit ohne permanente Reize oder Informationen
- Zeit für innere Prozesse
- Zeit, um Kontakt zum eigenen Körper und zu den eigenen Bedürfnissen wiederzufinden

Dieser Aspekt ist essenziell, weil Veränderung nicht entsteht, wenn Menschen ständig funktionieren müssen.

✔ Merke
Zeit schafft Raum für die eigene innere Stimme – und erst dadurch wird echte Selbstverantwortung möglich.

3. Präsenz statt Funktionalität in der Beziehungsgestaltung

Wichtig ist auch, dass die beteiligten Therapeutinnen auch als Menschen, also authentisch und auf Augenhöhe, in Erscheinung treten – nicht nur in ihrer professionellen Rolle.

Diese Haltung erzeugt Vertrauen und ermöglicht, dass die Teilnehmerinnen sich selbst ernst nehmen – nicht nur die Expertise des Gegenübers.

✔ Merke
Therapeuten, die authentisch auch als Menschen auftreten, erzeugen Vertrauen.

4. Ein sprachlicher Perspektivwechsel

Sprache formt Realität. Dass bei der mammaLIFE-Kur konsequent von Teilnehmerinnen statt Patientinnen gesprochen wird, ist kein Detail, sondern eine Intervention. Diese scheinbar kleine Sprachregelung beeinflusst oftmals unbewusst nicht nur die Selbstwahrnehmung der betroffenen Frauen, sondern auch die von allen Beteiligten erlernte Rollen- und Verantwortungsverteilung.

✔ Merke
Wer nicht als Patientin angesprochen wird, beginnt sich auch weniger wie eine zu fühlen und zu verhalten.

5. Sinn als Motor für Veränderung

Verhalten ändert sich nur nachhaltig, wenn Menschen ein *Wozu* spüren. Für viele Frauen verändern sich durch die Erkrankung zwar die Prioritäten – aber ohne Begleitung fällt man schnell in alte Muster zurück. Coaching eröffnet genau diesen Raum: Was ist mir wichtig? Wie möchte ich leben? Wofür lohnt sich Veränderung? Diese Sinnklärung macht aus Motivation Handlungskraft.

✔ Merke
Verhalten ändert sich nur dann nachhaltig, wenn Menschen Sinnhaftigkeit spüren.

6. Stärkung der Körperwahrnehmung

Bewegung, Yoga, Qigong, Achtsamkeit – all das schafft einen Zugang zu Bedürfnissen, Grenzen und Ressourcen. Ohne diese Anbindung besteht die Gefahr, dass Veränderung in der Theorie verhaftet bleibt.

> **✔ Merke**
> Kontakt mit dem eigenen Körper ist eine notwendige Voraussetzung für Selbststeuerung.

7. Geteilte Verantwortung

Die Therapeuten schaffen einen Rahmen, bieten Möglichkeiten oder geben Impulse – aber die Verantwortung, was davon umgesetzt wird und in welcher Form dies erfolgt, bleibt bei den Teilnehmerinnen selbst. Das entlastet beide Seiten: Die Klientinnen erleben Selbstwirksamkeit und die Therapeuten fühlen sich ein Stück weit entlastet.

> **✔ Merke**
> Die Verantwortung für die Umsetzung bleibt bei den Teilnehmerinnen.

Neue Handlungsansätze und -methoden

Durch die Coaching-Weiterbildung hat sich Florians berufliches Handeln auf mehreren Ebenen vertieft. Neben der rein methodischen Erweiterung – also der Fähigkeit, individuelle und gruppendynamische Prozesse professionell zu begleiten – veränderte sich vor allem seine Art, wie er Programme konzipiert und durchführt. Coaching brachte eine innere Ordnung in seine Arbeit: Die Kur-Elemente sind heute nicht mehr additive Bausteine, sondern folgen einer klaren Prozesslogik, in der Sinnorientierung, Selbstwahrnehmung und Eigenverantwortung den roten Faden bilden.

Zudem erweiterte sich Florians Verständnis von Gruppenprozessen. Eine systemisch-lösungsorientierte Herangehensweise hilft dabei, Resonanzräume innerhalb der Gruppe zu öffnen: Frauen profitieren voneinander, spiegeln sich, inspirieren sich – und erleben Veränderung nicht nur als persönlichen, sondern auch als sozialen Prozess.

Schließlich hat sich auch sein professionelles Selbstverständnis geschärft. Florian sieht sich heute weniger als Experte, der Inhalte vermittelt, sondern als jemand, der Prozesse ermöglicht. Diese Haltung beeinflusst sowohl die Struktur seiner Seminare als auch die Art, wie er selbst die Kur begleitet: weniger Input, mehr Raum; weniger „Programm“, mehr Begegnung; weniger Anleitung, mehr Einladung zur eigenen Erfahrung.

Erhoffte und unerwartete Erkenntnisse

Bestätigt hat sich für Florian der praktische Nutzen des systemischen Ansatzes. Unerwartet war, wie gut sich Achtsamkeit und Systemik ergänzen – 2 unterschiedliche Sprachen für dieselbe Wirklichkeit.

Beste Hoffnung für die Zukunft des Gesundheitssystems

Florian wünscht sich:
- ein systemisches Verständnis von Gesundheit und Krankheit
- mehr Mut, den Faktor Mensch ernst zu nehmen
- mehr Zeit für echte therapeutische Begegnung

> **Praxis**
> Ergänzend möchten wir an dieser Stelle gerne den Abschluss des Interviews mit Florian teilen.
>
> *Sara*: Gibt es noch irgendwas, was nicht gesagt wurde, was dir jetzt aber gerade wichtig ist und was du noch ergänzen möchtest?
>
> *Florian*: Dass wir nicht alle warten sollen, bis sich irgendein System verändert, sondern jeder von uns in seinem kleinen Bereich das, was möglich ist, machen kann. Das ist auch eine Idee, die aus dem Systemischen kommt, dass Veränderungen nicht immer große Brüche sein müssen, sondern dass viele kleine Veränderungen an kleinen Stellen auch einen langsamen Wandel bringen können. Und dem kann man schon auch vertrauen und weniger immer darauf fokussieren, was alles noch nicht so gut läuft und wo blockiert wird und wo Dinge nicht gemacht werden, die aber gemacht werden sollten. Und auf die große Politik warten. Sondern einfach im kleinen Bereich schon schauen, was möglich ist. Ein Appell an uns alle.
>
> *Sara*: Sonst gäbe es auch deine Kur nicht, wenn du das nicht gemacht hättest.
>
> *Florian*: Ja, das ist auch so im ganz Kleinen. Das sind ja nicht super viele Menschen, die wir da begleiten können, aber es ist ein kleiner Beitrag.

Und ich habe so einen schönen Spruch gelesen irgendwo, dass viele kleine Menschen an vielen kleinen Orten viele kleine Dinge tun. Das muss ja nicht gleich die Welt verändern – aber es verändert etwas.

6.5.2 Teilnehmerinnenperspektive

Ein wichtiger Bestandteil der 3-wöchigen Kur sind insgesamt 3 Gruppen-Coaching-Seminare mit dem Titel „Mein Leben leben", die einmal pro Woche stattfinden. Ziel der Seminare ist es, den Teilnehmerinnen Raum zu geben, um sich über ihre aktuelle Lebenssituation, aber auch über ihre Werte, Bedürfnisse und Wünsche bewusst zu werden. Im Folgenden werden die 3 Seminare inhaltlich beschrieben.

Seminar „Mein Leben leben I"

Das erste Seminar findet gleich zu Beginn der Kur am zweiten Tag statt. Im ersten Schritt geht es darum, erstmal eine sehr allgemeine „Bestandsaufnahme" der eigenen Lebenssituation zu machen. Methodisch wird dabei das Lebensrad (S. 109) verwendet (vgl. Kap. 5.1), um sich im ersten Schritt die aktuelle Situation bzw. Zufriedenheit mit verschiedenen Lebensbereichen bewusst zu machen. Ergänzend können die Teilnehmerinnen durch eine angeleitete Reflexion, mit Bodenankern (S. 105), Eigenarbeit und Austausch untereinander eine persönliche Standortbestimmung vornehmen.

Die Teilnehmerinnen werden angeregt (u. a. mithilfe geeigneter Reflexionsfragen, z. B. „Was gibt mir Energie?"), sich in der Zeit bis zum zweiten Seminar weiter Gedanken zu ihren persönlichen Werten, Motiven und Bedürfnissen zu machen.

Seminar „Mein Leben leben II"

Das zweite Seminar findet etwa eine Woche nach dem ersten Seminar zu Beginn der zweiten Kurwoche statt.

Nach einer Reflexion des bisherigen Kurverlaufs und der wahrgenommenen Veränderungen werden die Teilnehmerinnen in einem zweiten Schritt in einer geführten Visualisierungsübung (S. 105) eingeladen, sich einen Zustand vorzustellen, in dem sie mehr im Einklang mit ihren Bedürfnissen und Wünschen sind, und diesen anschließend möglichst genau zu beschreiben. Sämtliche Gedanken, Bilder oder Gefühle können schriftlich festgehalten werden. Da immer im Gruppensetting gearbeitet wird, wird methodisch mit Einzelreflexion (mithilfe von Vorlagen und Arbeitsblättern zur Verschriftlichung/Visualisierung der Gedanken), Austausch in Kleingruppen oder in der Gesamtgruppe sowie geführten Visualisierungs-/Reflexionsübungen gearbeitet.

Ein wichtiger Punkt ist hier, dass kein Automatismus entsteht, etwas ändern zu müssen. Vielleicht gibt es ja auch die Erkenntnis, dass alles gut so ist, wie es ist, und man das dankbar wahrnehmen darf. Auch das vorübergehende Annehmen einer Situation, die sich vielleicht nicht gleich ändern lässt, kann ein wichtiges Thema dieser Einheit sein.

Für die Zeit bis zum dritten Seminar erhalten die Teilnehmerinnen manchmal die Aufgabe, sich in der Natur einen Gegenstand zu suchen, der sie in ihrem Vorhaben stärken kann oder in besonderer Weise das symbolisiert, was ihnen für sich selbst wichtig ist.

Seminar „Mein Leben leben III"

Im dritten Seminar zum Abschluss der 3-wöchigen Kur geht es schließlich darum, Veränderungswünsche zu priorisieren, möglichst konkrete Ziele und nächste Schritte zu planen. Auch hier wieder, ohne sich unnötig unter Druck zu setzen. Als Metapher dafür kann beispielsweise eine Pflanze gewählt werden. Wenn wir uns um eine Pflanze kümmern, gibt es auch nicht immer konkrete, messbare Endergebnisse (wie z. B. die Größe oder Anzahl der Blüten), auf die wir abzielen können, um den Erfolg unseres Vorgehens zu bewerten. Aber wir können uns sehr konkret vornehmen, wie wir möglichst gut für die Pflanze sorgen können. Ganz ähnlich ist es mit der Gesundheit, weshalb es auch hier mehr um den Prozess und das gehen kann, was wir tun bzw. nicht tun, und nicht immer nur um konkrete Ziele oder Ergebnisse.

Um Themen aufgreifen oder vertiefen zu können, die im Rahmen der Gruppe keinen Platz haben, gibt es begleitend einmal pro Woche die Möglichkeit eines psychologischen Einzelgesprächs, welches (je nach Fragestellung) ebenfalls im Sinne eines Coachings stattfinden kann.

6.6 Coaching im eigenen Berufsfeld

Wie kann mir Coaching in meinem Berufsfeld von Nutzen sein? Was muss ich beachten?

> ✔ **Merke**
>
> Hier möchten wir Florians Apell nochmal aufgreifen:
>
> „Dass wir nicht alle warten sollen, bis sich irgendein System verändert, sondern jeder von uns in seinem kleinen Bereich das, was möglich ist, machen kann."

Bei all dem, was du jetzt gelesen hast: Was hat das in dir angestoßen? Welcher Teil in dir sehnt sich nach einer Veränderung? Und welche Veränderung würdest du dir wünschen?

Wenn du überlegst, ob Coaching dir in deinem Berufsfeld von Nutzen sein kann, dann betrachte die Antworten, die dir auf die Fragen, die wir dir gerade gestellt haben, gekommen sind. Und mit all dem, was du jetzt über Coaching gelesen hast: wie würde Coaching dein Berufsfeld, dein persönliches berufliches Wirken bestenfalls verändern?

Wenn du auf diese Fragen Antworten gefunden hast, dann ist es sehr wahrscheinlich, dass Coaching diese Wirkung in deinem Handlungsfeld erzielen wird, wenn du diesen Weg weiterverfolgst.

6.6.1 Kriterien für die Wahl einer Coaching-Ausbildung

Wichtig ist: Eine Coaching-Haltung muss sich, wie beschrieben, entwickeln und tief verankern. Dafür braucht es eine gute Begleitung. Daher ist es wichtig, sich eine fundierte Coaching-Ausbildung zu suchen, die mindestens über ein Jahr geht, um den entsprechenden Rahmen dafür zu haben. Coachingkurse, die über einzelne Tage gehen, sind ebenfalls hilfreich, um einen Einstieg in die Thematik zu ermöglichen, systemisch-lösungsorientierte Tools kennenzulernen und sich in diesem Feld auszuprobieren. Um die vollständige Tiefe der Coaching-Magie mit der entsprechenden Haltung zu entfalten, ersetzen sie aber keine qualifizierte Ausbildung.

Bei der Auswahl der Ausbildung ist es zudem hilfreich darauf zu achten, in welchem Fachbereich man tätig ist und ob das Ausbildungsinstitut auf diese Aspekte eingehen kann. Erfahrungsgemäß besteht ein großer Unterschied im Einsatz des Coachings im medizinisch-therapeutischen Kontext im Vergleich zum Wirtschaftskontext. Das alleinige Erlernen der Coachingtechniken ermöglicht nicht jedem automatisch den Übertrag in den spezifischen Rahmen des Gesundheitssystems. Hier sind vor allem die verschiedenen Rollen und die Besonderheit der Auftraggeber als Stichwort zu beachten.

Die Auseinandersetzung mit dem eigenen Bezugsrahmen ist zudem von großer Relevanz, um sich den Möglichkeiten des eigenen Berufsfeldes bewusst zu werden und zu erkennen, wie sich Coaching darin verankern lässt. Dies dient vor allem dazu, in der interdisziplinären Arbeit das eigene Vorgehen und die Wirkung auf den Klienten und seinen Genesungsprozess transparent erklären zu können. Aber auch, um ganz praktische Dinge wie die Abrechnung der Leistung etc. rechtzeitig zu klären und den eigenen Handlungsspielraum zu kennen.

Letzten Endes zeigt die Erfahrung, dass die Auseinandersetzung mit Coaching und das Erlernen der entsprechenden Coaching-Haltungen nicht nur das berufliche Handeln verändert, sondern ganz individuell jedem auch privat von Nutzen ist, da sich die innere Einstellung maßgeblich verändert. Die Sicht auf Probleme wandelt sich, der Fokus auf Handlungsspielräume schärft sich und das Leben erhält mehr Leichtigkeit. Dies ist unsere individuelle Erfahrung, die sich aber im Austausch mit unseren Teilnehmern kontinuierlich bestätigt. Auch unsere Interview-Teilnehmer und die Teilnehmerinnen an unserer Umfrage haben diese Veränderung durchgängig beschrieben.

6.6.2 Umfrage-Ergebnisse

Praxis

Wir möchten das Kapitel mit den Antworten unserer Umfrage-Teilnehmerinnen [243] auf folgende Frage abschließen:

Welche der erlernten Inhalte hättest du dir bereits in deiner Ausbildung gewünscht, und warum?

- „… dass es in der Ausbildung schon erlaubt wird, dass … unsere Persönlichkeit ein Teil unseres Jobs ist, ich hätte mir gewünscht, dass die Intensität, sich mit sich selbst und seinen eigenen Werten/Bedürfnissen/Grenzen/Stärken und Potentialen auseinanderzusetzen und diese integer im Job als Basis zu nutzen, schon angefangen wird zu vermitteln, ich hätte mir gewünscht, dass die Stärken und Lösungen im Fokus gestanden hätten, und nicht die Defizite."
- „Die offenen Fragen nach dem Potential und den eigenen Lösungsstrategien. Weil es eine Selbstermächtigung der Klienten ist und auf das ganze Leben Auswirkungen hat."
- „Die eigene Haltung gegenüber den Klientinnen als unwissend, fragend und einladend zu erlernen, um damit die Erwartungen des Gegenübers an mich, des Gesundheitssystems und meine eigenen zu schmälern bzw. zu verändern."
- „Lösungsorientiertes Kommunizieren und Selbstfürsorgekompetenzen. Die Kommunikation ist ein wichtiges therapeutisches Tool für das Erreichen von Zielen, ungeachtet auf welchem Gebiet. Die Gefahr der Überforderung (körperlich, mental und emotional) ist im therapeutischen Arbeiten immer vorhanden, deshalb ist die Wahrnehmung von motivierter Einsatzbereitschaft und deren Grenzen wichtig."
- „Die Art, Fragen zu stellen, eine klare Zielfindung, das Bewusstmachen und Kultivieren der Haltung, die dahintersteckt und vor allem das „Sich-zurücklehnen-Dürfen" im Vertrauen, dass mein Gegenüber weiß, was am besten für ihn ist. Das hätte es so viel leichter für mich gemacht, so viel ressourcenorientierter und näher."
- „Wenn diese Ansätze in der Ausbildung schon vermittelt werden würden, gäbe es wahrscheinlich mehr Ergos auf dem Markt. Man würde nicht in die Helferfalle tappen und hätte von Anfang an die gesunde Distanz."
- „Wie man in heiklen psychischen Situationen souverän bleibt und den Betroffenen unterstützen kann, sich wiederzufinden."
- „Dass die Klientinnen selbst ihren Beitrag leisten müssen und wir nicht alles übernehmen müssen. Sprich Eigenverantwortung übernehmen lassen/einfordern."
- „In meinem Berufsfeld spielt es immer wieder eine große Rolle, sich abgrenzen zu können und den eigenen Wert zu erkennen. Viele Therapeutinnen neigen dazu, sich die gesamte Bürde der Klientinnen aufzuhalsen, und gehen an dem selbsterschaffenen Druck zugrunde. Ich wünsche mir daher, dass speziell das Thema Selbstfürsorge und Therapeutische Wirkung einen größeren Raum in der Ausbildung oder dem Studium einnimmt. Es ist so wichtig zu lernen, sich selbst zu achten, weil nur dann ist es uns möglich, gut im Außen zu agieren. Mit diesem Wissen, dass auch Fehler und Rückschläge Teil einer Therapie sein dürfen und die Auseinandersetzung mit den eigenen Grenzen und Gefühlen wichtig ist und dass es in diesem Zuge auch erlaubt ist, Aufgaben abzugeben und zu sagen ‚Bis hier hin und nicht weiter' wird es vielen Therapeutinnen, vor allem denen, die am Anfang ihrer beruflichen Karriere stehen, möglich sein, eine gute Resilienz und persönliche Stärkung zu erlangen, was unmittelbar für die lange Erhaltung guter Therapeutinnen sorgt. Ich habe mich oft verheizen lassen, von Führungskräften, von Klientinnen und auch von Kolleginnen. Und durfte selbst erfahren, wie es sich anfühlt, ausgebrannt zu sein. Um solche Situationen zu vermeiden, sehe ich eine große Dringlichkeit in der Aufklärung über Selbstwert und auch über die Rolle der Therapeutin."

Wenn du dich in den Antworten wiederfindest, dann hast du noch einen Grund mehr, dich weiter mit Coaching in deinem Berufsfeld zu beschäftigen.

6.6.3 Literatur

[243] Hiebl S, Wiedemann F. Umfrage Coaching in Gesundheitsberufen (2024) [Umfrageergebnisse]
[244] Hiebl S, Junkers A. Du + Ich-Konzept. Ein familienzentrierter ergotherapeutischer Leitfaden zur Förderung der Lernkompetenzen. Idstein: Schulz-Kirchner; 2017
[245] Rheinberg F. Motivationsdiagnostik. Kompendien Psychologische Diagnostik. Band 5. Göttingen: Hogrefe; 2004

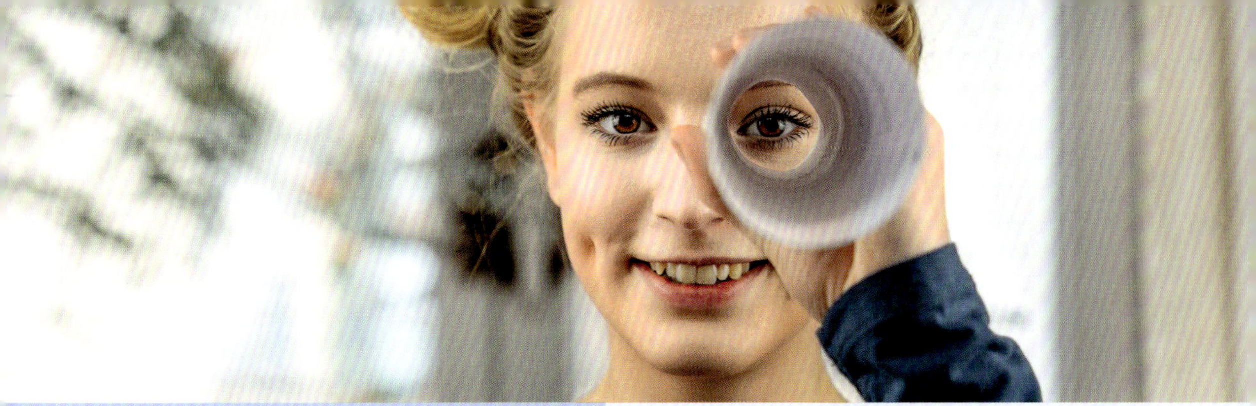

Quelle: © K. Oborny/Thieme

7 Zum Schluss eine Vision

7 Zum Schluss eine Vision

Wir möchten dieses Buch, wie könnte es anders sein, mit einer „kleinen" Wunderfrage und unserer Antwort darauf beenden.

Wir stellen uns vor, über Nacht hat sich etwas – wie durch ein Wunder – in unserem Gesundheitssystem verändert, in der Hinsicht, wie wir es auf den bisherigen Seiten zu beschreiben versucht haben. Wer würde diese Veränderung eigentlich bemerken? Und woran?

Wir glauben, als Erstes würden es die Patienten oder Klienten – wie auch immer man sie bezeichnen mag – bemerken. Woran? Zunächst vor allem daran, dass sie spüren, dass es um sie geht, um sie selbst, als Mensch. Und nicht nur um ihre Beschwerden oder Diagnosen. Dabei würde ihnen bewusst werden, dass sie mehr sind als diese Beschwerden und Diagnosen und dass es sehr viele, manchmal auch noch unbekannte Faktoren gibt, die auf dieses mysteriöse Geschehen einwirken, das wir Gesundheit und Krankheit nennen. Und dass sie einige dieser Faktoren selbst beeinflussen können. Darüber hinaus liegt nicht nur das in ihrer Macht, sondern auch, wie sie mit Schwierigkeiten umgehen, die sich nicht gleich ändern lassen. Dabei würde sich auch zeigen, dass es keine Patentlösungen gibt, dass es sich aber lohnt, für sich selbst herauszufinden, wie man die Dinge angehen möchte. Was passt zu mir? Was ist mir wichtig? Wo entstehen Freude und Leichtigkeit, wenn ich daran denke?

Sie würden sich vielleicht auch noch mehr dessen bewusstwerden, dass sie mit ihren Problemen nicht alleine sind. Dass es Menschen um sie herum gibt, sei es im privaten Umfeld oder im medizinischen System, die sie unterstützen können – wenn sie danach fragen. Letztendlich würden sie mehr und mehr spüren, dass Gesundheit, wie die Definition der WHO besagt, nicht nur das Freisein von Krankheit und Beschwerden ist, sondern ein Zustand körperlichen, geistigen und sozialen Wohlbefindens [246].

Und dann würden es natürlich all die Ärzte, Pflegekräfte, Physio-, Ergotherapeuten und Logopäden und so viele mehr im Gesundheitssektor tätige Menschen bemerken. Sie würden sich vielleicht erinnert fühlen an die Intention, mit der sie sich vermutlich mal für diesen Beruf entschieden hatten: anderen Menschen zu helfen. Sie dabei zu unterstützen, ihre Gesundheit, ihr Wohlbefinden und ihre Lebensqualität zu stärken. Sie würden sich noch mehr trauen, auch bei schwierigen Themen innerlich offen und empathisch zu bleiben. Ihre Patienten/Klienten mitfühlend und lösungsorientiert zu begleiten und gleichzeitig gut für sich selbst sorgen zu können. Vor allem würden sie aber spüren, dass eine Last von ihren Schultern fällt. Nämlich die Last, für die Gesundheit der Patienten/Klienten verantwortlich zu sein. Sie würden sich vielmehr als Partner in deren Gesundheits- oder Genesungsprozessen erleben, wodurch auch hier mehr Leichtigkeit und Freude Einzug halten könnten.

Die Wissenschaft würde vielleicht sehen, dass man ein so komplexes Geschehen wie Gesundheit und Krankheit nicht ausschließlich anhand objektiver, quantitativer Untersuchungsmethoden erfassen kann. Dass es ergänzend auch wertvoll sein könnte, qualitativen Forschungsansätzen (wieder) mehr Bedeutung beizumessen und so einen eminent wichtigen Wirkfaktor in diesem Geschehen noch besser verstehen zu können – nämlich den Menschen selbst.

Und vielleicht würden es sogar die Politik und die Krankenkassen bemerken und sehen, dass es sich lohnt, nicht ausschließlich in neue Technologien zu investieren, sondern auch in etwas ganz Einfaches: in die Begegnung zwischen Menschen, die im gesamten Gesundheitssystem oft viel zu kurz kommt. Egal, ob es um ärztliche Konsultationszeiten, Pflegeschlüssel oder die Dauer von Therapiesitzungen geht: Zeit für Gespräche und Beziehung würde eine neue Aufwertung und entsprechend höhere Vergütung erfahren.

Doch zurück zu uns. Was bedeutet das für uns, für dich, liebe Leserin, lieber Leser? Was davon liegt in unserem Einflussbereich, welche ersten kleinen Schritte können wir jetzt schon unternehmen, ohne immer darauf warten zu müssen, dass sich in unserem Umfeld etwas verändert?

Wir sind davon überzeugt, dass es sich lohnt, jetzt schon loszulegen und in unserem eigenen Handlungsfeld zu schauen, wo Möglichkeiten für positive Veränderungen sind und welche inneren Haltungen, Fähigkeiten oder Methoden uns als Therapeuten dabei helfen könnten. Denn aus systemischer Sicht verändern sich komplexe Systeme, wie wir sie in unserer Gesellschaft erschaffen haben, nur selten durch Steuerung von „oben". Meistens sind es viele kleine Veränderungen, die oft erstmal gar nicht sichtbar sind, aber auf diese Weise, still und leise, doch zu einem allmählichen Wandel beitragen.

Wir hoffen, dass wir einige hilfreiche Anregungen dafür in diesem Buch geben konnten, und möchten dich ermutigen, das, was für dich davon nützlich ist, auf deine eigene Weise zu nutzen. Und dafür zunächst einmal deine eigene Ressourcenbrille aufzusetzen und zu erkennen, was du schon alles gut machst, was sich in deiner Arbeitsweise bewährt und was du noch ausbauen möchtest. Denn du trägst alles bereits in dir, was du brauchst, um dich auf deinem Weg weiterzuentwickeln. Wir wünschen dir viel Freude auf deiner Entdeckungsreise!

7.1 Literatur Kapitel 7

[246] Kickbusch I. Der Gesundheitsbegriff der Weltgesundheitsorganisation. In: Häfner H, Hrsg. Gesundheit – unser höchstes Gut? Heidelberg: Springer; 1999

Sachverzeichnis